精神科疾病诊疗

JINGSHENKE JIBING ZHENLIAO

王金成　等 主编

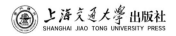

上海交通大学 出版社
SHANGHAI JIAO TONG UNIVERSITY PRESS

内容提要

本书共11章，前3章介绍了精神科的基础知识，包括精神病学的绪论、常见的症状和体征、病史采集及检查；后8章涵盖了脑器质性精神障碍、躯体疾病所致精神障碍、精神活性物质所致精神障碍、抑郁障碍与双相障碍、老年期常见精神障碍、心理生理障碍、精神分裂症及相关障碍、神经症等临床上各种精神疾病，针对每个疾病的病因、发病机制、临床表现、诊断与鉴别诊断、治疗和预后都进行了较全面的介绍。本书可供临床精神专业医护人员阅读参考。

图书在版编目（CIP）数据

精神科疾病诊疗 / 王金成等主编. --上海 ： 上海
交通大学出版社，2022.9
ISBN 978-7-313-23329-5

Ⅰ. ①精… Ⅱ. ①王… Ⅲ. ①精神病－诊疗 Ⅳ.
①R749

中国版本图书馆CIP数据核字（2020）第097946号

精神科疾病诊疗

JINGSHENKE JIBING ZHENLIAO

主　　编：王金成 等
出版发行：上海交通大学出版社　　　　　　地　　址：上海市番禺路951号
邮政编码：200030　　　　　　　　　　　　电　　话：021-64071208
印　　制：广东虎彩云印刷有限公司
开　　本：710mm×1000mm 1/16　　　　　经　　销：全国新华书店
字　　数：264千字　　　　　　　　　　　　印　　张：14.75
版　　次：2023年1月第1版　　　　　　　　插　　页：2
书　　号：ISBN 978-7-313-23329-5　　　　印　　次：2023年1月第1次印刷
定　　价：128.00元

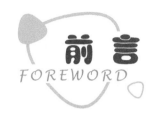

　　医学科技的迅速发展推动了精神医学的发展,精神医学的基础研究和临床研究都取得了显著的进步。随着社会变革、城市化、老龄化进程的加快,家庭社会结构的不断变化以及社会竞争和公众心理压力的不断增加,精神卫生问题越来越突出,由于社会、环境以及生活方式的改变,人们会或多或少受到某些精神疾病的侵袭和困扰。这类疾病不仅损害了人们的身心健康,还会直接或间接地影响到周围的人、家庭甚至社会。因此,精神疾病除了是一个医学问题外,也逐渐成为一个社会问题。对于精神疾病,除了积极治疗外,预防同样重要,这就需要患者、医师以及患者家属的共同协作,最终达到精神疾病患者的身心全面康复。

　　脑的疾病与人体任何一个器官的疾病相比,都要显得复杂而深不可测。目前探索人类大脑的手段有限,而且人体的精神活动不但受到自身生物学规律的制约,也受到外界自然和社会环境的调控。当代精神病学不但研究传统的精神病学所包括的各类精神障碍,更关注健康人群的精神卫生问题,寻找促进精神健康、提高生活质量的方法。目前,对于精神疾病的研究,国内外取得了很多成果,由于新的科学技术的应用以及临床医学模式的创新,精神疾病的治疗手段和治疗理念等方面也有了很大的变化和发展。为了提高精神专业医护人员的技术水平,我们在参考了大量国内外最新文献，并结合编者多年的临床实践经验后，编写了《精神科疾病诊疗》一书。

本书共11章，前3章介绍了精神科的基础知识，包括精神病学的绪论、常见的症状和体征、病史采集及检查；后8章涵盖了脑器质性精神障碍、躯体疾病所致精神障碍、精神活性物质所致精神障碍、抑郁障碍与双相障碍、老年期常见精神障碍、心理生理障碍、精神分裂症及相关障碍、神经症等临床上各种精神疾病诊疗，针对每个疾病的病因、发病机制、临床表现、诊断与鉴别诊断、治疗和预后等都进行了较全面的介绍。全书内容详实，选材新颖，实用性较强，既深入浅出、条理清晰，又言简意赅、高屋建瓴，对于临床上的热点、难点问题，给出了客观准确的描述与解析，既可以对临床精神专业医护人员的工作进行科学规范和有效指导，也可作为医学院校学生的临床参考用书。

鉴于编写时间短促，精神病学理论与实践的发展又非常之快，故本书失误、不足之处难免存在，敬请广大读者批评指正。

《精神科疾病诊疗》编委会

2020 年 10 月

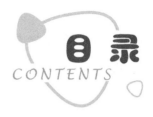

目 录
CONTENTS

第一章

绪 论

第一节 精神病学的基本概念

精神病学(psychiatry)一词,出自希腊语,psyche 意为精神、灵魂,iatria 意为治疗,合二为一即为治疗灵魂疾病的意思。因此,精神病学是研究各种精神障碍的病因、发病机制、临床表现、治疗、预防以及康复的一门临床科学。由于人类精神活动的复杂性,精神病学可能是医学各科中外延最广,与医学其他学科交叉最多,人类对之了解最少的学科之一。

精神病学主要的研究对象是精神疾病,一般称为精神障碍,是对所有病理性的精神活动的一种总称。美国 2013 年发布的最新《精神障碍分类与诊断标准(第 5 版)》(*Diagnosticand Statistical Manualofmentaldisorders,Fifth Edition*;DSM-5)的定义为:"精神障碍是以临床显著的个体认知、情感调节或行为紊乱为特征的一种综合征。它反映了个体心理、生理、发育过程中相关的精神功能的障碍。精神障碍常与社会、工作或其他重要活动中的重大困扰或功能损害相关。对于因为压力或丧失亲人(如爱人死亡)而产生的可以预见的、文化认知所理解的反应,并不属于精神障碍。一些社会偏差行为(例如政治、宗教、性)主要属于个人与社会的冲突,这类问题也不属于精神障碍,除非这种偏差行为或冲突是因上述个体精神功能障碍所导致的。"从以上描述可以看出,精神障碍是个体精神活动各个方面出现了功能严重紊乱的一种综合征。这代表着目前医学基于研究证据对精神疾病认识的水平,即对各种异常的精神活动还没有发现确定的微观的结构性或器质性的病理证据,还停留在宏观的功能损害的认识水平。因此疾病的分类依然是基于临床现象学的某些症状的组合。这些症状组合的各类综合征是由某一种疾病还是某几种疾病形成,尚有待未来更多研究证据的支持。

精神障碍中某些严重的综合征则称为精神病或重度精神病,主要是以思维障碍和感知觉障碍为主,又称为阳性症状的症状群,如幻觉、妄想、逻辑障碍、自知力损害等,常指精神分裂症、偏执性精神障碍、双相障碍等精神障碍。对一般人来讲,精神病是一个令人恐惧而又充满神秘色彩的名词,常使人联想起一个满身泥污、言行古怪、时哭时笑、呆滞冷漠或暴躁凶残的人。实际上在157种精神障碍中(DSM-5),有这些表现的严重精神障碍者在整个精神障碍人群中所占比例很少。尤其在非精神科临床工作中,更常见到的是外表正常或接近正常而内心痛苦的精神障碍患者。

目前世界上最有影响力的国际疾病分类(International Classificationof Disease,ICD)第十版"精神与行为障碍"将精神障碍分成十大类。这十大类除精神分裂症、严重的心境(情感)障碍外,其他精神障碍的患者多首诊于非精神科,是临床各科医师需要详细了解和积极处理的。

第二节　精神病学发展简史

精神病学的发展历史,像整个医学的发展一样,受到当时的生产力水平、社会政治经济状况、基础科学水平、哲学思潮以及宗教的影响。在我国,最早有关精神疾病现象的文字记载见于《尚书·微子》,"我其发出狂",表明在殷末已有"狂"这一病名。到春秋战国时期,学术昌盛,名医辈出,通过长期大量的医学实践,我国医学逐渐形成了较有系统的理论。在我国最古老的医典《黄帝内经》中,就把人的精神活动归之于"心神"的功能,还论述在剧烈的情感变化下,能引起躯体功能异常,如"怒伤肝,喜伤心,虑伤脾,忧伤肺,惊伤肾"等。到了秦汉,历代医学家又先后编纂成了几部辉煌的古典医学著作,流传至今的有:《素问》《灵枢》《难经》《伤寒论》和《金匮要略》。在这些著作中,对诸多精神症状做了详细的描述,归类为"狂""躁""谵妄""癫""痴""痫"等名称,并宏观地论述了这类疾病的病因、发病原理与症状。此后一千五百余年,我国精神病学基本上是沿着这条思路缓慢地向前发展。19世纪末开始,国外精神病学开始传入我国,一些教会在我国相继成立了精神病院与收容所,如广州、北京等地。其后大连、上海、长沙、成都、南京等地相继建立了精神病医疗或教学机构,西方的精神病学理论逐渐传入我国。中华人民共和国成立以后,初期精神疾病的防治工作主要致力于建立新的精神病院和部队复员精神患者康复医院,收容和治疗无家可归或影响社会治安的精神障碍患者。师资力量较好的城市和精神病院开展了精神病专科医师培训班。20 世纪 60—70 年代,全国各地开展了一些城乡的精神病防治工作,开始注重精神病学的高级人才培养,出版了我国学者组织编写的精神病学教材,创办了精神病学专科杂志《国外医学·精神病学分册》。20 世纪 80 年代以来,我国社会经济和医药卫生事业有较迅速的发展,精神病学的临床、教学、研究工作也开始繁荣起来,与国际精神病学界也有了较多的交流,逐步走向世界。1994 年,中华医学会神经精神病学分会正式分为神经病学分会和精神病学分会;中华精神科杂志也正式单独发行。各地精神病学的学术交流、临床研究、人才培养都有了迅速的发展。21 世纪以来,国家在精神病学的基础建设与临床研究以及人才培养方面,投入跨越式地加大,尤其是 2013 年 5 月 1 日中国精神卫生法的实施,不但为广大的精神障碍患者提供重要的法律保护,更为精神病学的临床研究与医学服务提供了有利的法律保障,揭开了中国精神病学科依法发展的重要一页。

在国外,古代精神病学也是作为医学的一部分而发展起来的。古希腊最伟大的医学家希波克拉底将各种病态的精神兴奋归于一类,称为躁狂症,而将相反的情况称为忧郁症,这是精神病理现象最早的概括和分类。希波克拉底不主张过多地干预疾病,而主张等候疾病的自然痊愈,"自然是吾人疾病的医师"。尤为重要的是,他在当时就认为精神现象是人脑的产物而非鬼神作祟。与希波克拉底同时代的著名哲学家柏拉图也主张在理想国中,精神障碍患者应当在家里受到亲属很好的照顾,而不应让他们在外游荡。如果家属不这样做,则应处以罚金。这一理念至今依然是世界各国对精神障碍患者的最高人性关怀目标。这一时期即公元 5 世纪前,古希腊与罗马等国处于繁荣时期,精神医学已积累了相当多的资料,对某些精神障碍的原因有了初步了解,广泛开展各种措施治疗精神障碍,尤其是认为应人道地对待精神障碍患者。当时这些与现代精神病学不谋而合的思想比起后来中世纪宗教、迷信盛行而把精神障碍患者看成魔鬼附体或灵魂出窍的观念来,显示出欧洲古老文明思想的不朽魅力与光辉。

中世纪是指欧洲封建社会从开始到衰亡这一时期,进入宗教与封建统治时代。公元 8 世纪,阿拉伯帝国曾有治疗精神障碍患者的机构。欧洲一些国家的著名医学家如阿米德勒、亚历山大、拉齐滋、韦耶等不但在精神疾病病因、分类、治疗方面作出了积极的贡献,而且极力反对神鬼与巫术,力图使精神病学摆脱神学与巫术的桎梏。但由于中世纪的欧洲,宗教神权是真正的统治者,在整个文化领域中,神学、迷信、巫术和占星术等反科学势力占压倒优势,医学几乎完全由教会及巫师所把持,精神病学陷入一种可悲的境地。特别不幸的是中世纪后期,精神障碍患者遭到残酷的迫害。当时流行着这样的观点,躯体疾病可能是自然因素引起,而灵魂的疾病必然是罪恶和魔鬼所致。无数精神障碍患者由于被认为是"魔鬼附身"而受到严刑拷打,甚至被活活烧死。因此,这一时期精神病学的发展特别艰难,几乎没有什么重大的发展。

精神病学的真正发展是从 19 世纪逐渐开始的。18 世纪末,在资产阶级革命浪潮的影响下,欧美精神病学领域内爆发了普遍而深刻的革新运动。精神障碍患者开始进入医院接受照顾与治疗。如法国精神病学家皮内尔去掉精神障碍患者身上的铁链,主张人道地对待患者,被认为是精神病学的首次革新运动。

到了 1814 年,精神病学家开始在疗养院使用受过训练的女护士,从此收容精神障碍患者的疗养院才有了医院的初级形式。这段时期,精神病学的临床与理论研究也逐渐繁荣起来,尤其是 19 世纪末 20 世纪初,一大批卓越的精神病学家脱颖而出。如国际著名的神经精神病学家克雷佩林,充分利用前人积累的经验,通过自己大量的临床实践,分析成千的病例,根据内外科疾病的研究方法运用于精神疾病的分类,创立了"描述性精神病学"。他的《精神病学》教科书最后一版(第 9 版)对精神病学各方面都有详尽的描述,尤其是他明确地区分了两种精神病,一为躁狂忧郁性精神病,一为早发性痴呆(现称精神分裂症)。因此,他被认为是现代精神病学之父。进入现代医学领域的精神医学,在 20 世纪各种学说得以蓬勃发展。如 1913 年,诺格契在进行性脑麻痹患者脑中发现梅毒螺旋体,而提出精神病的"器质性病因论";焦瑞克创造高热疗法,打破了精神病不可治疗的观念;以及沙克尔创立的胰岛素昏迷疗法和梅德纳创立的药物痉挛疗法等。其中最重要的是,犹太裔奥地利人弗洛伊德创立的心理分析学派,利用自由联想和梦的解析去了解人类精神世界的心理症结,并奠定动力精神医学的基础。弗洛伊德的成就突破了器质性病因论研究的瓶颈,将精神医学带入"心因性病因论"的研究范畴,被认为是精神病学的第 2 次革新运动。

精神病学的第 3 次革新是社区精神卫生运动的展开。由于生物化学、心理学、社会学、人类学的进步及流行病学的调查,使得一般大众了解到社区精神卫生的重要性,从而要求改变对精神障碍患者的治疗方式。在英国,仲斯推行了治疗性社区以缩短患者和社区之间的距离;西欧及英美国家也先后订立精神卫生法,维护患者的权益。

精神病学发展史上最重要的事件是 1953 年氯丙嗪抗精神病作用的发现和应用,使医院门户开放的政策得以实现,并结合三级预防的观念使精神障碍在预防、治疗、康复 3 个方面有了突破的发展。自从发现了精神药物,人们便开始研究其药效机制,进而研究神经介质与脑中各受体之间关系,以及精神障碍发生的生物机制。如抗精神病药物的发现与精神分裂症多巴胺假说的形成;抗抑郁药的问世与抑郁症单胺假说的提出等。与此同时,精神障碍的诊断技术也有了快速发展。脑电图(electroencephalogram,EEG)、脑电地形图、脑诱发电位、计算机断层成像(computer tomography,CT)、磁共振成像(magnetic resonance imaging,MRI)、单光子计算机断层扫描(single-photon emission computed tomography,SPECT)、正电子发射计算机断层扫描(positron emission computed tomography,PET)等技术的应用有助于对某些病症进行客观检查与诊断;许多心理测验、人格测验和智力测验等也有助于心理诊断技术的开展。精神病流行病学和社区精神病学的普及,从宏观上探讨了精神障碍的病因,并推行了多种社会性治疗和康复措施。当代精神病学已经沿着生物-心理-社会医学模式走向多学科综合研究与防治;临床实践也趋向于联合应用不同的治疗措施,采取群防群治的社区医疗。所以,生物精神医学的发展尤其是生物-心理-社会医学模式的推行可以说是精神病学的第四次革新。

经过了 4 次革新运动,现代精神病学已发展成一门相对独立的专业学科。尤其是随着医学模式从单一的生物医学模式向生物-心理-社会医学模式的转变,精神病学所面临的任务不仅是要研究与解决传统精神病学所包容的精神疾病,更要关注精神卫生学等学科面临的人类不良心理及行为问题,找到促进精神健康、治疗精神障碍、提高生活质量的方法,使精神病学的范围进一步拓宽。因此,掌握精神病学知识不但是从事精神科工作的医护人员所必需的,也是临床非精神科医师所必不可少的。

第三节 精神病学临床的前沿问题

从公元前 4 世纪,西方医学之父——希腊医学家希波克拉底提出精神障碍的体液病理学说,奠定了从唯物主义角度诠释精神障碍发病机制的基础以来,人类就没有停止过对精神障碍的研究与探索，积累了许多科学的发现与临床的经验，对大脑有了一些初步的了解。但精神障碍是一类复杂的脑疾病，它不仅受到自身生物学规律的制约，而且受到外界自然和社会环境的调控。加之科学技术发展的有限性，使得对精神障碍发生发展的本质至今还没有取得关键性的突破。

目前，科学新技术的迅速发展尤其是神经科学、遗传学等技术的发展，使探索精神障碍的本质有了新的希望。例如精神病学家及神经科学家开始应用脑电生理技术（脑电地形图、脑诱发电位多导睡眠图、眼动跟踪）、神经影像成像技术（磁共振成像、单光子发射计算机断层扫描、正电子发射计算机断层扫描）、分子遗传学技术、光遗传学技术、神经生化及神经免疫检测技术等从微观的角度对精神障碍的发病机制进行深入研究；同时，流行病学、统计学、社会学、心理学的一些新的技术和方法也使我们能从宏观的角度深入地研究心理社会因素在精神障碍中的作用。在精神障碍这些重要的前沿问题中，有一个最关键的科学问题，就是寻找和确立从基因到临床表型之间的稳定的生物学标志物。如果能够发现和确定一个或者一组明确的生物学标志物，那借助这一标志物，既可以探讨基因、分子、蛋白质是如何影响精神障碍患者脑结构和脑功能而导致疾病，也可以用于临床最为急需的疾病的客观诊断并建立评估疗效和预后的指标，来极大推动这些前沿问题的深入研究。

不过，研发标准的生物学标志物，我们需要注意3个重要的问题。

第一，现行的分类标准（DSM 和 ICD）均建立在临床症状评估的基础上，缺乏客观的生物学诊断指标，即具有一组类似症状的患者被归为同一类疾病范畴，而这一组类似症状可能是由完全不同的生物学过程引起的；反之，具有相异症状被归为不同疾病类别的患者又可能共享相同的生物学过程，这就使现有的研究结果很大程度上受到精神障碍分类方法的影响。例如2013 年发表在 Lancet 的文章报告精神分裂症、双相障碍、抑郁障碍、孤独症、注意缺陷多动障碍5 种精神障碍存在重叠遗传风险的可能；而精神障碍神经影像学的研究也提示精神障碍共享部分异常的脑结构及脑功能。那么，研究目标究竟该如何确定，是以现有的精神障碍类别、独立的精神症状还是某些可能的生物学标志物来作为临床研究目标类别，这是一个目前值得高度关注的问题。

第二，在人类数以1000 亿计神经细胞基础上产生的某一正常与异常的精神现象，肯定受到数以千计因素的调控，也肯定存在很多的代偿和反馈通路或者调节机制。而现有的研究理念和技术往往是某一个学科群应用某一种或某几种技术来试图寻找某一个病理性的靶点。这种盲人摸象式的局部性的探索带来的问题是,即便找到了某一个确定的病理性靶点,我们该怎样把它与成千上万个参与同一机制的靶点联系起来,以拼出一幅完整的大象图谱。

第三,从哲学的角度来看,人类的智慧如果进化到可以窥探清楚大脑的奥秘,那么这个产生如此深奥智慧的大脑肯定是复杂得难以被自身所认识。确实,回顾精神病学科数百年的科学发展史,人类对精神障碍的认识几乎一直处于类似战争的胶着状态。就以精神分裂症为例,从克雷佩林提出早发性痴呆至今,在发病机制、分类、诊断、根治各方面还没有根本的突破。当然,最终的胜利总是以一个又一个的局部突破为基础的。纵观精神病学研究的前沿领域,新的药理学的发现导致了一个又一个的发病机制的假说,新的神经科学的研究技术导致对这些假说无数的探索与验证。比如,遗传学技术的发展,使我们对人类精神障碍的起源有了新的认识;神经影像学技术的发展,使我们透过这些物理学的手段,间接窥视到大脑在疾病发生发展过程中的变化。虽然到目前为止,我们还不能确定精神障碍从基因到临床表型之间清晰的病理脉络,但这些忽隐忽现的研究结果,毕竟使我们看到了胜利的曙光。也许在未来的 30~50 年,至少我们可以像测量血糖、血压一样,用实验室的手段来测量精神障碍。作为一个关注精神病学的临床科学工作者,面对如此复杂的脑疾病,一方面要不断收集新的信息,多学科合作,不断开展深入的研究,积累新的成果;另一方面,也期待有新的技术与资源出现,提高研究水平,加快取得突破的进程。

第二章

常见的症状和体征

第一节 概　　述

虽然精神病学在近几十年来得到了长足发展,但遗憾的是,截至目前绝大多数精神疾病的病因与发病机制仍不明了。因此,如何正确识别精神疾病的症状就成了诊断和处理临床精神科问题至关重要的第一步,这也是精神病学的基础内容之一,是每位精神科医师必须掌握的内容和必备的基本功。

精神活动是大脑生理功能的具体表现,而精神症状是异常的精神活动,是大脑功能障碍的表现。研究精神症状及其产生机制的学科称为精神障碍的症状学,又称精神病理学。由于精神科至今还没有精确的实验室检查来判断精神症状,因此精神障碍的诊断更依赖于受过训练的专科医师来通过精神症状的检查、经过一段时间的观察才能明确。

精神症状的检查手段主要是交谈和观察,能否发现患者的精神症状,特别是某些隐蔽的症状,常取决于良好的医患关系及检查技巧。在观察精神症状时,不但要观察精神症状是否存在,而且要观察其出现频度、持续时间和严重程度。如果只根据短暂、片面观察所做出结论,就很容易造成漏诊和误诊。

一、症状、体征和综合征

(一)症状

症状是患者求助的主观体验,例如心慌、失眠等。

(二)体征

体征是客观存在的外在表现,也是医师检查所能见到的客观体征,例如心率加快至 120 次/分、血压升高至 150/100 mmHg 等。

(三)综合征

综合征是某种疾病所特有的一组症状和体征的组合,例如抑郁发作时的兴趣缺乏、情绪低落、易疲劳、食欲减退、体重下降、睡眠障碍、思维迟缓、消极念头、反应迟钝等。

二、精神症状的共性特点

(1)精神症状的出现不受意识的控制,一旦出现难以通过主观控制令其改变或消失。

(2)精神症状的内容与周围客观环境多不相称。

(3)精神症状会给患者带来不同程度的社会功能损害。

(4)多数情况下患者因精神症状而感到痛苦。

(5)精神症状的发生发展以及内容等,还可能受到性别、年龄、文化程度、躯体状况、人格特征、生活经历、社会地位、文化背景等多方面的影响。

三、精神症状的基本要素

(一)性质

性质即症状的具体内容、性质归类,对于异常现象的客观描述是确定症状性质的最基本要求。

(二)频度、强度

每天出现的次数、每次持续的时间、变化的影响因素、对患者其他精神活动和日常生活、工作的影响程度等。

(三)持续时间

持续时间包括症状开始和持续的时间,以及间断发作的间隔时间和发作时间。

四、精神症状分析的基本方法

(一)纵横比较

纵向比较患者的言语、思维或行为是否与其过去的一贯表现相一致。横向比较患者的言语、思维或行为是否与其条件类似的大多数人一致,是否为其他人或其所处的社会广泛接受。此外,还要分析这种精神活动是否由客观原因所造成。

(二)维度分析

对精神症状尤其是临床综合征在不同方面的表现进行归纳和分类,比如对抑郁症状可分为心理症状群和躯体症状群,也可分为核心症状群和伴随症状群等。

(三)现象谱系

某一症状的典型表现和不典型表现,还要注意症状和疾病谱系的关系等。

第二节　常见精神疾病的症状

一、感知障碍

感知包括感觉和知觉两部分。感觉是大脑对直接作用于感觉器官的客观事物个别属性的反映,如某物体的颜色、音调、气味、冷热、软硬等个体属性。知觉则是客观事物的各种属性作为一个整体的综合印象在头脑中的反映。通常我们对事物的感受都是综合性的,常常将感觉和知觉统称为感知。因此,感知障碍包括感觉障碍和知觉障碍两个部分,感觉障碍常见于神经系统疾病,知觉障碍常见于精神疾病。

(一)感觉障碍

1.感觉过敏

感觉过敏又称感觉增强,为感觉阈值下降或强烈的情绪因素所致,对各种刺激过分敏感,难以忍受。感觉过敏常见于神经衰弱、疑病症、焦虑症等。

2.感觉迟钝

感觉迟钝又称感觉抑制,由感觉阈值升高或强烈的情绪抑制所致,为感觉阈值增高,对各种刺激的感受性降低,对强烈的刺激不能感知或感觉轻微。感觉迟钝常见于精神分裂症、抑郁症等。

3.内感不适

内感不适由感觉异常所致,患者叙述体内有异常的不适感。内感不适常见于疑病症、分离性障碍、躯体形式障碍等。

4.感觉性质改变

感觉性质改变由药物或毒物中毒所致。

(二)知觉障碍

常见的知觉障碍有错觉、幻觉和感知综合障碍 3 种。

1.错觉

错觉是对客观事物的一种错误感知。错觉可发生在以下 4 种情况。

(1)感觉条件差使感觉刺激的水平降低时。

(2)疲劳、注意力不集中时。

(3)意识障碍致使意识水平下降时。

(4)情绪因素处于某种强烈的心境状态时。

错觉可以在正常人出现,例如光线暗淡、情绪紧张或处于期待状态时,但条件改善或解释后会很快意识到错误,并能及时纠正。病理性错觉常常因意识障碍或其他精神障碍产生,患者常坚信不疑,并伴有相应的情绪和行为,不容易纠正。病理性错觉常见于谵妄和躯体疾病、感染中毒性精神障碍、分离性障碍或精神分裂症。

2.幻觉

幻觉是指缺乏外界相关的客观刺激作用于感觉器官时出现的知觉体验,是一种虚幻的知觉。意识清晰时出现的幻觉属于精神病性症状,是精神疾病患者最常见的症状之一。而健康人有时也会出现幻觉,主要发生在睡前或刚醒来时,通常是短暂的、单纯的。

幻觉有两个特征:逼真的知觉体验似乎来自外部世界。幻觉种类繁多,可按照不同特点进行分类。

(1)按感觉器官不同分类。

幻听:这是最常见的一种幻觉。如幻觉内容为言语交谈,称为言语性幻听。如果言语内容是评论患者的言行,则称为评论性幻听;如果言语内容为命令患者做某事,则为命令性幻听。言语性幻听,尤其是评论性幻听和命令性幻听常见于精神分裂症。

幻视:幻视可以是简单的闪光,也可以是复杂的图像。意识清晰时出现的幻视常见于精神分裂症,但要注意并非其特征性症状。因为持续的大量鲜明生动的幻视更易出现于器质性精神障碍和精神活性物质所致的精神障碍。

幻嗅:表现为闻到一些难闻的气味,常见于颞叶癫痫和精神分裂症。

幻味:表现为尝到食物内有某种特殊的怪味道,常见于颞叶癫痫和精神分裂症。

幻触:又称皮肤黏膜幻觉,表现为感受到皮肤或黏膜表面或生殖器官有接触、虫爬等异样感觉。常见于周围神经炎、中毒、精神分裂症等。

内脏性幻觉：与内感性不适不同，其定位明确，描述和表达也比较明确，例如患者能清楚地描述腹腔内有虫在爬。常见于精神分裂症和抑郁症。

（2）按结构性质不同分类。

完全幻觉：又称真性幻觉，患者感觉自己的幻觉体验来源于客观世界，具有与知觉体验相同的鲜明性、生动性和不随意性。

不完全幻觉：又称类幻觉，除了有感知成分外，还有表象和思维的内容。常见的不完全幻觉有4种。①伪幻觉：又称假性幻觉，幻觉出现在患者的主观空间里，并非通过感官而获得；②思维化声和读心症：患者感到心里想什么就能听到什么，如果听到的是别人的声音就是读心症，如果听到的是自己的声音就是思维化声；③思维显影：患者在思考的同时能够看见所想的内容；④精神性幻觉：患者感到自己不通过感官就能看到文字，听到声音。

（3）按幻觉产生条件不同分类。

功能性幻觉：患者的幻觉与现实刺激伴随出现，一真一幻，两者都是同一感官获得的，比如听见门响的声音，就听到有人要来谋害自己，常见于精神分裂症和心因性精神障碍。

反射性幻觉：也是一真一幻，但涉及不同的两个感官，例如看见有人，就听到这些人在议论自己，常见于精神分裂症。

域外幻觉：患者具有超出感觉限度之外的幻觉，例如双眼可以看见站在后面的人，常见于精神分裂症、催眠状态和器质性精神障碍。

心因性幻觉：幻觉内容与心理因素密切相关，在强烈心理因素影响下产生的幻觉，常见于心因性精神障碍、分离性障碍等。

催眠相幻觉：指发生在催眠时相的幻觉，在将睡未睡时称为入睡前幻觉；在将醒未醒时称为醒前幻觉，一般没有病理性意义。

（三）感知综合障碍

感知综合障碍是患者对客观事物的整体感知是大致正确的，但对于个别属性如大小、形状、颜色、距离、空间位置等产生错误的知觉体验。临床常见以下类型。

1.时间知觉综合障碍

患者对时间体验的判断出现障碍，如感到时间过得"飞快"或"凝固"，常见于颞叶癫痫和精神分裂症。

2.空间知觉综合障碍

患者对事物空间距离或事物大小的判断出现障碍,如看见物体的形象比其实体大或者小,常见于癫痫和精神分裂症。

3.运动知觉综合障碍

患者觉得运动的物体静止不动,或者静止不动的物体在运动,常见于癫痫和精神分裂症。

4.体型知觉综合障碍

体型知觉综合障碍又称体象感知综合障碍,如感到自己的脸变长、鼻子变宽,常见于器质性精神障碍、癫痫和精神分裂症。

二、思维障碍

思维是人脑对客观事物间接和概括的反映,是精神活动的重要特征,是认识过程的高级阶段。目的性、连贯性、逻辑性是正常人类思维活动的特征。目的性是指思维是围绕着一定目的,有意识地进行;连贯性是指思维过程中的概念之间前后衔接,互相联系;逻辑性是指思维过程是有一定道理,合乎逻辑的。

思维障碍是精神疾病的重要精神症状,主要包括思维形式障碍、思维过程障碍、思维内容障碍和思维属性障碍4部分。

(一)思维形式障碍

思维形式障碍又称思维联想障碍,常见的思维形式障碍有以下几方面。

1.思维散漫

思维散漫是指每句话都通顺,结构完整,意义可以理解,但整段谈话或写作没有中心思想,上下文联想松散。常见于精神分裂症、躁狂发作、智能障碍。

2.思维贫乏

思维贫乏指思维数量的减少,概念缺乏,患者常感到脑子一片空白。常见于精神分裂症、抑郁症、脑器质性精神障碍。

3.病理性象征性思维

病理性象征性思维指用无关的、不被大众所理解的具体概念来代表抽象概念,不经患者解释,旁人无法理解。常见于精神分裂症。

4.语词新作

语词新作指患者自创新词、新字、图形、符号等,用来替代已被大众公认的概念。常见于精神分裂症。

5.持续言语

持续言语指回答问题时患者持续重复第一次回答,原地徘徊,踏步不前。常见于器质性精神障碍。

(二)思维过程障碍

思维过程障碍又称思流障碍,指思维的联想过快、过慢、或中断。常见的思维过程障碍有以下几方面。

1.思维奔逸

思维奔逸指思维的联想速度过快和思维量增加,联想过程中患者往往出现音联或意联。常见于躁狂症、精神分裂症、器质性精神障碍。

2.思维迟缓

思维迟缓指思维的联想过度缓慢,与思维奔逸正相反,患者思考问题感到困难。常见于抑郁症、精神分裂症。

3.思维阻隔

思维阻隔指思维突然中断,谈话时话题突然中断,联想突然受到抑制,片刻后以新的话题内容出现,但患者对此不能解释。常见于精神分裂症。

4.赘述

赘述指患者在叙述一件事时加入许多不必要的细节,无法简明扼要讲清楚问题。常见于癫痫。

(三)思维内容障碍

思维内容障碍又称妄想,是一种病理信念,其内容与事实不符,与患者的文化水平及社会背景也不符合,但患者仍然坚信不疑,难以用摆事实、讲道理的方法加以纠正。妄想的内容是个人所独有的,与文化或亚文化群体的某些共同的信念不同;而集体的信念有时尽管不合理,也不能归于病态,如宗教信仰。

妄想需要与以下4种心理活动进行鉴别。①偏见:正常人的成见和偏见是由人们的思想方法不正确或认识水平的限制造成的;②迷信观念:迷信观念是与当时当地的社会文化背景相联系的;③幻想:幻想时的内容可能离奇,但人们能够与现实区分,并不坚信不疑;④超价观念:超价观念是一种带有强烈情感色彩的先入为主,并在较长时间内占优势地位,使当事人以此来解释一切现象。

妄想种类繁多,可按照不同特点进行分类。

1.按起源不同分类

(1)原发性妄想:原发性妄想是一种直接的、突然发生,找不到任何心理原因的,无法以患者当前的环境和以往的心境解释的妄想,是精神分裂症的特征性症状。原发性妄想常在下列4种妄想体验的基础上形成。①妄想心境:患者突然产生一种情绪,感到周围发生了某些与自己有关的情况,导致原发性妄想形成。②妄想表象:患者突然产生一种记忆表象,接着对之赋予一种妄想意义。③突发性妄想观念:妄想的行程既无前因,也无后果,没有推理,也无法理解。④妄想知觉:患者对正常的知觉体验赋予以妄想性意义。

(2)继发性妄想:继发性妄想是指继发于其他心理过程障碍的妄想,如患者先有幻听,听人议论后产生被害妄想。其诊断意义远低于原发性妄想。继发性妄想常与下列情况相关。①情感障碍:如情绪低落或情绪高涨时产生的自罪妄想或夸大妄想等。②知觉障碍:如幻听基础上产生的被害妄想。③意识障碍:如意识模糊与错觉有关的后遗性妄想。④智能障碍:如轻度精神发育迟滞、脑器质性精神障碍、老年性痴呆等因推理、判断、记忆缺损所产生的继发性妄想。⑤性格障碍:如多疑、敏感、主观、固执、高傲的偏执性格容易发生妄想。⑥强烈的精神刺激:如亲人的突然死亡所致的心因性妄想。⑦暗示:易于接受暗示或自我暗示的患者容易受暗示产生妄想。

2.按内容不同分类

(1)被害妄想:被害妄想是最常见的妄想类型,患者感到正在被人迫害、监视、跟踪、窃听、诽谤、诬陷、毒害等。常见于精神分裂症和偏执性精神病。

(2)关系妄想:患者感到周围的事物均与自己有关,或具有某种特殊意义。常见于精神分裂症。

(3)夸大妄想:患者认为自己是重要人物、出身名门,有特殊才能,有巨大财富等。常见于躁狂症、精神分裂症、器质性精神障碍。

(4)自罪妄想:患者将过去的缺点、错误无限放大,看成是很大的罪行,不可饶恕。常见于抑郁症、精神分裂症。

(5)虚无妄想:患者认为客观存在的物质已不复存在,一切都是虚假的。常见于抑郁症、精神分裂症、老年期精神障碍。

(6)疑病妄想:患者深信自己患了某种严重疾病,如癌症、艾滋病(acquired immune deficiency syndrome,AIDS)等,一系列的详细、反复检查仍不能纠正患者的病态信念。常见于抑郁症、焦虑症、精神分裂症。

(7)嫉妒妄想:患者捕风捉影地认为配偶另有新欢,坚信配偶对自己不忠。常见于精神分裂症、偏执性精神障碍等。

(8)钟情妄想:患者坚信自己被异性看中、所爱,因而眷恋、追逐对方。常见于精神分裂症。

(9)影响妄想:又称被控制感,患者觉得自己的一言一行都受到外界某种力量的控制,如电波、仪器、激光等,因而不能自主,常伴有与妄想内容相应的行为。影响妄想是诊断精神分裂症的重要症状。

(10)非血统妄想:患者毫无根据地认为自己的父母并不是亲生父母,常见于精神分裂症。

3.按结构的严密性分类

(1)系统性妄想:系统性妄想是指在内容上前后相互联系、结构严密、逻辑性强、内容固定、较少伴有其他精神症状的一类妄想。常见于偏执状态、偏执性精神障碍。

(2)非系统性妄想:指妄想结构松散、片段零乱、前后矛盾、漏洞百出、缺乏严密的逻辑推理,多变、泛化。常见于精神分裂症。

(四)思维属性障碍

思维属性障碍又称思维占有障碍,指患者感到头脑中的思维不受自己控制,或者体验到的思维不属于自己,受外界控制。常见思维属性障碍的类型有以下几方面。

1.思维插入

患者认为自己大脑中的某些想法并不属于自己,而是外界有人通过某种技术放入自己的大脑,自己在被别人利用。常见于精神分裂症。

2.思维抽去

思维抽去又称思维被窃,患者认为自己的思维没有了,被外界偷走了,并常常伴有思维中断现象。常见于精神分裂症。

3.思维播散

思维播散又称思维被广播,患者觉得自己的思维即使不讲出来别人也会知道,好似新闻被广播。常见于精神分裂症。

4.强迫思维

强迫思维指一种反复出现的思维,表现为一种想法、冲动等,尽管患者明知不对、不必要、不合理,但也很难克服和摆脱。常见的强迫思维有以下几方面。

(1)强迫想法:患者重复、持续的出现一些想法。

(2)强迫性穷思竭虑:明知不必要,但患者却不停思考。

(3)强迫怀疑:患者对已做的事不停地怀疑或担忧。

(4)强迫冲动:又称强迫意向,患者反复出现某种冲动的欲望,虽然从不表现具体行动,但使患者感到非常紧张害怕。

(5)强迫回忆:患者对往事、经历反复回忆,明知没有实际意义,但无法摆脱,不断回忆。

(6)强迫性对立思维:患者无法摆脱与自己认识相对立的想法的纠缠,而感到非常痛苦。

三、情感障碍

情感和情绪常常互相通用,都是指个体对现实环境和客观事物所产生的内心体验和所采取的态度。在心理学中,将主要与机体生理活动相联系的、伴有明显的自主神经反应的、初级的内心体验称为情绪。把与社会心理活动相联系的高级的内心体验称为情感。情绪持续时间较短、其稳定性带有情境性。情感既有情境性,又有稳固性和长期性。

心境是指影响个体内心体验和行为的持久的情绪状态。

情感障碍通常表现为 3 种形式,即情感性质的改变、情感波动性的改变和情感协调性的改变。

(一)情感性质的障碍

情感性质的障碍指患者的精神活动中占据明显优势地位的病理性情绪状态,其强度和持续时间与现实环境刺激不相适应。正常人在一定的处境下也可以表现这些情感反应,因此只有在情感反应不能依其处境及心境背景来解释时,方可作为精神症状处理。

1.情感高涨

患者情感异常高涨,心境特别愉快。表现喜悦、语音高亢、动作明显增多、自我感觉良好、洋洋得意、盛气凌人,常常伴有明显的夸大色彩。常见于躁狂症、分裂情感性精神障碍、脑器质性疾病。

2.情感低落

患者情感异常低落,心境抑郁。表现忧愁、语音低落、动作明显减少、自我感觉不良,常常自责自卑,严重者有明显的罪恶感,甚至可出现自伤和自杀念头或行为。

3.焦虑

病态焦虑指缺乏相应的客观因素下,出现内心极度不安的期待状态,伴有大祸临头的恐惧感。常见于焦虑障碍。

4.恐惧

恐惧指面临具体不利的、或危险的处境时出现的焦虑反应,常常导致抵抗或逃避。常见于恐惧症、幻觉、错觉、妄想状态。

(二)情感波动性障碍

情感波动性障碍指情感的始动(启动)功能失调。

1.易激惹性

患者情绪/情感极易诱发,轻微刺激即可引起强烈的情绪/情感反应,或暴怒发作。常见于疲劳状态、人格障碍、神经症、轻躁狂、偏执性精神障碍、脑器质性精神障碍和躯体疾病伴发的精神障碍。

2.情感不稳定

患者的情感稳定性差,容易变动起伏,喜、怒、哀、乐极易变化;常常从一个极端波动到另一个极端,且不一定有外界诱因。常见于脑器质性精神障碍、癫痫性精神病、酒精中毒、人格障碍。

3.情感淡漠

患者对客观事物和自身情况漠不关心,缺乏应有的内心体验和情感反应,处于无情感状态。常见于精神分裂症。

4.病理性激情

患者骤然发生的、强烈而短暂的情感暴发状态。常常伴有冲动和破坏行为,事后不能完全回忆。常见于脑器质性精神障碍、躯体疾病伴发的精神障碍、痴呆。

5.情感麻木

患者因十分强烈的精神刺激所引起的短暂而深度的情感抑制状态。常见于急性应激障碍、分离性障碍。

(三)情感协调性障碍

患者内心体验和环境刺激及其面部表情互不协调,或者内心体验自相矛盾。

1.情感倒错

患者的情感反应与环境刺激不相一致,或者面部表情与其内心体验不相符合。常见于精神分裂症。

2.情感幼稚

患者的情感反应退化到童年时代的水平,容易受到直觉和本能活动的影响,缺乏节制。多见于分离性障碍、痴呆。

3.情感矛盾

患者在同一时间内体验到两种完全相反的情感,但患者并不感到这两种情感的互相矛盾和对立,没有苦恼或不安。常见于精神分裂症。

四、意志障碍

意志是人们自觉地确定目的并支配其行动以实现预定目标的心理过程。意志与情绪密切相关,互相渗透。

(一)意志增强

意志增强指病态的自信和固执的行动,常见于偏执性精神障碍、精神分裂症等。

(二)意志减弱

意志减弱指病态的缺乏主动性和进取心,缺乏克服困难的决心和力量。常见于精神分裂症、抑郁症、药物成瘾等。

(三)意志缺乏

意志缺乏指患者的意志要求显著减退或消失,生活处于被动状态,处处需要别人的督促和管理。常见于精神分裂症和痴呆。

五、注意障碍

注意指精神活动在一段时间内集中指向某一事物的过程。注意分为主动注意/随意注意和被动注意/不随意注意。主动注意是有意地去注意某一事物,而被动注意是无意地注意到周围的事物。前者是有目的的,需要作出自觉的努力;后者是无目的的,不需要自觉努力。注意障碍是指精神活动在一段时间内过度或不能集中指向某一事物的过程。

(一)注意增强

注意增强指患者特别容易为某事物所吸引或特别注意某些活动。常见于有妄想的患者、躁狂症、疑病症。

(二)注意减退

注意减退又称注意涣散,指主动注意减退,注意不易集中或不能持久。常见于神经症、精神分裂症、儿童多动症、疲劳过度。

(三)随境转移

随境转移指被动注意/不随意注意明显增强,患者的注意力极易被外界的事物所吸引,且注意的对象经常变换。常见于躁狂症。

(四)注意范围缩小/狭窄

注意范围缩小/狭窄指患者的注意集中于某一事物时,就不能再去注意其他的事物,即主动注意范围缩小,被动注意减弱,患者表现十分迟钝。常见于智能障碍、意识障碍的患者。

(五)注意迟钝

注意迟钝指患者的主动注意和被动注意均减弱。外界的刺激不易引起患者的注意。常见于衰竭状态、严重脑器质性疾病患者。

六、动作行为障碍

动作指简单的随意和不随意的运动,行为则指为达到一定目的而进行的复杂随意运动。精神疾病患者由于认知、情感和意志等活动的障碍,常导致动作和行为的异常,称为动作行为障碍,又称精神运动性障碍。

(一)精神运动性兴奋

精神运动性兴奋指患者的动作和行为增加,分协调性兴奋和不协调性兴奋。

1.协调性兴奋

协调性兴奋指患者的动作和行为的增加与其思维、情感活动是一致的,与其思维和情感活动的量的增加相协调,是有目的的、可以理解的,身体各部分的动作与整个精神活动是协调的。常见于躁狂症和焦虑症。

2.不协调性兴奋

不协调性兴奋指患者的动作和行为的增加与其思维、情感活动是不一致的,动作单调杂乱、无动机、无目的,令人难以理解。患者的动作行为与其整个精神活动不相协调,与外界环境也不相协调。常见于精神分裂症、谵妄状态。

(二)精神运动性抑制

精神运动性抑制指患者的整个精神活动的抑制,表现为动作、行为的明显减少。

1.木僵

木僵指患者的动作和行为明显减少或抑制,并常常保持一种固定姿势。严重的木僵称为僵住,轻度木僵称为亚木僵。常见于精神分裂症、抑郁症、反应性精神障碍及脑器质性精神障碍。

2.蜡样屈曲

蜡样屈曲指患者静卧或呆立不动,但身体各部位却可以听人摆布,即使被摆成一个很不舒服的位置也可以维持很长的时间。常见于精神分裂症。

3.缄默症

缄默症指患者缄默不语,不回答问题,有时以手势示意。常见于精神分裂症、分离性障碍。

4.违拗症

违拗症指患者对于要求他做的动作不但没有反应,反而表现抗拒。患者做出与对方要求完全相反的动作称为主动性违拗;拒绝别人的要求,不去执行称为被动违拗。常见于精神分裂症。

(三)其他特殊症状

1.刻板言动

刻板言动指患者不断地、无目的地重复某些简单的言语或动作,可以自发产生,也可以因提示而引起。常见于精神分裂症。

2.持续言动

持续言动指患者对一个有目的而且已完成的言语或动作进行无意义的重复。常见于器质性精神障碍。

3.模仿言动

模仿言动指患者对别人的言语和动作进行毫无意义的模仿。常见于器质性精神障碍、精神分裂症。

4.作态

作态又称装相,指患者用一种不常用的表情、姿势或动作来表达某一有目的的行为。常见于精神分裂症、器质性精神障碍。

5.强迫动作

强迫动作指患者明知不必要,却难以克制而去重复的某个动作,如果不去重复,患者就会产生严重的焦虑不安。常见的强迫动作包括强迫洗手、强迫检查、强迫计数。常见于强迫症、精神分裂症、抑郁症。

6.冲动行为

冲动行为指患者突然产生的,通常引起不良后果的行为。常见于人格障碍、精神分裂症。

(四)本能行为

1.自杀

自杀指保存生命本能的障碍。自伤也属于本能行为障碍,指没有死亡动机或没有造成死亡后果的自我伤害行为。常见于抑郁症、精神发育迟滞、分离性障碍、精神分裂症。

2.饮食障碍

饮食障碍指维持生命所需物质摄入行为的障碍。常见的有 4 种形式:①食欲减退;②食欲亢进;③拒食;④异食症。

3.睡眠障碍

睡眠障碍指睡眠觉醒周期性变化的障碍。常见的睡眠障碍有:①失眠;②嗜睡;③睡行症。

4.性功能障碍

性功能障碍由多种原因引起,分为器质性性功能障碍和功能性性功能障碍。常由心理因素、人格障碍、神经症、躁狂症、抑郁症、各种精神病等引起。

七、记忆障碍

记忆是指将贮藏在脑内的信息或经历再现的功能,包括识记、保存、回忆、再认4个过程。

(一)记忆的分类

1.根据时间长短分类

(1)即刻记忆:指对发生在几秒和1~2分钟内经历的记忆。

(2)短期记忆:指对发生在几分钟到几小时内的经历的记忆。

(3)近事记忆:指对发生在24~48小时内的经历的记忆。

(4)远事记忆:指对发生在24~48小时以前的经历的记忆。

2.根据记忆内容分类

(1)感知形象的记忆:即看到或接触到的物体是怎样的。

(2)语词概念的记忆:即记起学习过的语词和概念是什么意思。

(3)情绪的记忆:即记起某种事件当时情绪的联系。

(4)运动的记忆:即记起某个动作或操作应该怎样执行。

(二)记忆障碍

记忆障碍分为遗忘和记忆错误两大类。

1.遗忘

遗忘指患者部分或完全不能再现以往的经历。

(1)心因性遗忘:又名界限性遗忘,指与遗忘经历的某一特定时期/阶段有关的记忆丧失。多见于分离性障碍。

(2)器质性遗忘:由于脑部疾病引起的记忆缺失。常见的器质性遗忘有3类。①逆行性遗忘:指患者不能回忆脑损伤以前一段时间的经历,多见于脑外伤、急性意识障碍。②顺行性遗忘:指患者对发病以后一段时间内发生的事情不能回忆,常见于急性器质性脑病等。③近事遗忘和远事遗忘:对新近发生的事情不能回忆再现称为近事遗忘,对过去发生的事情不能回忆再现称为远事遗忘。④遗忘-虚构综合征:又名科尔萨科夫综合征,包括定向障碍、虚构和近事遗忘三大特点。

2.记忆错误

记忆错误指由于再现歪曲而引起的记忆障碍。

(1)错构:指对过去曾经历的事件在发生时间、地点、情节上出现错误回忆,尤其在时间上容易发生,但患者仍坚信不疑。常见于脑器质性精神障碍、抑郁症等。

(2)虚构:指患者对自己记忆的缺失部分,以虚构想出的内容来填补,其内容很生动、多变,并带有荒诞的色彩,常瞬间即忘。常见于酒精中毒以及器质性脑部疾病。

(3)似曾相识感:指患者感受到从未经历过的事物或进入一个陌生的环境时,有一种早先曾经经历过的熟悉感。似曾相识感常见于癫痫,也见于正常人。

(4)旧事如新感:指患者感受到早已熟悉的事物或环境时,有一种初次见面的陌生感。旧事如新感和似曾相识感都是回忆和再认的障碍,常见于癫痫,也见于正常人。

(5)妄想性记忆:指患者将过去的经历与当前的妄想内容联系起来,剔除了回忆中与妄想内容相抵触的部分,夸大了回忆中与妄想内容可以联系的部分。妄想性记忆与错构、虚构不同,在不涉及妄想内容时,患者没有明显的记忆障碍。

(6)记忆增强:指病态的记忆增强,患者对过往很远的、极为琐碎的事情都能回忆起来,常常包括许多细节。常见于躁狂症、强迫症、偏执性精神障碍。

八、意识障碍

意识是指患者对周围环境及自身能否正确认识和反应的能力。意识障碍是指清晰度下降和意识范围改变。定向障碍是临床判断患者有无意识障碍的重要标志。定向障碍表现为时间、地点、人物定向错误,通常时间定向最早受累,其次是地点定向,最后是人物定向受损。

(一)嗜睡

嗜睡指患者的意识水平下降,如不予以刺激,患者昏昏欲睡,但呼叫或推醒后能够简单应答,停止刺激后又进入睡眠。此时,患者的吞咽、瞳孔、角膜反射存在。

(二)昏睡

昏睡指患者的意识水平更低,对周围环境及自我意识均丧失,但强烈刺激下患者可以有简单或轻度反应。此时角膜反射减弱,吞咽反射和对光反射存在。

(三)昏迷

昏迷指患者的意识完全丧失,对外界的刺激没有反应,随意运动消失。此时,吞咽、角膜、咳嗽、括约肌、腱反射,甚至对光反射均消失。

(四)意识混浊

意识混浊指患者的意识清晰度受损,表现为似醒非醒,缺乏主动,强烈刺激能引起反应,但患者的反应迟钝,回答问题简单,语音低而慢,有时间、地点、人物的定向障碍。此时,吞咽、对光、角膜反射尚存在。

(五)谵妄

谵妄指患者除了意识水平下降之外,还有记忆障碍和时间、地点定向障碍,常常伴有幻觉、错觉、情绪和行为的障碍。患者的意识水平有明显的波动,症状呈昼轻夜重。常见于感染、中毒、躯体疾病所致急性脑病综合征。

(六)梦样状态

梦样状态指患者的表现像做梦一样,完全沉溺于自己的幻觉、妄想之中,对外界环境毫不在意。常见于睡眠剥夺或过度劳累、精神分裂症、致幻剂使用。

(七)朦胧状态

朦胧状态指患者的意识范围缩小,但其意识水平仅轻度降低。患者对一定范围内的各种刺激能够感知和认识,并能做出相应反应,但对其他事物感知困难。常见于癫痫、脑外伤、脑血管疾病、中毒、分离性障碍和心因性精神障碍。

九、自我意识障碍

自我意识又称自我体验,指个体对自身精神状况和躯体状况的认识。

(一)人格解体

人格解体指患者感到自己有特殊的改变,甚至已不存在了。常见于精神分裂症和神经症。

(二)双重人格

双重人格指患者在不同的时间体验到两种完全不同的心理活动,有着两种截然不同的精神生活,是自我单一性的障碍。常见于分离性障碍、精神分裂症。

(三)自我界限障碍

自我界限障碍指患者不能将自我与周围世界区别开来,因而感到精神活动不再属于自己所有。自己的思维即使不说出来,别人也会知道,称为思维被洞悉或思维播散;自己的思维、情感、意志、冲动和行为不是自己的,而是由他人或某种仪器所操纵或强加控制,称为被控制感。

(四)自知力缺乏

自知力缺乏又称内省力缺乏,指患者对自己疾病的判断和认识能力的缺乏。判断患者有无自知力有 4 条标准:①患者是否意识到别人认为他(她)有异常的现象;②是否自己认识到这些现象是异常的;③是否认识到这些异常现象是自己的精神疾病所致;④是否意识到这些异常现象需要治疗。多数精神疾病患者自知力不完全,自知力不但是诊断精神疾病的重要指标,而且也是判断患者能否配合治疗和预测疗效的标准之一。

十、智能障碍

智能又称智力,指人们认识客观事物并应用知识解决实际问题的能力。智能障碍是由脑部疾病和缺乏学习、实践引起的。引起智能障碍的原因有很多,通常在大脑发育完成前产生的智能障碍称为精神发育不全或精神发育迟滞;大脑发育完成以后因为疾病造成的智能障碍称为痴呆。

第三节　常见的精神疾病的综合征

一、幻觉妄想综合征

幻觉妄想综合征以幻觉为主,多为幻听、幻嗅等,患者在幻觉的基础上产生妄想,如被害妄想,影响妄想等。主要特征在于幻觉和妄想密切结合,而相互依从,互相影响。常见于精神分裂症、器质性精神障碍。

二、紧张综合征

最突出的症状是患者全身肌张力增高,包括紧张性木僵和紧张性兴奋两种状态。

(一)紧张性木僵

紧张性木僵包括违拗症、刻板言语及刻板动作、模仿言语及模仿动作、蜡样屈曲、缄默等症状。可持续数周至数月,可无任何原因地转入紧张性兴奋状态。

(二)紧张性兴奋

兴奋状态持续较短暂,往往是突然暴发的兴奋激动和暴力行为,然后又进入木僵状态或缓解。

典型的紧张综合征常见于精神分裂症紧张型、抑郁症、急性应激障碍、颅脑损伤。

三、遗忘-虚构综合征

遗忘-虚构综合征又称科尔萨科夫综合征,为一种由大脑缺乏硫胺(维生素B_1)而引起的精神障碍,由俄国神经学家谢尔盖·科尔萨科夫最先发现而命名。特征性表现为近事遗忘、虚构和定向障碍。常见于酒精所致精神障碍、脑肿瘤、其他脑器质性精神障碍。

四、急性脑病综合征

急性脑病综合征又称谵妄综合征,是一组表现为广泛的认知障碍,尤以意识障碍为主要特征的综合征。起病急、症状鲜明、持续时间较短,可伴有急性精神病表现,如不协调性精神运动性兴奋、紧张综合征、类躁狂表现、抑郁状态等。常见于急性器质性疾病或急性应激状态。

五、慢性脑病综合征

临床主要表现为痴呆、人格改变和遗忘-虚构综合征且不伴意识障碍。可伴有慢性精神病性症状,如抑郁、类似躁狂或类精神分裂症样表现。常见于慢性器质性疾病、急性脑病综合征迁延所致的后遗症。

六、缩阳综合征、缩阴综合征

缩阳综合征、缩阴综合征又称恐缩症、缩阳症、缩阴症,是以恐惧生殖器缩入体内致死的恐怖焦虑发作为特征的一种与文化相关的综合征,是一种急性焦虑反应,表现为极度焦虑、紧张、恐惧,有濒死感。男性患者极度害怕自己的生殖器缩入腹内,女性患者极度害怕阴唇和乳头内缩。部分患者由于受封建迷信熏染及对性知识缺乏,可在精神刺激及暗示作用下诱发。偶见于抑郁症、苯丙胺中毒。

七、易人综合征

易人综合征又称 Capgras 综合征,由法国精神病学家 Capgras 提出。患者认为周围某个非常熟悉的人是其他人的化身,多为自己的亲人如父母、配偶等。这种情况并非感知障碍,实质是偏执性妄想。常见于精神分裂症、癫痫、分离性障碍。

八、虚无妄想综合征

虚无妄想综合征又称 Cotard 综合征,是一种以虚无妄想和否定妄想为核心症状的综合征。临床表现为患者感到自己已不复存在,或是一个没有五脏六腑的空虚躯壳,并认为其他的人,甚至整个世界都不存在了。常见于高龄抑郁症,尤其是伴激越性症状的抑郁症,也可见于精神分裂症、老年痴呆、顶叶病变。

九、刚塞综合征

刚塞综合征又称 Ganser 综合征,表现是近似回答,意识朦胧,事后遗忘。患者对简单问题作出与正确答案相近的错误回答,常伴有时间、地点、人物定向障碍。Ganser 综合征有两种表现,一类为假性痴呆,患者能够理解问题,但回答错误;另一类为童样痴呆,患者的言语与表情均似儿童。两种表现均常见于分离性障碍,也可见于精神分裂症、器质性精神障碍、诈病。

十、病理嫉妒综合征

病理嫉妒综合征又称 Othello 综合征,以怀疑配偶不贞的嫉妒妄想为核心症状的综合征。常见于偏执状态,也可见于精神分裂症、酒精所致精神障碍、器质性精神病。

十一、精神自动综合征

精神自动综合征是患者在意识清晰的状态下,出现大量假性幻觉、被控制妄想、思维被洞悉妄想、影响妄想、被害妄想等,伴有体象障碍、运动觉障碍和妄想观念。典型表现是患者体验到自己的精神活动自己不能控制,而是由外力影响和控制。常见于精神分裂症。

第三章

病史采集及检查

第一节 病 史 采 集

病史主要来源于患者和知情者。患者自述的病史往往不够全面,或者是因为患者缺乏对疾病的认识而隐瞒事实,或者因为患者紧张,遗漏了对精神疾病诊断十分重要的事件,或者患者不合作、缄默不语。因此,医师需向知情者(包括与患者共同生活的亲属;与之共同学习和工作的同学、同事、领导;与之关系密切的朋友、邻居,也包括既往曾为患者诊疗过的医护人员)了解情况。

知情者可以补充我们无法从患者处得到的信息,尤其是通过知情者可以了解患者的既往人格、家族史等。在一般情况下,医师应首先同患者谈话,其次才是家属,而且同家属交谈前应先征得患者的同意,使患者感到自己是受尊重的。同家属谈话时,患者是否在场,可由患者自己决定。同家属沟通可以帮助医师更好地了解患者与家属之间的关系,与患者家属建立治疗联盟,使家属成为治疗的正性因素。

一、病史格式和内容

(一)一般资料

一般资料包括姓名、性别、年龄、婚姻、民族、籍贯、职业、文化程度、住址、电话号码、E-mail 地址、入院日期、病史提供者及对病史资料可靠性的估计。

(二)主诉

主要精神症状及病程。

(三)现病史

现病史为病史的重要部分,按发病时间先后描述疾病的起始及其发展的临床表现。主要包括以下内容。

(1)发病条件及发病的相关因素:询问患者发病的环境背景及与患者有关的生物、心理、社会因素,以了解患者在什么情况下发病。如有社会心理因素,应了解其内容与精神症状的关系,应估计是发病原因还是诱因。有无感染、中毒、躯体疾病等因素的作用。

(2)起病缓急及早期症状表现:一般临床上将从精神状态大致正常到出现明显精神障碍,时间在2周之内者称为急性起病,2周～3个月为亚急性起病,3个月以上为慢性起病。如谵妄多为急性起病,而痴呆多为慢性起病。

(3)疾病发展及演变过程:可按时间先后逐年、逐月甚至逐天地分段作纵向描述。内容包括:疾病的首发症状、症状的具体表现及持续的时程、症状间的相互关系、症状的演变及其与生活事件、心理冲突、所用药物之间的关系;与既往社会功能比较所发生的功能变化;病程特点,为进行性、发作性还是迁延性等。如病程较长,可重点对近一年社会功能、生活自理的情况进行详细了解。

(4)病时的一般情况:如工作、学习、睡眠、饮食、生活自理情况,与周围环境接触的情况,对疾病的认识态度等,病中有无消极厌世观念、自伤、自杀、伤人、冲动行为等,以便护理防范。

(5)既往与之有关的诊断、治疗用药及疗效详情。

(四)既往史

询问有无发热、抽搐、昏迷、药物过敏史。有无感染、中毒及躯体疾病史,特别是有无中枢神经系统疾病如脑炎、脑外伤。应注意这些疾病与精神障碍之间在时间上有无关系,是否存在因果关系。有无酗酒、吸毒、性病、自杀史及其他精神病史。

(五)个人史

个人史一般指从母亲妊娠到发病前的整个生活经历。但应根据患者发病年龄或病种进行重点询问。如儿童及青少年应询问母亲怀孕时健康状况及分娩史,患者身体、精神发育史,有无神经系统病史,家庭教育情况以及与双亲的关系等;受教育的状况,学业成绩;成年人应询问工作情况、工作能力有无改变,生活中有无特殊遭遇,是否受过重大精神刺激,还应了解恋爱婚姻情况,夫妻生活情况;女性患者应详细询问月经史、月经周期心理生理变化以及生育史。此外,还需了解患者的个性特点、兴趣爱好、人际关系、宗教信仰,患者的居住环境(居住条件、共同居住者)、患者本人及家庭的经济状况,以便我们对患者的社会背景和生活方式有具体的印象。还应了解患者既往有无犯罪记录。总之,个人史应反映患者的生活经历、健康状况及人格特点和目前社会地位等。

(六)家族史

家族史包括双亲的年龄、职业、人格特点,如双亲中有亡故者应了解其死因和死亡年龄,家庭结构、经济状况、社会地位、家庭成员之间的关系、家庭中发生过的特殊事件等。精神疾病家族史,包括家族中有无精神病性障碍者、人格障碍者、癫痫病患者、酒精和药物依赖者、精神发育迟滞者、自杀者以及有无近亲婚配者。精神疾病家族史阳性,提示患者疾病的原因可能具有遗传性质。

二、病史采集的要点和技能

病史采集应尽量客观、全面和准确可以从不同的知情者处了解患者不同时期、不同侧面的情况,相互核实,相互补充。提醒供史者注意资料的真实性,并应了解供史者与患者接触是否密切,对病情了解程度,是否掺杂了个人的感情成分,或因种种原因有意无意地隐瞒了或夸大了一些重要情况,对可靠程度应给予适当的估计。如果家属与单位对病情的看法有严重分歧,则应分别加以询问,了解分歧的原因何在。如果提供病史者对情况不了解,还应请知情者补充病史,并应收集患者的日记、信件、图画等材料以了解病情(但应注意保护患者的隐私)。

采集病史时,如何收集有关人格特点的资料,可以从以下几个方面加以询问。

(1)人际关系:与家人相处如何;有无异性或同性朋友,朋友多少,关系疏远或密切;与同事和领导或同学、老师的关系如何等。

(2)习惯:有无特殊的饮食、睡眠习惯;有无特殊的嗜好或癖好;有无吸烟、饮酒、药物使用等习惯。

(3)兴趣爱好:业余或课余的闲暇活动,有无兴趣和爱好,爱好是否广泛;有无特殊的偏好。

(4)占优势的心境:情绪是否稳定;是乐观还是悲观沮丧;有无焦虑或烦恼;内向或外向;是否容易激动。

(5)是否过分自信或自卑,是否害羞或依赖。

(6)对外界事物的态度和评价。

此外询问患者对自己的看法和别人对他的评价。了解患者在特定情景下的行为和在工作与社会活动中的表现,亦有助于了解患者的人格特点。

采集病史时询问的顺序:在门诊由于患者和家属最关心的是现病史,且受时间限制,一般先从现病史问起;住院病史的采集则多从家族史、个人史、既往史问起,在对发病背景有充分了解的情况下更有利于现病史的收集。也可根据具体情况灵活掌握。

记录病史应如实描述,但应进行整理加工使条理清楚、简明扼要,能清楚反映疾病的发生发展过程以及各种精神症状特点。对一些重要的症状可记录患者原话。记录时要避免用医学术语。医护人员应对病史资料保密。

第二节　精神状况检查

一、一般原则

对精神障碍患者进行精神状况检查,英文原文是 interview,中文可翻译作晤谈、面谈检查或接谈,此处我们统一用面谈检查。大体上来说,面谈检查的目的包括:①获取必要信息以便确立诊断;②从完整的人的角度了解患者;③了解患者所处的环境;④形成良好的医患治疗关系;⑤向患者进行初步的精神卫生知识宣教,让患者了解自己的病情。

(一)面谈检查的步骤

1.开始

面谈检查开始,精神科医师的首要任务是让就诊者先放松下来。应注意以下内容。

(1)不受干扰的环境:面谈检查的环境应该安静,理想的状况是只有检查者和被检查者两人。谈话的内容保证无外人听见,使患者感到自己的隐私受到尊重。交谈期间不要频繁打断(无论是工作人员还是电话及其他通讯工具)。

(2)自我介绍与称谓:对于初次就诊者,检查者必须简单介绍一下自己的背景状况如自己的工作经验、专长等,为医患关系定下一个平等的基调。同时根据患者的年龄身份,确定对患者的称谓。最好的办法是询问患者希望医师怎么称呼。

如果患者在最初接触时显得迷惑混乱,医师应考虑到患者是否出于焦虑状态、意识障碍状态、智力低下或痴呆。如果确认患者存在严重的认知功能损害或意识障碍,就应该考虑向知情者询问病史,同时使用其他方式完成对患者的精神检查。

2.深入

最初的一般性接触结束后,面谈检查逐渐转入实质性内容。检查者希望了解就诊者的精神状况,都存在哪些精神症状,精神症状的起因和演变等。在深入交谈阶段应注意的问题有以下几方面。

(1)以开放性交谈为主:对于神志清楚、合作者可以提一些开放性的问题,如"你哪里不舒服?""这种不舒服是怎么发生的?""你能不能比较详细谈谈你的病情?"等。开放式交谈可以启发患者自己谈出自己的内心体验。在此阶段,通过与患者交谈可以了解其主要的病态体验及其发生发展过程,并通过观察,掌握患者的表情、情绪变化,以及相应出现的异常动作、行为和意向要求。

(2)主导谈话:在谈话进行过程中,检查者不但要尽量使患者感到轻松自然,而且还应该主导谈话,使患者集中在相关的话题上,不能过多纠缠于细枝末节,避免导致头绪不清。如果确有必要,医师可以打断患者的谈话,直接询问关键性问题,但这种方式应尽量少用。也可以使用某些技巧,如以下将要谈到的非言语性交流,引导患者略去枝蔓,开掘要点。

(3)非言语性交流:眼神、手势、身体的姿态等,构成了非言语交流的主体,医师可以通过使用这种手段鼓励或者制止患者的谈话。如医师可以采取眼神凝视、频频点头等姿态鼓励患者讲出医师所要了解的重要内容,也可以采取垂目、双手规律敲击等动作表示医师对患者现在所说的没有兴趣。对于许多患者,医患间的身体接触有助于缓解患者的焦虑紧张情绪,如有力地握住患者的手,或轻轻拍拍患者的肩膀,可迅速缩短人际距离。

3.结束

深入交谈时间视问题的复杂性而定,一般持续20～45分钟。在交谈临近结束时,检查者应该做一个简短的小结,并且要询问患者是否还有未提及的很重要的问题。对患者的疑问做出解释和保证,如果对患者的进一步治疗有安排,应向患者说明。最后同患者道别或安排下次就诊的时间。

(二)面谈检查的技巧

1.检查者(医师)的修养

(1)坦诚、接纳的态度:首先,医师必须与患者发生面对面的接触,只有经过与患者密切的接触、交谈,才能完成精神科的诊疗。其次,精神症状会影响到患者的谈吐、行为、处事方式甚至生活习惯,因此往往不被社会接纳。做一名精神科医师,就应该真诚同情、关爱受病魔折磨的患者,宽容理解病态的表现。在社会、经济、政治日益全球化的今天,精神科医师还应该具备一定的文化敏感性和处理不同文化背景患者问题的能力。

(2)敏锐的观察力:医师在与患者接触时要敏锐地觉察到患者的心绪,发现隐蔽的症状,不仅清楚患者说了什么、在什么情况下欲言又止,还要洞察患者还有什么没说,判断患者对医师的真实态度。同时通过与患者家属的交流及观察患者与家属的交流,分析患者社会支持系统的优劣。

(3)良好的内省能力:精神科医师在同患者打交道时,不但要设法体察患者的内心世界,而且应该尽力体察自己的内心。精神科医师除了应该掌握排解负性情绪的技巧外,也应该意识到,冷静地分析自己的内心感受还可能有助于做出正确的诊断。

(4)丰富的经验与学识:精神障碍患者的年龄、文化背景、家庭环境、成长经历各有不同,要做到与“人”打交道而不是与“病”打交道并不容易。建立良好医患关系的办法之一是设法找到共同语言,避其锋芒,投其所好,逐步深入。这就需要医师具有医学知识、经验以外的学识,熟悉的话题能较容易地使患者放松并愿意交谈。

(5)得体的仪表与态度:仪表整洁,态度端庄是对每一个医师的基本要求。除此之外,精神科医师在仪表与态度上应表现出更多的“善变”。此外,要取得患者的信任,医师首先要自信。自信心是建立在学识与经验的基础上的,自信的人在态度上是可亲的。其次还应注意与患者保持恰当的距离。医患关系也是一种人际关系,过于疏远或亲近都会损害诊疗过程。

2.沟通技巧

好的沟通技巧是良好的医学实践的基石。它的重要性表现在以下几个方面:①有效的沟通是诊断中必不可少的组成部分;②有效的沟通可提高患者对治疗的依从性;③有效的沟通有助于提高医师的临床技能和自信心;④有效的沟通有助于提高患者的满意度;⑤有效的沟通可以提高卫生资源的使用效益和改进卫生服务的质量。沟通技巧包括以下几个方面。

(1)倾听:这是最重要的也是最基本的一项技术。医师必须尽可能花时间耐心、专心和关心地倾听患者的诉说。如果患者离题太远,医师可以通过提醒,帮助患者回到主题。医师应该允许患者有充裕的时间描述自己的身体症状和内心痛苦,唐突地打断可能在刹那间丧失患者的信任。可以说,倾听是发展医患间良好关系最重要的一步。

(2)接受:这里指无条件地接受患者。患者无论是怎样的人,医师都必须如实地加以接受,不能有任何拒绝、厌恶、嫌弃和不耐烦的表现。

(3)肯定:这里指肯定患者感受的真实性。我们并非是赞同患者的病态信念或幻觉体验,但可以向患者表明医师理解他所叙述的感觉。接纳而不是简单否定的态度,有助于医患间的沟通。

(4)澄清:就是弄清楚事情的实际经过,以及事件从开始到最后整个过程中患者的情感体验和情绪反应。尽量不采用刨根问底的问话方式,以避免患者推卸责任或对医师的动机产生猜疑。最好让患者完整地叙述事件经过,并了解患者在事件各个阶段的感受。

(5)善于提问:首先可以就患者最关心、最重视的问题开展交流,随后自然地转入深入交谈。前文谈到的开放式交谈与封闭式交谈,除非特例,一般尽量采用开放式交谈。

(6)重构:把患者说的话用不同的措辞和句子加以复述或总结,但不改变患者说话的意图和目的。重构可以突出重点话题,也向患者表明医师能够充分理解患者的感受。

(7)代述:有些想法和感受患者不好意思说出来,或者是不愿明说,然而对患者又十分重要,这时医师可以代述。例如对性功能障碍这样患者羞于启齿的话题。代述这一技巧可以大大促进医患之间的沟通。

(8)鼓励患者表达:有多种方法。除了非言语性交流方式外,医师可以用一些未完成句,意在鼓励患者接着说下去。用举例甚至可以用医师本人的亲身经历能引发患者的共鸣,从而得以与患者沟通。

二、精神状况检查

(一)精神状况检查内容

1.外表与行为

(1)外表:包括体格、体质状况、发型、装束、服饰等。精神分裂症、酒精或药物依赖及痴呆可能会出现严重的自我忽视,如外表污秽、邋遢外表;躁狂患者往往有过分招摇的外表。

(2)面部表情:从面部的表情变化可以推测一个人目前所处的情绪状态,如紧锁的眉头、无助的眼神提示抑郁的心情。

(3)活动:注意活动的量和性质。躁狂患者总是活动过多;抑郁患者少动而迟缓;焦虑的患者表现出运动性的不安,或伴有震颤。有些患者表现出不自主的运动如抽动、舞蹈样动作等。

　　(4)社交性行为:了解患者与周围环境的接触情况,是否关心周围的事物,是主动接触还是被动接触,合作程度如何。躁狂患者倾向于打破社会常规,往往社交过度;抑郁症患者社交活动减少;精神分裂症患者在社交行为上退缩;有的痴呆患者会出现显著的社交障碍。

　　(5)日常生活能力:患者能否照顾自己的生活,如自行进食、更衣、清洁等。

　　2.言谈与思维

　　(1)言谈的速度和量:语言量有无增加或减少,说话的速度有无加快或减慢。有无思维奔逸、思维迟缓、思维贫乏、思维中断等。

　　(2)言谈的形式与逻辑:思维逻辑结构如何,有无思维松弛、破裂、象征性思维、逻辑倒错或词语新作。患者的言谈是否属于病理性赘述等。

　　(3)言谈内容:是否存在妄想。妄想的种类、内容、性质、出现时间,是原发还是继发,发展趋势,涉及范围,是否成系统,内容是荒谬还是接近现实,与其他精神症状的关系等。是否存在强迫观念及与其相关的强迫行为。

　　3.情绪状态

　　情感活动可通过主观询问与客观观察两个方面来评估。客观表现可以根据患者的面部表情、姿态、动作、讲话语气、自主神经反应(如呼吸、脉搏、出汗等)来判定。主观的体验可以通过交谈了解患者的内心世界。可根据情感反应的强度、持续性和性质,确定占优势的情感,如情感高涨、情感低落、焦虑、恐惧、情感淡漠等;情感的诱发是否正常,如易激惹、迟钝;情感是否易于起伏变动,有无情感脆弱;有无与环境不适应的情感如情感倒错。如果发现患者存在抑郁情绪,询问患者是否有自杀观念,以便进行风险干预。

　　4.感知觉

　　判断患者有无错觉,错觉的种类、内容、出现时间和频率、与其他精神症状的关系;是否存在幻觉,幻觉的种类、内容,是真性还是假性,出现的条件、时间与频率,与其他精神症状的关系及影响;有无感知综合障碍,其种类、内容、出现时间和频率,与其他精神症状的关系。

　　5.认知功能

　　(1)定向力:包括自我定向,如姓名、年龄、职业,以及对时间、地点、人物及周围环境的定向能力。

　　(2)注意力:评定是否存在注意减退或注意涣散,有无注意力集中方面的困难。

　　(3)意识状态:根据定向力、注意力(特别是集中注意的能力)及其他精神状况,判断是否存在意识障碍及意识障碍的程度。

(4)记忆:评估即刻记忆、近记忆和远记忆的完好程度,是否存在遗忘、错构、虚构等症状。

(5)智能:根据患者的文化教育水平适当提问,包括一般常识、专业知识、计算力、理解力、分析综合能力及抽象概括能力。必要时可进行智能测查。

6.自知力

经过病史的采集和全面的精神状况检查,医师还应了解患者对自己精神状况的认识。可以就个别症状询问患者,了解患者对此的认识程度,随后要求患者对自己整体精神病况做出判断,可由此推断患者的自知力,并进而推断患者在今后诊疗过程中的合作程度。

(二)特殊情况下的精神状况检查

1.不合作的患者

患者可能由于过度兴奋、过度抑制(如缄默或木僵)或敌意而不配合医师的精神检查。医师只有通过对以下几方面细心的观察,才能得出正确的诊断推论。

(1)一般外貌:可观察患者的意识状态、仪表、接触情况、合作程度、饮食、睡眠及生活自理状况。

(2)言语:有无自发言语,是否完全处于缄默;有无模仿言语、持续言语;缄默患者能否用文字表达自己的思想。

(3)面部表情:有无呆板、欣快、忧愁、焦虑等;有无凝视、倾听、闭目、恐惧表情;对医护人员、亲友的态度和反应。

(4)动作行为:有无特殊姿势,动作增多还是减少;有无刻板动作;动作有无目的性;有无违拗、被动服从;有无冲动、伤人、自伤等行为。对有攻击行为的患者,应避免与患者发生正面冲突,必要时可以对患者适当约束,这样会帮助患者平静下来。

2.意识障碍的患者

如果一个患者呈现神情恍惚、言语无条理、行为无目的、睡醒节律紊乱,高度提示该患者存在意识障碍。应从定向力、即刻记忆、注意力等几个方面评估。要估计意识障碍的严重程度,并推测造成意识障碍的原因,以便紧急采取有可能挽救患者生命的措施。

3.风险评估

在精神科只有两种情况需要做出紧急风险评估,一种是患者存在伤人行为,另一种是患者可能存在自伤的危险。风险评估的目的是:①确定患者可能会出现的不良后果;②确定可能会诱发患者出现危险行为的因素;③确定可能会阻止患者出现危险行为的因素;④确定哪些措施可以立即采取。

良好的风险评估是建立在全面的病史采集和认真的精神检查基础之上的。其他来源的信息,包括知情者提供的情况、既往的医疗记录等,都可作为重要的参考资料。一般说来,严重的抑郁症、老年男性、支持系统差、社会经济地位低、以往出现过自杀史等,都是自伤或自杀的高风险因素。而精神分裂症、命令性幻听、男性、既往暴力史等,提示伤人风险性较高。

可针对不同情况采取相应措施降低风险:如事先警告患者的监护人,对患者可能出现的行为采取防备;在人身安全受到威胁时通知警察;入院前严格检查患者随身携带的物品;在紧急情况下强制患者住院治疗等。

三、精神疾病病历书写内容与格式

入院病历一般按以下顺序书写。

(1)一般情况包括:姓名、性别、出生年月日、民族、出生地、婚姻、职业、身份证号、工作单位、联系地址、电话或电子信箱、入院时间及病史记录时间、病史陈述者、病史详细程度、病史可靠程度。

(2)主诉是患者就诊或亲友送患者就诊的主要原因。高度概括地记录疾病的主要表现及病程,一般限15~20个字。

(3)现病史所包含的内容主要有:①描述起病的形式(如急性、亚急性、慢性、隐匿起病);②出现症状的可能原因;③按时间的先后顺序详细地描述疾病从起始到入院时的临床表现以及症状的发展过程;④入院以前的诊疗经过(包括就诊的医疗机构、诊疗情况、用药情况、疗效等);⑤发病以来的一般情况,如精神状态、饮食、睡眠、工作和学习状况,病程中有无消极、自伤、自杀、伤人、毁物、冲动行为。

(4)既往史记录患者既往的疾病史,特别是脑外伤、脑炎、脑部肿瘤、抽搐、昏迷、感染、高热、重大手术、传染病、性传播疾病等,对精神疾病史更要详细记录。此外,还要记录过敏史、预防接种史。

(5)个人史指从母亲妊娠到入院前的整个生活经历。应重点记录以下内容:妊娠及出生时的情况、童年发展经历、受教育过程、职业史、宗教信仰、婚姻史、性经历、个性特点、曾经历的重大生活事件、精神活性物质的使用情况,对于女性患者还要记录月经及生育情况。

(6)记录家族中有无神经精神疾病、人格异常、自杀及物质滥用等情况;记录父母的心身健康状况以及他们与患者患病的关系。

(7)体格检查一般按内科病历的要求详细记录,并将神经系统检查单独列出,做详细记录。

(8)精神检查按一般情况、认知活动、情感活动、意志行为的顺序详细记录精神检查所得资料。

(9)辅助检查记录与诊疗有关的实验室检查和心理测量的结果,并注明时间、地点。

(10)诊断:我国大多数医院按 ICD 系统进行疾病的诊断和分类,但在精神科按多轴诊断系统书写可避免医师忽视患者精神疾病以外的问题。故可考虑采用 5 个维度的诊断,包括精神障碍、人格障碍或精神发育迟滞、躯体疾病、社会心理问题和社会功能。对于诊断不能完全明确或有困难的病例,还要根据现有资料书写诊断分析和鉴别诊断,并提出明确诊断所需的资料;还要在病历上留下书写修正诊断的名称和时间的地方。

(11)诊疗计划应是对患者所患疾病的整体的诊疗方案,包括进一步的检查、监护计划、药物及心理治疗方案、护理、疗效评价及不良反应监测等方面的内容。

(12)书写完成及审改的时间,书写人及审改人签字。

第四章

脑器质性精神障碍

第一节　脑血管疾病所致精神障碍

　　脑血管疾病所致精神障碍是指在脑血管壁病变的基础上,血液成分或血流动力学改变,造成脑出血或缺血,导致精神障碍。一般进展较缓慢,病程波动,常因卒中引起病情急性加剧,代偿良好时症状可缓解,临床表现多种多样。患者多为 50 岁以上老年人,常有高血压病、糖尿病、肥胖等血管危险因素,急性或亚急性卒中病史。此外,脑小血管病所致精神障碍可无急性或亚急性卒中的临床表现,这类疾病起病隐匿,常与白质损害伴发,精神障碍主要表现为隐匿的、慢性进展的认知功能障碍和情感障碍。

一、临床表现

(一)早期

　　患者早期主要表现情绪不稳,情感脆弱,在微小的精神刺激下就出现易伤感、易激动、易发怒;存在头痛、头晕、睡眠差、肢体麻木等躯体不适症状;可有轻度注意力不集中,思维迟钝,工作效率下降,记忆力下降等。脑衰弱综合征是高血压患者长期病程中最常伴发的精神障碍,可存在于脑血管疾病的全病程中。

(二)急性期

　　急性期谵妄状态最多见,也可出现浅昏迷和深昏迷,同时伴有神经系统损害的相应症状及体征。意识障碍多见于卒中发作阶段或高血压危象。

(三)恢复期

　　恢复期可出现抑郁焦虑状态,无端猜疑、幻觉妄想等精神病性症状以及记忆下降、失语症、失用症等认知缺损。早期人格相对完整,部分患者可发生明显人格改变。

二、诊断要点

(1)患者有明确的脑血管疾病病史和神经系统损害体征,头颅 CT 或 MRI 等辅助检查结果提示有肯定的神经系统损害证据。

(2)精神症状可表现为意识障碍、脑衰弱综合征、焦虑障碍、抑郁障碍、精神病性症状、记忆障碍、智能障碍、人格障碍等。

(3)精神障碍发生在脑血管病变之后,且精神症状随脑部血液循环障碍的改善或恶化而波动。

三、鉴别要点

(1)神经衰弱:早期出现的脑衰弱综合征应与神经衰弱鉴别,后者一般因精神因素和神经活动高度紧张发病,无脑血管疾病的客观证据。

(2)急性期所致的精神障碍:通常可通过详细的病史和体格检查排除颅内感染、颅内肿瘤、颅脑外伤、低血糖、药物过量等其他器质性病变所致精神障碍。

(3)阿尔茨海默病:脑血管疾病晚期出现的痴呆与阿尔茨海默病发病年龄相似,但前者起病较急或呈阶段性退化,认知功能损害常具有波动性,可表现为局限的认知功能损害,早期人格和自知力相对保持完整,人格改变多出现在晚期;后者常隐匿起病,病程缓慢进展,表现为全面的认知功能损害,早期即有人格改变和自知力缺乏,较少出现神经系统局灶性损害体征等,可资鉴别。在临床实践中有相当一部分患者同时存在这两种病变过程,表现为混合型痴呆。

四、治疗要点

(一)躯体症状的治疗

根据脑血管疾病临床类型进行针对性治疗。既要从病因加以治疗,也要对其伴随的其他疾病,如高血压、高脂血症、糖尿病等进行治疗,必要时与内科医师协同确定治疗方案。

(二)精神症状的治疗

(1)对于脑衰弱综合征,可给予营养脑神经、改善睡眠、抗焦虑的药物。

(2)对于精神病性症状,可用小剂量抗精神病药物,常用药物有利培酮、喹硫平、奥氮平等,症状一旦控制,即可停药。严重兴奋躁动者,可肌内注射氟哌啶醇,视躯体情况及年龄等多种因素决定其剂量,从小剂量每次 1～2 mg 开始,如有锥体外系不良反应,可予苯海索 1~4 mg/d 口服。

(3)伴有明显抑郁症状时,可加用抗抑郁药治疗。常用的有选择性血清素再摄取抑制剂类药物舍曲林、帕罗西汀、西酞普兰以及四环类药物曲唑酮、米安舍林等。由于三环类抗抑郁药的心血管不良反应等常无法耐受,目前已较少使用。躁狂状态的治疗,一般采用小剂量的碳酸锂、丙戊酸钠或卡马西平,如激越、易激惹明显,可采用喹硫平、奥氮平对症处理,多为单一用药,应密切观察不良反应。

(4)谵妄状态常在夜间加重,保证充足的睡眠是使谵妄迅速消失的重要手段。镇静药物的选择和剂量取决于患者的年龄、体重及伴有的躯体疾病及药物的不良反应。常用药物有氟哌啶醇,采用肌内注射用药,从小剂量开始,每次 2~2.5 mg,每晚 1 次。如症状不能控制,可加至每次 5 mg。也可肌内注射氯硝西泮,每晚 1~2 mg。非典型抗精神病药物如利培酮、奥氮平和喹硫平不良反应小,可以控制谵妄患者的急性精神运动性紊乱,剂量范围个体差异大,应遵循"症状一旦控制就尽早停药"的原则。

(5)血管性痴呆的治疗可采用营养脑神经、扩张脑血管、改善脑微循环的药物以及胆碱酯酶抑制剂等。

(三)心理治疗和康复治疗

进行心理疏导,使患者树立信心;进行肢体的康复训练,促进功能恢复;进行记忆及认知功能的训练,预防精神障碍或痴呆。

五、注意要点

(1)在治疗脑血管疾病所致精神障碍时,必须兼顾其他躯体疾病,如高血压、冠心病、高脂血症、糖尿病、青光眼以及前列腺肥大等。

(2)精神药物的使用应遵循以下原则:用药剂量宜小,加量速度宜慢,用药时间宜短,所用药物不良反应宜轻,尽量单一用药。

第二节　颅内感染所致精神障碍

颅内感染所致精神障碍是由病毒、细菌或其他病原微生物直接损害脑组织引起脑功能紊乱所致的精神障碍。本节主要讨论病毒性脑炎、结核性脑炎和麻痹性痴呆。

一、病毒性脑炎所致精神障碍

病毒性脑炎是一组与病毒感染有关的急性脑病综合征。本病多发生于青壮年,男女性别无差异,全年散发,无明显季节性,急性或亚急性起病,临床表现多样,1/3 的患者以精神障碍为首发症状,半数以上病例可伴有不同程度的精神障碍,预后一般较好。

(一)临床表现

1.前驱症状

部分患者发病前有上呼吸道或者消化道感染症状,如头痛、发热、恶心、呕吐、腹泻等。

2.精神障碍

意识障碍最多见,表现为嗜睡、意识朦胧、定向力障碍、谵妄或错乱状态。早期多呈波动性,随着病情加重,意识障碍加深并呈持续性。精神症状可有精神分裂症样症状、情感症状及智能障碍。精神运动性抑制症状较多见,主要表现为言语减少或缄默不语、情感淡漠、迟钝、呆板,甚至不饮不食呈木僵状态;也有表现为精神运动性兴奋,出现躁动不安、言语增多、到处乱跑、无故哭泣或痴笑、情绪不稳、伤人毁物等;可有各种幻觉、妄想等。记忆、注意、计算力、理解力减退常见,严重时呈痴呆状态。

3.躯体与神经系统症状及体征

本病中癫痫发作常见,以全身发作最多。患者可出现肌张力增高、偏瘫、腱反射亢进、病理反射阳性、不随意运动、脑膜刺激征等神经系统体征。自主神经症状以出汗多见,伴有面色潮红、呼吸增快等,大小便失禁也较为突出。

4.辅助检查

(1)怀疑病毒性脑炎时,除非存在禁忌证,应做腰椎穿刺取脑脊液进行脑脊液常规、生化及病原学检查。病毒性脑炎患者脑脊液检查可发现白细胞计数增高,分类以淋巴细胞为主,蛋白轻至中度增高,糖及氯化物正常。

(2)血清或脑脊液中病毒抗原、抗体检测有助于确定病原体。

(3)脑电图异常率较高,主要表现为弥散性高波幅慢波,有时出现棘波、尖波或棘慢综合波等,随临床症状好转而恢复正常。

(4)头颅 CT、MRI 对排除颅内占位性病变及血管性病变有重要意义。

(二)诊断要点

(1)急性或亚急性起病,有感染症状或明确的病前感染史。

（2）患者在精神运动性兴奋或抑制的同时,有不同程度的意识障碍。意识障碍早期多呈波动性,随疾病的进展逐渐加深。

（3）患者有脑实质损害的表现,如精神行为异常、意识障碍、癫痫、肢体瘫痪和自主神经功能紊乱等。

（4）脑脊液常规检查白细胞及蛋白轻度升高或正常,糖和氯化物基本正常,无细菌感染的证据。

（5）脑电图检查发现脑电波异常。

（6）脑脊液病毒抗原或特异性抗体阳性有助于诊断。

（三）鉴别要点

1.精神分裂症

病毒性脑炎患者可表现为轻重不一的意识障碍、认知障碍、迷茫、摸索、脱抑制行为、多汗等,偶有尿失禁,颈项强直和锥体束征阳性。这些症状和体征可资鉴别。

2.抑郁症

许多病毒性脑炎患者病前有社会心理因素,可出现情绪低落,往往被误诊为抑郁症。病毒性脑炎病情进展较快,存在皮肤瘙痒、感冒、呕吐、头痛等躯体症状,部分患者可有性欲亢进、脱抑制行为等,可与抑郁症相鉴别。

3.分离转化障碍

分离转化障碍患者发病有明显的社会心理因素,神经系统检查、脑脊液和脑电图检查均无异常,心理因素解除后,症状好转,可资鉴别。

4.其他感染性疾病及脑器质性病变所致精神障碍

躯体疾病所致精神障碍有明显的躯体感染,意识状态以谵妄状态更为多见。精神病性症状往往出现在感染以后,常随躯体疾病的变化而波动。存在脑膜刺激征时,可通过脑脊液的改变与各类脑膜炎相鉴别。头颅 CT 或 MRI 检查有助于与颅内占位性病变相鉴别。

（四）治疗要点

1.抗病毒治疗

可用阿糖胞苷、阿糖腺苷、阿昔洛韦以及利巴韦林等抗病毒药物。

2.免疫疗法

激素能控制炎症反应,消水肿,稳定溶酶体系统,对于病情危重者可酌情使用。一般用地塞米松 15～20 mg 加糖盐水 500 mL,静脉滴注,每天 1 次,连用

10～14 天后,改口服泼尼松 30～50 mg,每天 1 次,病情稳定后每 3 天减 5～10 mg,直至停用。

3.促大脑代谢

可予口服吡拉西坦、维生素 B_1、维生素 B_2、维生素 B_6 等促进脑功能恢复。

积极的支持疗法,营养护理十分重要,早期给予高热量、高蛋白、高维生素饮食,宜少量多次。

4.对症支持治疗

严重抽搐、高热、脑水肿者,应予以物理降温及脱水治疗(可用甘露醇、呋塞米等静脉滴注)。对昏迷者应保持呼吸道通畅,维持水、电解质平衡,保证营养。有精神症状者,使用抗精神病药应慎重,小剂量缓慢加药。

5.其他

其他治疗方法包括中医中药治疗、高压氧治疗等。慢性期及后遗症期可进行特殊教育、劳动训练和功能锻炼,促进康复。

(五)注意要点

(1)患者存在原发性躯体疾病和各种精神症状,如脑炎患者急性期有意识障碍,丧失自理能力时,需加强护理,保持口腔、眼和皮肤清洁,预防压疮、下呼吸道感染和泌尿系感染等,对谵妄、痴呆患者要随时监护,防止意外。

(2)患者可出现类分裂样症状而表现与精神分裂症类似,切忌使用 ECT。

二、结核性脑膜炎所致精神障碍

结核性脑膜炎所致精神障碍是由于结核杆菌通过血行播散侵犯脑膜所致的精神障碍。本病多见于儿童和青少年,病变时脑膜呈弥散性充血,脑回普遍变平,尤以脑底部病变更为明显。

(一)诊断及鉴别诊断

1.临床特点

(1)患者有结核病接触史,身体其他部位有结核病灶,存在结核中毒症状(发热、盗汗、食欲缺乏等)。

(2)起病隐袭,发病初期 1～2 周患者出现脑衰弱综合征,表现为精神萎靡不振、脾气急躁、易怒、睡眠不安等。过去较安静的儿童变得烦躁好哭,易暴怒和无端尖叫,以往活泼的孩子却表现精神呆滞、不喜游戏。成年人在发病初期以头痛较为多见,对外界声光刺激感觉过敏,易激惹,烦躁等。

(3)患者可有脑膜刺激征及颅内压增高表现,严重病变侵犯脑实质可引起不同程度的意识障碍、谵妄、癫痫发作、瘫痪、昏迷等。

(4)病情严重时可出现幻觉、妄想等精神病性症状及抑郁、焦虑、兴奋等情感症状,晚期可有思维迟缓、记忆力减退、情感淡漠、人格改变等表现。

2.辅助检查

实验室检查见白细胞数正常或者轻度增高,血沉增快,结核菌素试验往往阳性。脑脊液检查外观透明或呈毛玻璃样,压力增高,蛋白质增高,糖及氯化物含量降低,细胞数增高,分类以淋巴细胞为主。脑脊液薄膜内找到结核杆菌,胶金曲线呈脑膜炎型对诊断帮助大。

如出现精神病症状,应与其他中枢神经系统感染所致精神障碍相鉴别。

(二)治疗要点

早期、足量、联合、全程、规律地抗结核治疗,同时给予对症支持治疗。后遗症没有特殊治疗,人格改变和智能障碍可给予特殊教育和劳动训练。

三、麻痹性痴呆

麻痹性痴呆是神经系统梅毒中最常见的一类慢性脑膜脑炎,由梅毒螺旋体侵犯大脑而引起。本病潜伏期一般在 5～25 年,也有报道长达 30 年,多数为10～20 年,发病年龄 40～50 岁多见,男性较女性多见。

(一)临床表现

1.精神症状

早期常呈现神经衰弱样症状,若仔细观察还能发现智能改变、工作能力减退和个性改变。发展阶段可出现明显的个性改变,常变得举止轻浮、放荡不羁、暴躁粗鲁、极端自私、非常吝啬或挥霍无度,对个人卫生和日常生活极不检点,不修边幅,与过去判若两人,情绪不稳定,易激惹或哭笑无常,智能障碍越来越重,可出现夸大、被害、嫉妒、疑病等内容荒诞多变的妄想。晚期阶段痴呆日趋严重,言语零星片段,含糊不清,情感淡漠,本能活动相对亢进。

2.躯体症状和体征

常见阿-罗瞳孔(瞳孔缩小,边缘不整齐,两边不等大,对光反射消失而调节反射存在),视力显著减退,言语含糊,手、唇、舌细小或粗大震颤,可有卒中或痉挛性抽搐等神经系统损害症状。出现膀胱及直肠括约肌功能障碍时,常有大小便潴留或失禁。

(二)诊断要点

(1)病史:30～50 岁或年龄更大的患者,在 5～20 年前曾有冶游史或梅毒感染可疑史,有神经衰弱综合征、精神症状、智能损害等,应考虑到本病的可能性。

(2)个性改变和智能损害对诊断具有重要的意义,在疾病早期表现不明显,发展缓慢,易被忽视,精神检查时须详细观察。

(3)神经系统检查:瞳孔的改变往往在早期已出现,也可出现言语含糊,手、唇、舌细小或粗大震颤。

(4)血液和脑脊液的快速血浆反应素环状卡片、梅毒螺旋体血凝试验阳性率高,是确诊的重要依据。

(三)鉴别要点

1.神经衰弱

麻痹性痴呆的早期患者常出现神经衰弱综合征,与神经衰弱表现相似。进行仔细检查,会发现前者存在工作能力减退、认知功能受损及人格改变,躯体方面也有异常,如瞳孔的变化、血清及脑脊液梅毒特异性试验阳性。

2.心境障碍

麻痹性痴呆的夸大型、抑郁型与躁狂症、抑郁症表现类似。麻痹性痴呆患者情绪高涨且不稳定,这种情绪高涨往往只是自我陶醉状态,没有渲染力,不与周围环境产生共鸣,其夸大妄想带有病理性赘述,内容荒诞离奇,易受暗示,伴有欣快和强烈的运动性兴奋。躁狂症和抑郁症患者一般无个性变化及智能损害,神经系统检查一般无阳性体征,血、脑脊液中梅毒试验阴性。

3.精神分裂症

麻痹性痴呆的妄想型与精神分裂症明显不同,后者既没有智能损害,也没有神经系统阳性体征和梅毒感染证据。

4.阿尔茨海默病

阿尔茨海默病是以记忆减退为主要特征的全面性智能下降,情感淡漠,少有夸大妄想、欣快等症状,血液和脑脊液中没有梅毒感染的证据。

(四)治疗要点

1.驱梅治疗

首选青霉素 G,安全有效。可用青霉素 G 水剂 200 万单位,静脉滴注,每 6 小时 1 次,连续 10～15 天。或使用普鲁卡因青霉素 120～240 万单位,肌内注射,每天 1 次,连续 10～15 天,总量达 1200～3600 万单位,可同时口服丙磺舒 500 mg,每 6 小时 1 次,以减少青霉素的肾排泄,提高其血清和脑脊液药物浓度。青霉素过敏者可改用头孢曲松,剂量每天 2 g。

2.对症治疗

可采用地西泮或者抗精神病药物控制兴奋和幻觉妄想。首选新型抗精神病药物,包括喹硫平、奥氮平、利培酮等。存在抑郁症状可给予艾司西酞普兰、米氮平、文拉法辛、舍曲林等抗抑郁药。神经营养药物对改善早期智能障碍有一定效果。此外,根据患者的身体情况,保证营养及防治感染。

(五)注意要点

1.赫氏反应

应用抗生素治疗梅毒时应注意预防赫氏反应。赫氏反应是指初次注射青霉素或者其他高效抗梅毒药后数小时,有些患者出现程度不同的发热、寒战、头痛、乏力,并伴有梅毒症状和体征的加剧,经2～8小时后发热等症状自行消退,加重的皮疹也好转,当再次注射这种抗梅毒药时,反应不再出现。为了预防赫氏反应的发生,可在开始驱梅治疗前3天,口服泼尼松20 mg,每天1次,连续3天。

2.青霉素变态反应

青霉素变态反应表现多种多样,应及时识别及治疗。

3.定期复查

治疗后第1个月、第3个月、第6个月、第12个月、第18个月、第24个月复查血清和脑脊液,如有阳性发现,重复驱梅治疗,直至连续两次脑脊液常规、生化检查正常,梅毒试验阴性。

第三节　脑外伤所致精神障碍

脑外伤所致精神障碍是指颅脑遭受直接或者间接外伤而造成脑组织损伤所致的精神障碍。脑外伤后存活者中,超过1/4出现精神障碍。

一、临床表现

(一)急性精神障碍

1.脑震荡

脑震荡主要表现为意识障碍和近事遗忘。在脑外伤后出现短暂的意识完全丧失,时间一般不超过半小时。意识恢复后患者对受伤前后的经历遗忘,可出现神经症性症状,如头痛、头晕、恶心、声光刺激敏感,以及易激惹、易疲劳、注意力不集中、失眠、多梦等症状,神经系统检查一般无阳性体征。上述症状一般在1~2周内消退,若迁延不愈则称为脑震荡综合征。

2.脑外伤性谵妄

脑外伤性谵妄为严重颅脑损害后迁延的意识模糊期,可伴有定向障碍、情绪和行为紊乱、幻觉、妄想等。

(二)慢性精神障碍

1.神经症

神经症主要表现为头痛、头晕、乏力、易激惹、注意力不集中、失眠等。体格检查和神经系统检查大多无阳性体征。

2.持久性认知功能障碍

闭合性脑损伤所引起的认知功能障碍,可自轻微的智能缺损至严重痴呆;贯穿性或者局限性损伤常表现为局部认知功能缺损。

3.人格障碍

人格障碍多发生于额叶、颞叶损伤,常与痴呆并存。患者丧失原有的性格特征,通常变得情绪不稳、易激惹,常与人争吵,自我控制能力减退,粗暴、固执及丧失进取心,有时可有发作性暴怒、冲动与攻击性行为等。

4.精神病性障碍

精神病性障碍可表现为精神分裂症样症状,多伴智能缺陷、神经系统阳性体征、脑衰弱和自主神经功能紊乱症状。系统妄想,不恒定,伴发不同程度的人格改变。也可表现为严重的抑郁或者躁狂,躁狂的发生率较抑郁低。

二、诊断及鉴别诊断

根据脑外伤史,脑外伤后出现不同程度的意识障碍,精神障碍的发生、发展与脑外伤相关,颅脑影像学检查显示颅骨骨折、弥散性或局限性脑组织损害征象,继发性蛛网膜下腔出血等可明确诊断。

脑震荡后综合征与神经症鉴别:①脑震荡后综合征有明显的自主神经症状,如头晕、头痛、恶心呕吐、皮肤苍白、出冷汗、血压改变、心悸等,神经症伴发的自主神经症状相对较轻。②部分脑震荡后综合征患者可检出脑电图、脑诱发电位异常,神经症患者多数正常。

此外,脑外伤所致精神障碍须与其他病因导致的痴呆、人格改变、分裂样症状、躁狂、抑郁状态等相鉴别,可结合病前性格、既往精神病史、家族精神病史、临床症状、病程以及对治疗的反应等方面进行鉴别诊断。

三、治疗要点

脑外伤急性期的救治属于神经外科范畴,可参阅相关著作。对精神障碍的处理可从如下方面进行。

(一)休息

外伤后最好有一段卧床休息时间,可防止或减轻后遗症的发生。

(二)功能康复

进行肢体功能康复,并开展针对性的心理治疗以减轻外伤心理创伤和帮助恢复自信。人格改变者应以行为治疗和教育训练为主。

(三)药物治疗

外伤性谵妄处理原则与其他谵妄相同,注意加强护理,保证营养,维持水及电解质等体内环境的平衡。对于兴奋、躁动、幻觉、妄想的患者可短时间给予小剂量氟哌啶醇、苯二氮䓬类或第二代抗精神病药治疗。有严重冲动和激惹表现的患者可给予抗惊厥药物,如丙戊酸钠、卡马西平等。对存在焦虑、抑郁症状的患者,可视具体情况,给予抗焦虑或抗抑郁药物。可根据病情需要给予吡拉西坦等促脑代谢药物。

四、注意要点

病前人格特征和意外发生所致的精神刺激对外伤后精神障碍的发生影响明显,故在意外发生后医师和家属都不要表现出过度恐惧。长期卧床休息意味着伤势严重,有助于外伤综合征的发展。因此,患者留在医院的时间不宜过长,在可能的情况下尽快返回工作岗位。

家庭纠纷和关注赔偿问题可使症状持续不退,因此出院前应做好社会干预工作,为患者创造条件,提供支持性社会环境,促进康复。

第四节　癫痫所致精神障碍

癫痫是一组由大脑神经元异常放电引起的短暂性中枢神经系统功能失常为特征的慢性脑部疾病,具有发作性、短暂性、重复性和刻板性的特点,常常可伴发各种精神症状。因癫痫累及的部位和病理生理改变的不同,精神症状表现各异,可分为急性发作和慢性持续性精神障碍两种。前者表现为一定时间内的感觉、知觉、记忆、思维等障碍,心境恶劣,精神运动性发作,短暂精神分裂样发作;后者表现为分裂症样障碍、人格改变、智能损害等。癫痫患者中有精神运动性发作者占全部病例的 1/5～1/3;有持续精神障碍者占全部病例的 12.3%～30%。男女两性患病率无明显差异。

一、临床表现

(一)发作前精神障碍

发作前精神障碍主要是指癫痫发作的先兆和前驱症状。先兆在强直-阵挛发作前数秒或者数分钟出现,对致痫灶的定位诊断有重要价值,如颞叶癫痫患者中有 5% 出现幻嗅先兆。前驱症状是指发作前数小时至数天出现精神异常,表现为易激惹、紧张、烦躁不安、情绪抑郁、挑剔或抱怨他人等,这些症状的出现常提示癫痫发作即将到来。癫痫发作过后,症状随之消失。

(二)发作时精神障碍

发作时精神障碍主要是指精神运动性发作,包括以下几方面:①感知觉障碍:指幻觉和错觉。嗅幻觉常为难闻的气味;味幻觉常为某些不愉快或特殊的味道;视幻觉有自简单的闪光至复杂的录像;听幻觉常为耳鸣、言语声或音乐声。②思维障碍,如思维中断、强迫思维等。③情感障碍:可有发作性恐怖、抑郁、喜悦及愤怒表现。发作性恐怖是情感障碍中最常见的一种,程度可轻可重。情感障碍的发作常无明显精神因素,发病突然,时间短暂,反复出现类似的临床表现。④自主神经功能紊乱:是指单独出现的自主神经功能发作,常表现为腹气或者胸气上升感,也有心悸、腹痛、肠鸣等。⑤记忆障碍:常表现为似曾相识感、陌生感或环境失真感等。⑥自动症:核心症状为意识障碍,无目的咀嚼、解系纽扣或机械性继续其发作前正在进行的活动。一般发作历时数秒,每次症状相同,最常见于复杂部分性发作患者。少数患者发生较为复杂且持久的精神运动性障碍,如外出游荡,不知回家,历时数天,事后对上述情况不能回忆。

(三)发作后精神障碍

发作后常表现为意识模糊、定向障碍、反应迟钝,可伴有幻觉及各种自动症,或躁动激越行为,一般持续数分钟到数小时不等。

(四)发作间期精神障碍

慢性癫痫患者尤其是颞叶癫痫反复多年发作后,在意识清晰的情况下可出现联想障碍、强制性思维、被害妄想和幻听等类似精神分裂症的症状,称为慢性癫痫性分裂样精神病。此时,患者的癫痫发作已减少或停止,精神症状可持续数月或数年之久。部分癫痫患者出现人格改变,表现为固执、自我中心、纠缠、思维黏滞、病理性赘述、好争论和情感暴发。少数癫痫患者因发作频繁,可出现智能损害,尤其是发作年龄小,患有继发脑损害癫痫的患者最为严重。

二、诊断要点

(1)明确癫痫诊断。

(2)精神障碍的发生、发展与癫痫有关。精神障碍常突然发生,骤然终止,持续时间短暂,病程呈发作性。其症状可单独作为一次痫性发作,亦可伴发于其他类型的发作前、发作时、发作后,成为发作症状的组成部分。癫痫发作间期的精神障碍可持续较长时间。

(3)发现棘波、尖波、棘-慢波或尖-慢复合波的癫痫脑电图的表现,阴性结果不能排除诊断。通过重复检查,并适当选用过度换气、闪光刺激、睡眠及药物等诱发试验,可使阳性率增高。必要时做 CT、MRI 等其他检查,以排除继发性癫痫的可能。

三、鉴别要点

(一)晕厥

晕厥为脑部全面性短暂血流灌注不足所致,常有一过性意识障碍,偶可伴发肢体抽动,需与各类失神发作鉴别。各种原因导致的晕厥均存在相应诱因,如血管迷走性晕厥由情绪刺激引起,静脉血流减少的晕厥由长久站立、出血、脱水等引起。晕厥前常有头昏、胸闷、黑矇等症状,而痫性发作常为突然发生。

(二)癔症

癔症性抽搐发作时意识清楚或朦胧,发作形式多变,暗示可使症状得到戏剧性变化,瞳孔正常,面色潮红而非发绀,一般无自伤、大小便失禁,每次发作时间较长,终止有渐进的过程,发作多与精神因素相关,大部分患者无脑电图改变。

(三)睡行症

睡行症表现为反复在睡眠中出现起床到处行走,通常发生于睡眠期的前 1/3 时间。在睡行时面无表情、双目凝视、对别人的讲话几乎没有反应。癫痫性神游症患者对周围环境有一定的感知能力,并且有相应的反应,外表近似正常,可在相当长的一段时间内进行复杂而协调的活动,如购物、付款、简单交谈等。

(四)精神分裂症

在癫痫性精神障碍中,阴性症状少见且缺乏真正的思维紊乱及紧张症,视幻觉要比听幻觉更明显。与精神分裂症相比,癫痫性精神障碍其精神症状出现年龄较大,急性、亚急性起病较多,思维黏滞、病理性赘述、幻听、易激惹的出现率较高,并具有癫痫发作史和癫病人格改变等特点。

四、治疗要点及注意事项

在抗癫痫治疗的基础上,根据精神障碍的主要症状使用不同的精神科药物。

(一)精神运动性发作

首选卡马西平,也可用苯妥英钠、苯巴比妥、氯硝西泮。

(二)兴奋冲动状态

朦胧状态伴冲动可选用氯硝西泮 1～2 mg 或者苯巴比妥 0.1～0.2 g 肌内注射。当患者处于兴奋状态,可给予地西泮、氯硝西泮合并氟哌啶醇控制兴奋。

(三)情感障碍

严重的抑郁、焦虑等,可在抗癫痫药物的基础上,加用抗抑郁、抗焦虑药,以帮助患者度过危险期。对于发作间期出现抑郁症状的患者,最好采用具有抗惊厥作用的抗抑郁药物,如文拉法新,或诱发癫痫作用最小的抗抑郁药物,如米安舍林。三环类抗抑郁药物容易引起癫痫发作,应慎用。某些抗癫痫药物同时对情绪有稳定作用,例如卡马西平、丙戊酸盐、拉莫三嗪可能具有一定的抗躁狂和抗抑郁作用,且卡马西平联合丙戊酸盐能够改善攻击性行为和人格障碍。

(四)偏执状态及精神分裂样精神病

对癫痫发作终止或发作频率已减少的精神障碍患者,在应用抗癫痫药物治疗的同时,应合并使用抗精神病药物。要注意某些抗精神病药物如吩噻嗪类可降低惊厥阈,以致诱发癫痫发作。由于精神障碍患者的预后与其癫痫发作的频率有关,如发作频率增加或未能有效控制,则可影响其精神症状的控制,故一般来说,选择诱发癫痫作用较小的抗精神病药物,如氟哌啶醇、舒必利、利培酮、喹硫平、氨磺必利的危险性较小。

(五)其他

癫痫所致精神障碍患者的病理性赘述、黏滞性人格障碍对大多数抗癫痫药物和精神调节药物反应欠佳,行为疗法及自知力训练疗法效果也有限。

第五节　脑肿瘤所致精神障碍

脑肿瘤所致精神障碍是指颅内肿瘤侵犯脑实质,压迫邻近脑组织或脑血管,造成脑实质破坏或颅内压增高伴发的精神障碍。脑肿瘤包括原发于颅内各种组织的肿瘤和继发于躯体其他部位的转移肿瘤。脑肿瘤任何年龄都可发病,多见于青壮年,两性无明显差别。脑肿瘤引起精神障碍的发生率在30%～70%。

一、临床表现

(一)躯体症状

头痛、呕吐和视盘水肿是3个常见的躯体症状。脑肿瘤患者初起为发作性头痛,晨起较重,之后头痛次数增加,并发展为持续性。头痛部位多在额部及颞部,咳嗽、用力、打喷嚏、低头等活动可加剧,卧位、肌肉放松时减轻。长期头痛的患者头痛性质发生改变,或新近无原因发生头痛,应警惕脑肿瘤。呕吐常出现于清晨,在头痛剧烈时更易发生,具有突发喷射性特征,呕吐前大多无恶心。视盘水肿是颅内压增高的重要体征,可出现为时短暂的发作性失明,长时间可发生视力减退。

(二)精神症状

意识模糊可见于快速发展的任何部位的肿瘤,也可见于脑干或者间脑部位的肿瘤损及网状结构时,通常表现为理解和反应困难、行动缓慢、迟钝、嗜睡、情感淡漠、定向障碍等。遗忘-虚构综合征多见于缓慢生长的脑肿瘤,或邻近脑底和第三脑室的脑肿瘤所致的局限性损害。痴呆多见于缓慢生长且病期较久的脑肿瘤患者。对于发展迅速的痴呆,尤其与躯体情况不相称时,要怀疑脑肿瘤的可能。脑肿瘤所致的精神分裂症样精神障碍与精神分裂症类似,前者病程短暂,妄想内容不荒谬,脑肿瘤所致的情感性障碍一般常表现为抑郁状态,常见于颞叶肿瘤。

(三)局灶性损害症状

如额叶肿瘤造成的人格改变、无欲、运动不能-意志缺乏综合征及木僵;颞叶肿瘤造成的钩回发作、自动症及发作间期的行为与情绪改变;顶叶肿瘤造成的抑郁表现;间脑肿瘤引起的记忆障碍、痴呆、人格改变及阵发性或周期性精神障碍等。这些局限性症状,对辨别脑肿瘤的部位有一定意义。

二、诊断要点

(1)颅内高压的征象:头痛、喷射状呕吐、视盘水肿。

(2)局灶性神经系统损害的症状及体征如癫痫发作、肢体瘫痪、视力下降等。

(3)辅助检查结果如头颅 CT、MRI 对脑肿瘤予以证实。

(4)精神症状在诊断脑肿瘤时价值有限。

中年患者发生不明原因头痛、部分癫痫发作、进行性认知功能下降、性格改变等应警惕脑肿瘤的发生。若怀疑为颅内转移瘤,应注意寻找原发部位。

三、鉴别诊断

(一)神经症

神经症患者临床症状表现时重时轻,无颅内高压和神经系统损害的定位体征。脑肿瘤所致精神障碍患者出现的神经症样症状呈进行性发展,最终会出现颅内高压和神经系统损害的症状及体征。因此,对诊断不明确的病例应定期作神经系统检查和眼底检查。

(二)癫痫所致精神障碍

部分脑肿瘤患者以抽搐为首发症状,需要与癫痫鉴别,尤其是癫痫精神运动性发作与颞叶肿瘤精神病性发作之间的鉴别。晚发性癫痫需考虑脑肿瘤的可能。

(三)阿尔茨海默病

部分脑肿瘤,尤其是生长较慢的颅底前部脑膜瘤,可表现出进行性智能衰退,其他临床症状可能缺乏,易与阿尔茨海默病相混淆。对智能快速衰退的患者应进行脑影像学检查,排除脑肿瘤的可能。

四、治疗要点及注意事项

脑肿瘤的治疗以外科治疗为主。对于焦虑、抑郁、兴奋、易激惹、木僵等症状,应给予适当的抗精神病药治疗。脑器质性所致精神障碍患者对药物的耐受性下降,剂量不宜过大。如治疗中出现意识障碍,应注意鉴别是药物引起还是颅内高压所致。

第五章 躯体疾病所致精神障碍

第一节 内脏器官疾病所致精神障碍

心、肺、肝、肾等主要内脏器官疾病所造成的相应器官的结构改变和功能障碍是造成这类精神障碍的直接原因。其他的相关因素也参与发病,如遗传素质、生活事件等。发病机制:心、肺、肝、肾等重要内脏器官疾病通过导致脑供血、供氧不足,代谢产物累积或水、电解质紊乱等造成中枢神经系统功能紊乱,进而导致各种精神障碍的产生。

一、肺脑综合征的临床表现

肺脑综合征又称为肺性脑病,是由严重的肺部疾病导致的精神障碍的总称。其临床表现主要有:①意识障碍。这是肺脑综合征的最主要表现。患者的意识障碍可以表现为嗜睡、昏睡、谵妄状态等,严重者可以出现昏迷。②脑衰弱综合征。对于肺部疾病进展缓慢、患者肺功能较好的患者,或在出现意识障碍以前,许多患者均可有易疲劳、感到记忆力下降、注意力不集中、睡眠不好、情绪不稳定等脑衰弱综合征的症状。③有的患者可以出现精神病性症状,如听幻觉、视幻觉、关系妄想、被害妄想等。

二、心脏疾病所致精神障碍的临床表现

(一)冠心病所致精神障碍

冠心病所致精神障碍可出现明显的类焦虑发作症状,主要表现为烦躁、惊恐、濒死感等症状;如果同时伴有脑梗死,患者可以出现各种类型的意识障碍,如昏睡、谵妄状态等;无症状型冠心病和缺血性心肌病型冠心病的患者可以出现脑衰弱综合征的症状;有的患者可出现疑病观念、情绪抑郁等。患者病后的情绪对

冠心病的预后有重要意义。

(二)风湿性心脏病所致精神障碍

脑衰弱综合征多见。有的患者可以出现情绪低落、兴趣下降、疲乏无力、言语动作减少、思维迟缓、语速缓慢等症状;还有的患者可以出现片段的视幻觉、听幻觉以及关系妄想、疑病妄想等精神病性症状。病情持续较长时间后,可出现性格改变。

(三)二尖瓣脱垂所致精神障碍

二尖瓣脱垂所致精神障碍主要表现为急性焦虑发作,呈发作性,每次发作持续时间可为数分钟或数小时,不同的患者发作频度不同。患者平时可出现脑衰弱综合征。

三、肝脏疾病所致精神障碍的临床表现

肝脏疾病导致精神障碍的产生主要是由于肝功能不全,不能有效地执行解毒功能以及门腔静脉的分流,体内代谢所产生的有害物质或由消化道吸收的有害物质直接作用于中枢神经系统,造成中枢神经系统功能混乱所致。

严重的肝脏疾病引起的以中枢神经系统功能障碍为主要表现的综合征在临床上统称为肝脑综合征或肝性脑病。肝脑综合征的临床表现包括躯体、神经系统和精神3个方面的症状。在临床上将肝脑综合征分为4个时期。①前驱期:以情绪障碍和行为障碍为主要表现。患者可出现易激惹、情绪低落或情感淡漠等情绪问题以及意志减退,生活懒散、退缩等行为问题。此外,患者可出现脑衰弱综合征的表现,如反应慢、记忆力减退、乏力等,有的患者可以出现嗜睡。②昏迷前期:此期患者可表现为明显的嗜睡,并伴有时间、地点以及人物定向障碍、判断理解力减退、近记忆力明显减退等。有的患者可出现明显的兴奋、躁动、易激惹等情况。随着躯体疾病的加重,患者可出现谵妄,此时临床上可以见到错觉、幻觉以及不协调的精神运动性兴奋等情况。③昏睡期:昏睡是意识清晰度障碍的表现之一,主要表现为意识清晰度的明显下降。昏睡期的患者对言语刺激的应答反应基本消失而保持对非言语刺激(如疼痛刺激、较强的声、光、冷、热的刺激)的部分应答反应。由于昏睡期患者的唤醒阈值明显提高,因而患者不能被完全唤醒。④昏迷期:表现为对言语和非言语刺激均完全没有应答反应,患者完全不能被任何刺激所唤醒。随着昏迷程度的加深,可以出现震颤、抽搐、肌张力增高、腱反射亢进、各种病理征阳性等情况。而随着昏迷程度的继续加深,患者可表现为各种形式的震颤及抽搐均停止、肌张力明显下降、腱反射消失、各种病理征消失、光反射迟钝等情况。提示重度昏迷的关键指标是角膜反射的消失。急

性肝性脑病发展迅速,患者可很快由上述的第一期进展到第四期,而慢性肝性脑病则发展缓慢,精神症状也可时轻时重。此外,慢性肝性脑病的患者可出现人格改变、智能障碍以及幻觉、妄想等症状。

四、肾脏疾病所致精神障碍的临床表现

肾脏疾病所致精神障碍主要出现在慢性肾功能不全的失代偿期、衰竭期和尿毒症期,特别是发生在尿毒症期。据临床观察,50％的尿毒症期患者有精神症状。精神症状的出现主要和尿素氮等代谢产物的潴留以及血肌酐的明显增高有关。肾功能不全时所出现的精神症状主要有:①脑衰弱综合征。患者可出现乏力、记忆力下降、注意力不集中等。②睡眠障碍。患者可出现入睡困难、早醒、夜间觉醒次数增多、过度睡眠等表现;有的患者还可出现睡眠不安等综合征。③情绪改变。患者可出现明显的情绪低落、广泛性焦虑等情绪障碍。情绪明显低落的患者可出现自杀行为。④慢性肾功能不全的患者,特别是进入肾功能衰竭期以后的患者可出现人格改变,患者可出现固执、敏感多疑、易冲动、明显的自我中心等情况。⑤部分患者可出现幻觉、妄想等精神病性症状,如听幻觉、被害妄想、关系妄想等。⑥出现兴奋躁动和谵妄。肾功能不全患者出现的意识障碍与血肌酐明显增高关系密切,同时也和其他代谢产物在体内的潴留以及水、电解质代谢紊乱、代谢性酸中毒等多种因素有关。

部分患者经透析后会出现透析性脑病,由于透析可导致血、脑脊液中尿素比例失调,脑脊液渗透压升高,引起颅内压升高、脑细胞肿胀,可出现头晕、情绪波动以至意识障碍。

五、内脏器官疾病所致精神障碍的诊断

符合躯体疾病所致精神障碍的诊断标准;在有脏器病变的基础上,精神症状随着原发疾病的严重程度变动。

六、内脏器官疾病所致精神障碍治疗

治疗方法包括病因治疗、对精神症状的治疗、支持性治疗以及对于患者的护理。但对于具体的案例应该具体地分析和具体对待。以"病因治疗"为例,内脏器官疾病所指精神障碍有的情况是以内脏器官疾病作为导致精神障碍的主要原因,故应治疗躯体疾病为主。对于精神症状的治疗中,一般的原则是选择药物及制定治疗方案时应避免对患者某种重要脏器产生损害,精神药物的用量应该偏小,并注意密切观察。

第二节 系统红斑狼疮所致精神障碍

系统红斑狼疮是一种病因未明的结缔组织疾病,病程迁延,病变损害皮肤、血管、内脏器官及神经系统,表现为多型性水肿、发热、出血、淋巴结肿大;可能是遗传因素、内分泌异常、感染、环境及某些药物共同作用的结果。出现精神障碍的原因最可能是该病所造成的多脏器损害的结果,特别是对中枢神经系统的损害。本病的精神症状出现较早,可有幻觉、妄想、躁狂、抑郁综合征或意识障碍等;神经系统症状可有癫痫发作、偏瘫、失语及颅内压升高等。血象可见红斑狼疮细胞。

一、临床表现

(一)急性脑综合征

患者主要表现为谵妄状态,持续时间可为数小时至数天,并可反复出现。

(二)慢性脑综合征

慢性脑综合征较为少见。出现该综合征的患者以记忆障碍、智能障碍和人格改变为常见症状。

(三)躁狂综合征

患者出现类似躁狂症的临床表现,如情感高涨或易激惹、活动增多、自我评价过高等。

(四)抑郁综合征

抑郁综合征是较为常见的精神障碍,多表现为情感的平淡或思维、行为的抑制症状。在症状较为明显的情况下,可出现亚木僵或木僵状态;在较为严重的情况下,可出现自杀观念和行为。

(五)分裂样精神障碍

分裂样精神障碍可出现幻觉妄想、思维形式障碍以及不协调的精神运动性兴奋、紧张综合征。

(六)各种焦虑障碍的表现

各种焦虑障碍可出现类似癔症、疑病症、焦虑症、脑衰弱综合征等神经症的表现。

二、诊断

符合躯体疾病所致精神障碍的诊断标准,并至少有下列 1 项:①意识障碍;②幻觉、妄想综合征及其他分裂样症状;③躁狂抑郁综合征;④智能损害多在后期发生。精神障碍的发生、发展以及病程与原发的系统红斑狼疮相关。至少有下列 1 项神经系统症状或病变:癫痫发作、眼球震颤、眼肌麻痹、视神经萎缩、面瘫、延髓性麻痹、偏瘫、重症肌无力、舞蹈样运动、蛛网膜下腔出血、横贯性脊髓病变等。实验室检查:血象见红斑狼疮细胞,抗核抗体 90%～99% 阳性。该病起病较急,呈进行性、波动性。须排除其他结缔组织所致精神障碍,如结节性动脉周围炎、皮肌炎、多发性肌炎、硬皮病、白塞病等。

三、治疗

治疗包括对原发疾病的治疗,对神经系统症状的治疗,对精神症状的治疗,支持性治疗和对躯体症状、神经系统症状和精神症状的护理。

第三节　恶性肿瘤所致精神障碍

一、概述

本节所描述的"恶性肿瘤所致精神障碍"是指肿瘤导致脏器病变后对于中枢神经系统构成直接或间接影响而产生的精神障碍,是对肿瘤患者的手术治疗、放射治疗以及化学治疗中所产生的精神障碍以及肿瘤及其相应治疗、预后等因素作为应激源所导致的精神障碍的总称。由于恶性肿瘤患者出现精神障碍比较复杂,本文仅对于恶性肿瘤患者出现精神障碍进行描述。此外由于恶性肿瘤治疗、预后等方面的特殊性,除生物学因素外,更应该从心理及社会的角度去理解该类患者的精神障碍。因此解决肿瘤患者的精神障碍,心理治疗也被提到了一个比其他躯体疾病所致精神障碍的治疗中更为突出的地位。

行为医学研究显示,心理社会因素是恶性肿瘤形成的重要因素之一。恶性肿瘤患者的不良心理行为反应,也会严重影响病情的发展和患者的生存期。有研究发现,肿瘤患者发病前的生活事件发生率较高,其中以家庭不幸等方面的事件为多,例如丧偶、近亲死亡、离婚等。有学者指出,肿瘤症状出现前最明显的心理因素是对亲密人员的感情丧失。在一组接受心理治疗的肿瘤患者中,大多数患者在发病前半年至8年期间曾遭受过亲人(配偶、父母、子女)丧亡的打击。这些都表明,负性生活事件与肿瘤的发生有联系。某些个性特征,例如过分谨慎、细心、忍让、追求完美、情绪不稳,而又不善于疏泄负性情绪等,往往使个体在相同的生活环境中更容易"遇到"生活事件的打击,在相似的不幸事件中也容易产生更多的失望、悲伤、忧郁等情绪体验。这些个性特征被证明与肿瘤的发生有关。有学者将上述个性特征概括为"C型行为"。此外,另有的研究表明,生活事件与肿瘤发生的关系取决于个体对生活事件的应对方式。不善于宣泄生活事件造成的负性情绪体验者,即习惯于采用克己、压抑的应对方式者,其肿瘤发生率较高。关于肿瘤的生长和扩散过程,以及肿瘤的发展和转归是否受患者的心理行为特征影响的问题,研究结果发现,具有以下一些心理行为特点的肿瘤患者,其生存期限延长:①能始终抱有希望和信心者;②能及时表达或发泄自己的负性情感者;③能积极开展有意义的和有快乐感的活动者;④能与周围人保持密切的联系者。相反,消极的心理行为则加速肿瘤的恶化过程。因此,结合肿瘤患者具体的心理行为问题,及时给予必要的心理干预,提高其生活质量,增强其信心,改善其心身反应过程,具有重要的临床意义。

国内曾对综合医院肿瘤患者心理卫生问题及精神障碍进行调查发现,肿瘤患者存在明显的精神问题,值得引起重视。肿瘤患者的精神问题包括两个方面,一是心理问题,二是精神障碍。前者包括个性偏移问题、抑郁、焦虑情绪等,后者包括酗酒及物质依赖、抑郁综合征、焦虑综合征、精神病性症状、睡眠障碍等。其中最值得关注的是抑郁及抑郁综合征和焦虑及焦虑综合征问题。调查表明,肿瘤患者中有明显抑郁情绪者为23.4%,符合抑郁障碍诊断标准者为10.6%;具有明显焦虑情绪者为23%,符合焦虑障碍临床诊断标准者为10.7%。调查还发现,导致肿瘤患者出现各种心理问题的主要原因包括家庭问题、就业问题、工作压力问题、重大生活事件问题、肿瘤的复发问题、相应精神障碍家族史及过去史等问题。此外,不同恶性肿瘤出现精神障碍的频率及严重程度有明显不同,如抑郁综合征及抑郁障碍更为明显地出现在消化系统肿瘤患者中,其中尤以肝癌较为突出;乳腺癌患者焦虑障碍出现率高于其他类型肿瘤。

二、恶性肿瘤所致精神障碍的可能机制

肿瘤患者出现的精神障碍除了与脏器的病理损害、代谢异常等因素有关外,研究发现,心理社会因素特别是应激因素在肿瘤患者精神障碍的发生中起到重要作用。心理社会因素主要通过免疫中介机制影响肿瘤的发生和归转。紧张刺激使人陷于抑郁、沮丧时,促肾上腺分泌激素及肾上腺皮质激素分泌量增加,抑制免疫系统的正常功能。动物实验也发现,在紧张环境中小鼠多项免疫功能受损,致使皮下淋巴肉瘤细胞的接种成功率和生长率提高。电击、创伤性恶性刺激、反复而集中的条件反射实验,可引起小鼠神经系统的过度或普遍应激而促进"自发的"肿瘤生长。实验资料提示,下丘脑在心理社会因素对肿瘤的影响中起重要的中介作用,下丘脑与免疫反应之间可能是通过自主神经系统及神经内分泌等多种过程共同作用。

三、主要表现

(一)焦虑症状及焦虑综合征

焦虑症状及焦虑综合征在肿瘤患者中普遍存在,一般出现在肿瘤确诊的早期。另有调查发现复发肿瘤患者的焦虑症状高于初发患者。

(二)抑郁症状及抑郁综合征

与焦虑障碍类似,抑郁症状也较为普遍存在于肿瘤患者中,一般出现在肿瘤的中晚期。此外正如前面所叙述的那样,消化系统肿瘤,特别是肝癌患者抑郁症状更为突出。

(三)自杀

肿瘤患者的自杀率明显高于一般人群。肿瘤患者的自杀一般源于两个方面的原因:一是由抑郁综合征所引发的自杀,另一个是由焦虑症状所引发的自杀。

自杀是自觉地以结束自己的生命为目的的行为。自杀是抑郁情绪给患者本人造成的最严重的后果。而自杀姿态及自杀未遂则应该视为患者自杀的严重信号,应该给予药物的干预或专科医师会诊处理。

(四)精神病性症状

肿瘤患者常见的精神病性症状有听幻觉、视幻觉、被害妄想、关系妄想等,一般呈片段出现,其发生与患者的遗传素质、抗肿瘤药物的应用、肿瘤本身病情的发展等因素相关。

(五)睡眠障碍

肿瘤患者的睡眠障碍主要表现为失眠症状,如入睡困难、早醒、缺乏睡眠感等,也有的患者可以出现睡眠节律障碍以及过度睡眠障碍。肿瘤患者出现的睡眠障碍可以是焦虑障碍或抑郁障碍的一部分,也可以单独存在。

四、肿瘤患者精神障碍的治疗

(一)医护人员与患者的沟通

肿瘤确诊后对患者的意义是：①有生命危险,其治疗无论从生理上还是心理上都极富挑战;②确诊肿瘤对患者生活方式是一种严重的破坏;③肿瘤意味着死亡或即将死亡,因而会导致患者无助、抑郁和焦虑;④一个人患肿瘤,全家受影响。鉴于这种情况,医护人员对于肿瘤患者精神障碍或心理问题的治疗应该从沟通开始,需要掌握的沟通要点包括以下内容。

(1)如何告知"坏消息"(直接的、启发式的、循序渐进式的等)。

(2)如何进行患者亲属的教育与沟通(亲属该认识什么、注意什么、配合什么)。

(3)对患者进行肿瘤知识的教育(如何告知事实以及鼓励患者和给予希望)。

(4)肿瘤患者的临终关怀。

(5)肿瘤患者的心理干预及心理治疗(治疗目标、常用治疗方法、肿瘤患者集体活动组织的防护意义)。

(6)如何对待患者治疗反应的问题。

(二)肿瘤患者精神障碍的药物治疗

1.常用的抗抑郁药

国内目前适合于肿瘤患者使用的抗抑郁药主要有选择性 5-羟色胺再摄取抑制剂(SSRI)及 5-羟色胺和去甲肾上腺素再摄取抑制剂(SNRI)类药物,SSRI 类主要药物有氟西汀、帕罗西汀、舍曲林、西酞普兰、艾司西酞普兰等,SNRI 类药物主要有度洛西汀和文拉法辛。

2.常用的抗焦虑药物

目前适合于肿瘤患者使用的抗焦虑剂主要有两大类,一类是苯二氮䓬类药物,一类是非苯二氮䓬类药物,后者有丁螺环酮及坦度螺酮。

3.常用的非典型抗精神病药物

常用的非典型抗精神病药物主要有利培酮、奥氮平、喹硫平、阿立哌唑等。

(三)关于肿瘤科医师使用精神药物的法律问题

在临床工作中,肿瘤科医师对于精神问题的处理应该注意的问题是：①肿瘤患者给予精神药物时应该取得患者的知情同意。②对于患者的治疗均属对症,根据精神医师法的有关规定,不宜对患者作出精神障碍的临床诊断。

第六章

精神活性物质所致精神障碍

第一节　酒精所致精神障碍

含酒精饮品是目前世界上应用最广泛的物质,饮酒不当会引发许多医学问题和社会问题。在美国,酒依赖的终身患病率高达 18%,是位列心血管疾病和肿瘤之后第 3 位的公共卫生问题。在我国,1982 年全国 12 个地区精神疾病流行病学调查结果显示,在被调查的 15 岁及以上人口中,酒依赖患病率为 0.184‰。1993 年,在原来的 7 个抽样地区再进行流行病学调查,酒依赖时点患病率为 0.68‰。1998 年,全国 6 个地区对 2.3513 万名受试者进行的饮酒相关问题的调查显示,酒依赖时点患病率为 3.43%,而急性酒中毒的半年患病率为 2.64%。

一、病因及发病机制

(一)酒精代谢

酒精主要在肝脏中由乙醇脱氢酶和乙醛脱氢酶两种活性酶顺序代谢。如乙醛脱氢酶失活变异或乙醇脱氢酶活性增高,会使血液和组织中乙醛蓄积,则饮酒后会出现脸红、头痛、心悸、眩晕和恶心等不适症状。有学者认为这些不适反应可保护其避免发生过量饮酒和酒相关性问题。

(二)遗传因素

酒依赖的发生受到遗传因素的影响。家系研究发现,酒依赖患者的一级亲属患酒依赖的危险性较普通人群高 4～7 倍。双生子研究发现,酒依赖的同病率,单卵双生明显高于双卵双生。寄养子研究发现,后代嗜酒与血缘父母嗜酒关系密切,而与寄养父母嗜酒关系不密切。

(三)神经生化

酒依赖与多巴胺、5-羟色胺(5-hydroxy tryptamine,5-HT)、谷氨酸以及阿片肽系统等中枢神经递质改变关系比较密切。酒精具有刺激伏隔核、兴奋多巴胺系统的作用,多巴胺系统兴奋能引起奖赏效应,使饮酒者产生陶醉感和欣快感,使机体产生对饮酒的欲望。SPECT 发现,酒依赖者脑内 5-HT 转运体数量要比正常对照组减少 30%。当高饮酒量的动物被给予 5-HT 消耗抑制剂,延长 5-HT 在大脑中的活性后,它们的饮酒量也随之下降。酒精可引起兴奋性氨基酸谷氨酸及其受体 N-甲基-D-天冬氨酸功能变化,而该系统功能异常又可促使饮酒者对酒的渴望,导致戒断后复发。

(四)神经病理与神经影像改变

头部 CT 研究表明,慢性酒中毒患者均具有大脑皮层萎缩,脑室(包括第三、四脑室和侧脑室)扩大,两侧大脑半球间距、大脑外侧裂和脑沟增宽,而且还有皮层下白质萎缩等现象。SPECT 研究表明,慢性酒中毒患者的大脑皮层和深部灰质脑结构均有明显的局部脑血流量减少,包括额叶、颞叶、右枕叶中部、左侧顶叶小区、下丘脑、丘脑和基底神经核,其中最显著的区域是额叶。而 PET 研究证明,慢性酒中毒患者的全脑葡萄糖利用率降低,一般以额叶降低最明显。

在神经病理研究方面,尸检研究发现慢性酒中毒患者均有大脑皮质萎缩、大脑重量减轻、大脑周围空间扩大、脑室扩大和脑内白质容量减少的现象。

(五)神经电生理

据国内研究资料,酒依赖者脑电图异常的比率为 35.0%～85.1%,主要表现为弥漫性 δ、θ 波,散在或阵发性尖波、棘波,波幅降低,调节、调幅差,诱发试验欠敏感。饮酒史越长、饮酒量越大则异常率越高,但经过治疗和减少酒量脑波异常可有所改善。酒依赖者中检查脑干听觉诱发电位,发现有异常,表现为Ⅲ、Ⅳ、Ⅴ波潜伏期延长,Ⅲ～Ⅴ峰间期延长。酒依赖者中检查视觉诱发电位,发现视觉诱发电位潜伏期延长,波幅降低,主波群异常,晚成分出现率低,周期性不明显及侧性优势消失。通过对事件相关电位 P3 成分的研究,多数研究结果支持 P3 波幅降低是酒依赖易感性的生物学标志。

(六)心理社会因素

1.心理因素

嗜酒者病前人格特征常为被动、依赖、自我中心、缺乏自尊心等。依据行为学理论,饮酒可以使焦虑、忧伤等负性情绪明显缓解;另外饮酒可以使饮酒者获得主观上的力量感、生理上的温暖感、心理上的强健与满足感,因此饮酒行为很容易被固定下来,久之就会成瘾。

2.社会因素

人们对饮酒的态度受社会文化背景影响,在我国一些少数民族,如云南佤族、海南黎族崇尚豪饮,敬老待客皆贡之以酒,故而酒精伴发的各种损害更易出现;而伊斯兰教人认为饮酒是一种罪恶,因此在伊斯兰社会中,酒依赖者甚少。

二、分类及临床表现

酒精是亲神经物质,一次大量饮酒,也可出现急性神经精神症状。长期饮用可产生酒精依赖,慢性酒精中毒性精神障碍,甚至出现不可逆的神经系统损害。

(一)急性酒中毒

1.普通性醉酒

普通性醉酒又称单纯性醉酒,是一次过量饮酒引起的急性中毒状态,系酒精直接作用于中枢神经系统所致。临床上通常分为兴奋期和麻痹期。兴奋期由于抑制控制能力削弱,表现为欣快话多、无忧无虑、自制能力差、言行轻佻等,同时伴有心率加快,面潮红,呼吸急促及各种反射亢进,也有少数者是激情和抑郁混合在一起,即在愤怒的同时伴悲哀、伤感等。随着血液中酒精浓度的逐渐升高,精神兴奋症状则随之消失,出现明显的麻痹症状,如运动失调,构音不清,眼颤等,意识逐渐进入混浊状态,困倦嗜睡,但记忆力和定向力多保持完整。多数经数小时或睡眠后恢复正常,也有极少数由于意识混浊加之处于兴奋状态可出现明显记忆缺损或完全遗忘。醉酒症状的严重程度与血中酒精浓度有关,血中酒精浓度上升越快、浓度越高,症状就越严重,但存在一定的个体差异。

2.病理性醉酒

病理性醉酒是酒精引起的个体特异质反应,发生于对酒精耐受性很低的极少数人。往往在一次少量饮酒后突然发生,出现严重的意识障碍(如朦胧和谵妄),同时有紧张恐惧,或惊恐、极度兴奋;并可有错觉、片段幻觉与妄想(被害妄想多见)。由于患者不能对现实环境中的事物正确判断,常发生暴力行为。无口齿不清、共济失调等麻痹症状,一般发作持续数十分钟至数小时,常以深睡结束发作,醒后患者对发作过程不能回忆,或只能忆及片断情节。发生病理性醉酒常有脑炎、脑外伤等病理基础和精神创伤等诱因。

3.复杂性醉酒

复杂性醉酒是介于普通性醉酒和病理性醉酒之间的一种中间状态。通常是在脑器质性损害或严重脑功能障碍(如颅脑损伤、脑炎、脑血管疾病、癫痫等)或有影响酒精代谢的躯体疾病(如肝病)的基础上,对酒精耐受力下降。当饮酒量超过以往的醉酒量时,便发生急性中毒反应,出现明显的意识障碍。常伴有错觉、幻觉、被害妄想,可出现攻击和破坏行为。发作常持续数小时,醒后对事件经过可存在部分回忆,而不是完全遗忘。

(二)酒依赖

酒依赖又称为酒精成瘾,是指由于反复饮酒引起的对酒渴求的一种特殊心理和生理状态,可连续或周期性出现。其特征有:①对酒精强烈的渴求和经常需要饮酒的强迫性体验;②固定的饮酒模式,正常饮酒者的饮酒可因时因地而异,而酒精依赖者必须定时饮酒;③饮酒成为一切活动的中心,如饮酒已影响事业、家庭和社交活动等;④对酒精耐受性逐渐增加,耐受性增高是依赖性加重的重要标志,在依赖性形成后期,耐受性会下降,只要少量饮酒也会导致精神和身体损害;⑤反复出现戒断症状:当患者减少饮酒量或延长饮酒间隔,血液酒精浓度下降明显时,戒断症状即出现;⑥戒断后重饮,如戒酒后重新饮酒,就会在较短的时间内再现原来的依赖状态。

1.酒精戒断综合征

酒精戒断综合征即当患者停止饮酒时出现的一系列情绪和躯体症状,如焦虑、不愉快、抑郁情绪,同时伴有恶心、呕吐、食欲缺乏、恶寒、出汗、心悸、脉频和高血压等自主神经症状,还可有睡眠障碍,如噩梦、睡眠浅、入睡困难等。停饮7~8小时后出现四肢躯干的急性震颤,静坐不能,易激动和惊跳,常有恶心、呕吐和出汗,可持续数天之久,若饮酒则迅速消失。停饮24小时后可出现短暂的错觉、幻觉、视物变形,甚至癫痫发作。震颤是酒依赖者戒断的典型症状之一,慢性酒精中毒患者常晨起手指及眼睑震颤,严重者可出现不能咀嚼和站立不稳。这种震颤可由于活动或情绪被激惹而出现或加重,又可由于饮用一定量的酒在数分钟内减轻或消失。这也是与其他震颤鉴别之点。

2.震颤谵妄

震颤谵妄是一种短暂的中毒性意识障碍状态,常发生于长期饮酒者突然停酒、饮酒量显著减少后72~96小时内,表现为短时的错觉、幻觉、片段的被害妄想或惊恐,有冲动行为,伴有明显的肢体震颤或抽搐,亦可有发热、心率增快等自主神经功能亢进症状。发作一般持续3~4天,以熟睡告终,对发病过程不能回忆。

(三)慢性酒精中毒性精神障碍

1.酒精中毒性幻觉症

酒精中毒性幻觉症是长期饮酒引起的幻觉状态,多发生于突然停饮或显著减少饮酒量后 24～48 小时内,是在意识清晰状态下出现的。幻觉以幻听为主,也可有幻视。幻听内容大多对患者不利,常表现为原始性幻听或内容充满不愉快和敌意的幻听。幻视常为原始性或各种小动物幻视。幻觉多在晚上加重,一般持续数天、数周或数月,一般不超过 6 个月。

2.酒精中毒性妄想

酒精中毒性妄想是由长期饮酒引起的妄想状态,发生于意识清晰状态下,以嫉妒妄想为主,出现坚信配偶对己不贞的妄想。其可能与长期饮酒引起的性功能低下、性生活不满意有关,是酒精中毒性精神障碍常见的临床类型之一,也可见被害妄想,常伴有相应的情感反应和行为,起病较慢,病程迁延。

3.酒精中毒性脑病

(1)科尔萨科夫精神病:也称科尔萨科夫综合征,又称遗忘-虚构综合征,多在酒依赖伴有营养缺乏的基础上缓慢起病,也可在震颤谵妄后发生。临床以严重近记忆力障碍、遗忘、错构及虚构,定向力障碍为基本症状,往往经久不愈,仅有少数患者可恢复正常。本症严重者智能减退,多伴有周围神经炎等症状和体征。

(2)韦尼克脑病:是慢性酒中毒常见的一种代谢性脑病。本症可以在酒精性 Korsakov 综合征的基础上产生,也可由其他的非酒精性因素引起。如能及时诊断和治疗,有些患者可以完全恢复,有的则转为科尔萨科夫综合征或痴呆。临床上以突然发作的神经系统功能障碍为主要表现。典型的急性韦尼克脑病患者可出现三联症:眼肌麻痹、精神异常和共济失调。眼肌麻痹最常见的是双侧外展神经麻痹和复视。精神异常多伴有意识障碍,常表现为意识模糊、嗜睡或昏迷。共济失调以躯干和下肢为主,上肢较少受累,患者站立、行走困难。

(3)酒精中毒性痴呆:痴呆的发生,除了酒精直接作用脑组织外,还是酒精中毒导致的痉挛、低血糖以及 B 族维生素缺少等对大脑综合性损害的结果。初期可有倦怠感,对事物不关心,情感平淡;继续发展可出现衣着污垢、不讲卫生、失去礼仪的严重状态,这种状态持续一年以后多出现定向力及识记明显障碍,生活需他人帮助;晚期仅有片断言语,卧床不起,尿失禁等。病程可持续数年,预后不良。

三、治疗

(一)营养支持治疗

酒依赖患者由于生活不规律、大量饮酒,进食较差,加上患者的胃肠、肝脏功能损害,吸收障碍,所以通常存在明显的营养不良。应加强营养支持治疗,维持水电解质平衡,以提高机体的抵抗力。

(二)药物治疗

1.急性酒中毒的治疗

急性酒中毒的救治原则包括催吐、洗胃,生命体征的维持,加强代谢等措施。近年来阿片受体拮抗剂纳洛酮也被用于急性酒中毒的救治,用法为每次 0.4~0.8 mg,肌内注射或溶解于 5% 的葡萄糖溶液中静脉滴注,可重复使用,直至患者清醒为止。

2.戒断症状的处理

(1)单纯戒断症状:临床上常用苯二氮䓬类药物来解除酒精的戒断症状。常用地西泮,剂量一般为每次 10 mg,3~4 次/天,首次剂量可更大些,口服即可。由于酒依赖者的成瘾素质,所以应特别注意,用药时间不宜超过 5~7 天,以免发生对苯二氮䓬类药物的依赖。如果在戒断后期有焦虑、睡眠障碍,可试用抗抑郁药物。对于住院患者,可以给予地西泮 10 mg,每小时 1 次,直到症状被控制为止。如果患者有呕吐,可给予甲氧氯普胺 10 mg 口服或肌内注射。

(2)震颤谵妄:谵妄在断酒后 1~4 天出现,多在 72~96 小时达到极期。处理原则为以下几点。①一般注意事项:发生谵妄者,多有不安、兴奋,需要有安静的环境,光线不宜太强。如有明显的意识障碍、行为紊乱、恐怖性幻觉、错觉,需要有人看护,以免发生意外。由于大汗淋漓、震颤,可能有体温调节的问题,应注意保温。同时,由于机体处于应激状态,免疫功能出现问题易致感染,应注意预防各种感染,特别是肺部感染。②镇静:苯二氮䓬类应为首选,地西泮每次 10 mg,2~3 次/天,肌内注射,根据患者的兴奋、自主神经症状调整剂量,必要时可静脉滴注,一般持续一周,直到谵妄消失为止。或者使用劳拉西泮。③控制精神症状:可选用氟哌啶醇,每次 5 mg,肌内注射,随症状的强弱增减剂量。④其他:包括补液、纠正水电酸碱平衡紊乱、大剂量维生素等。

(3)酒精性幻觉症、妄想症:大部分戒断所致的幻觉、妄想症状持续时间不长,用抗精神病性药物治疗有效,可选用第二代抗精神病药物,如喹硫平、奥氮平、利培酮等口服,剂量不宜太大,在幻觉、妄想被控制后可考虑逐渐减药,不需长期维持用药。

（4）酒精性癫痫：可选用苯巴比妥类药物，注射使用。对于原有癫痫史的患者，在戒断初期就应使用大剂量的苯二氮䓬类，或者戒酒前 4 天给予抗癫痫药物，如丙戊酸钠（600 mg/d），预防癫痫发生。

3.酒增敏药

酒增敏药是指能够影响乙醇代谢，增高体内乙醇或其代谢物浓度的药物。此类药物以戒酒硫为代表。预先 3～4 天服用足够剂量的戒酒硫，可使人在饮酒后 15～20 分钟出现显著的体征或症状，如面部发热，不久出现潮红，血管扩张，头、颈部感到强烈的搏动，出现搏动性头痛；呼吸困难、恶心、呕吐、出汗、口渴、低血压、直立性晕厥、极度的不适、软弱无力，严重者可出现精神错乱和休克。这种不愉快的感觉和身体反应使得嗜酒者见到酒后"望而却步"，以达到戒酒的目的。

4.降低饮酒渴求药物

（1）纳曲酮：研究发现阿片受体阻滞剂纳曲酮能减少酒依赖患者饮酒量和复发率，特别是当与心理治疗联合使用时效果更明显。纳曲酮每天剂量为 25～50 mg。

（2）阿坎酸钙：又名乙酰高牛磺酸钙，是 γ-氨基丁酸（γ-aminobutyric acid，GABA）受体激动剂，同时对 N-甲基-D-天冬氨酸受体具有抑制作用。口服推荐剂量是每次 2 片（666 mg），2～3 次/天。患者戒酒后即可开始使用阿坎酸钙治疗，当完成戒酒后或患者重新饮酒也应维持用药。该药不良反应很小，大约不到 10% 的患者在服药后主诉腹泻和腹部不适，但多轻微、短暂。对于中度肾功能损伤患者（肌酐清除率 30～50 mL/min），推荐剂量为每次 1 片（333 mg），3 次/天；重度肾功损伤患者（肌酐清除率≤30 mL/min）不能服用阿坎酸钙。

（三）康复治疗

康复治疗的主要目标是预防复发。康复治疗包括以下 3 个主要部分：①淡化作为酒依赖复发的主要原因即患者对酒精的渴求。②努力提高患者戒酒的动机，并使之保持在较高水平。③帮助患者重新适应不能饮酒的生活模式。

第二节　阿片类物质所致精神障碍

阿片的使用至少有 3500 年的历史，原产地在欧洲和西亚，公元 9 世纪传入我国。阿片依赖或戒断反应在 1700 年首次被认识。阿片类物质是对机体产生类似吗啡效应的一类物质,有天然的或人工合成的两种,可分为 3 类:①天然的阿片生物碱,如吗啡、可待因;②吗啡衍生物,如海洛因(二醋吗啡);③合成的具有吗啡样作用的化合物,如哌替啶、美沙酮等。

近数十年来,欧美、亚洲许多国家吗啡、海洛因等阿片类物质依赖者急剧增加。在美国,海洛因依赖者达到 8.5‰。由于海洛因毒性大、并发症严重,引起自我中毒和自杀者大量增加,以致此种患者病死率甚高。英国资料表明每 1000 例患者中死于此症者约 27 人,病死率高出同龄一般人口 20 倍以上。在我国,截至 2003 年吸毒者人数年超过 104 万,吸毒者中的男女比例大约为 4∶1,局部高发地区当地居民吸毒的终身患病率达 1.08%,有的地区阿片类吸毒者可达当地总人口的 1.16%~3.41%。

一、发病机制

(一)阿片类物质药理作用

许多生物学方面的研究表明,在阿片类物质使用到成瘾的各个阶段,μ 受体、κ 受体、δ 受体、大脑内的多巴胺能系统、5-HT 能系统、去甲肾上腺素能系统、胆碱能系统都不同程度地发生了改变。阿片类物质的主要药理作用包括:①镇痛镇静作用;②欣快作用;③抑制呼吸中枢;④抑制胃肠蠕动;⑤兴奋呕吐中枢;⑥抑制咳嗽中枢;⑦缩瞳作用。

(二)阿片类物质成瘾机制

阿片类物质依赖是生物、心理、社会、文化等多种因素交互作用的结果。这些因素在阿片类物质使用的初始阶段、持续使用阶段和戒毒后的复吸阶段都起着非常重要的作用。

1.阿片受体障碍

通过吸食毒品,使大量的外源性阿片类物质进入体内作用于阿片受体,引起受体产生一系列的后效应,导致受正常受体功能调节影响的许多机体内部的组织系统,如多巴胺系统、去甲肾上腺素系统、乙酰胆碱系统、5-HT 系统、钙离子通道系统以及细胞内传递系统的功能失衡。如一旦停止外源性阿片物质的供应,上述各功能体系无法迅速地动员出体内内源性阿片系统来进行调整达到稳态平衡,从而产生以中枢与外周的胆碱能和去甲肾上腺素系统功能紊乱为主的戒断综合征。

有研究认为,阿片类物质主要是通过脑内的阿片受体起作用。通过药物或毒品长期作用后,阿片受体系统和阿片受体介导的神经细胞内的信号转导及其反馈调控、阿片受体与其他受体及离子通道间的相互作用等都会发生明显的变化,构成了阿片类物质依赖的分子和细胞学基础。

2.行为医学理论

阿片类物质成瘾是一种习得的依赖行为。连续吸毒时的欣快体验作为一种强烈的正性强化因素,而戒毒时痛苦的戒断症状从另一侧面作为另一种强烈的负性强化因素,经过上述反复的强化,使个体形成固定的难以矫正的行为模式,即出现反复复发的药物依赖行为。

二、临床表现

(一)阿片类物质依赖

初次使用阿片类物质,绝大多数出现不愉快的体验,如恶心呕吐、头昏、注意力不集中、昏昏欲睡、全身无力、视物模糊、焦虑等。随着重复用药,不适感逐渐减轻或消失,快感逐渐显露,表现为强烈的电击般快感,继之半小时至两小时的松弛状态,其间似睡非睡,自感所有忧愁烦恼全消、宁静、温暖、快慰、幻想驰骋,使吸毒者进入飘飘欲仙的销魂状态,旁观者并不能观察到吸毒者的愉快表现。接下来出现短暂精神振奋期,自我感觉好,办事效率亦可,持续 2～4 小时,直至下次用药。随着用药次数的增加,快感逐渐减弱或消失。

平均使用阿片类物质 1 个月后即可形成依赖。阿片类物质依赖分为心理依赖和躯体依赖。心理依赖表现为对阿片类物质强烈的心理渴求。初期是为了追求用药后的快感,后期是为了避免戒断反应,复吸可能是为消除戒断后的残留症状(如顽固性失眠、全身疼痛不适、乏力、焦虑、抑郁等)和追求刺激、快感。躯体依赖是指机体内必须存在足够高的阿片类物质血药浓度,否则出现戒断反应。耐受性是指反复使用阿片类物质,使机体敏感性下降,要达到原有的药效,必须增加药量。阿片类物质极易形成耐受。

阿片类物质依赖的常见临床表现包括以下几点。①精神症状:情绪低落,易激惹。性格变化,自私、说谎。记忆力下降,注意力不集中,睡眠障碍。②躯体症状:营养状况差,体重下降,食欲丧失。性欲减退,男性患者出现阳痿,女性月经紊乱、闭经。头晕、冷汗、心悸,体温升高或降低,血糖降低,白细胞计数升高。③神经系统体征:震颤、步态不稳、言语困难、Romberg 征阳性,缩瞳、腱反射亢进,也可有掌颏反射、吸吮反射、霍夫曼征阳性等症状。

(二)戒断综合征

由于使用阿片类物质的剂量的不同,对中枢神经系统作用的程度、使用时间、使用途径、停药的速度不同,戒断症状的强烈程度也不一致。短效药物,如海洛因、吗啡通常在停药后 8～12 小时出现,极期在 48～72 小时,症状持续 7～10 天。长效药物,如美沙酮的戒断症状出现在停药后 1～3 天,性质与短效药物相似,极期在 3～8 天,症状持续数周。

戒断后最初表现为打哈欠、流涕、流泪、寒战、出汗等轻微症状。随后各种戒断症状陆续出现,典型的戒断症状可分为两大类:①客观体征,如血压升高、脉搏增加、体温升高、瞳孔扩大、流涕、震颤、呕吐、腹泻、失眠等;②主观症状,如恶心、食欲差、疲乏、无力、腹痛、肌肉疼痛、骨头疼痛、不安、发冷、发热、打喷嚏,同时伴有强烈渴求药物与觅药行为等。在戒断反应的任何时期,若恢复使用阿片类物质,能迅速消除上述症状。

(三)过量中毒

急性中毒是指近期使用阿片类物质后引起意识障碍或认知、情感、行为障碍,与剂量密切相关。临床表现为明显不适当行为或心理改变,如初期欣快,接下来淡漠、恶心呕吐、言语困难、精神运动性激越或阻滞、判断障碍、损害社会或职业功能。严重者出现瞳孔缩小伴嗜睡或昏迷、言语不清、注意和记忆损害。极严重的病例会出现昏迷、呼吸抑制、针尖样瞳孔。吸食阿片的患者可出现肺水肿、呼吸衰竭,伴有皮肤发绀、发冷,体温和血压下降。严重者最终死亡。

三、病程及预后

典型的病程为:尝试使用－形成依赖－短暂戒毒(自愿或强制)－复吸－重新形成依赖。当依赖形成后,病程和预后取决于环境因素、患者性格特征、使用方式、阿片类物质的种类。在美国,阿片类物质依赖者经系统戒毒治疗后,2/3以上的患者在随后的 6 个月内复吸,前 3 个月是复吸的高峰。抑郁和生活危机是导致复吸的主要因素。美国和英国的研究显示,阿片类物质依赖最终导致许多依赖者丧生。

四、治疗及预防

(一)脱毒治疗

脱毒是指通过躯体治疗来减轻戒断症状,预防因突然停药可能导致的躯体健康问题的过程。阿片类的脱毒治疗一般在封闭的环境中进行。

1.制订治疗方案

根据患者的具体情况来确定治疗方案,主要包括:①确定治疗目标——不再吸毒,治疗与吸毒相关的内科问题;②治疗与吸毒相关的精神问题;③帮助解决家庭问题;④治疗时间、治疗后康复和随访。治疗计划要详尽,应和患者共同制订,鼓励患者主动参与,治疗双方都要尽最大努力,最重要的是要按治疗计划执行。

2.替代疗法

替代治疗的理论基础是利用与阿片类物质有相似作用的药物来替代毒品,以减轻戒断症状的严重程度,使患者能够较好地耐受戒断反应。之后在一定的时间(14～21天)内逐渐减少替代药物的剂量,直至停用。

目前常用的替代药物有美沙酮和丁丙诺啡。美沙酮是合成的阿片类镇痛药,典型的 μ 受体激动剂,可产生吗啡样效应,使用适量时可控制阿片类戒断症状。特点是可口服,服用方便;半衰期长,每天只需服用 1 次;大剂量使用时,可阻滞海洛因的欣快作用;吸收和生物利用度稳定。按药理学剂量换算,1 mg 美沙酮可替代 2 mg 海洛因、4 mg 吗啡或 20 mg 哌替啶。但由于毒品的含量不一,这种换算没有实际的价值。一般美沙酮起始剂量为 10～20 mg 口服,如果戒断反应的症状和体征持续存在,2 小时后可重复给药。第 1 个 24 小时的总剂量一般不超过 40 mg,一旦戒断反应控制相对稳定,以后以每天 10%～20% 速度递减,先快后慢。当减至 10 mg/d 时,应放慢减药速度,每 1～3 天减少 1 mg,直至完全停用。一般在 2～3 周内完成整个治疗。丁丙诺啡是 μ 受体半激动剂,镇痛作用是吗啡的 25～50 倍。特点是从阿片受体分离较慢,作用时间较长,每天使用 1 次即可,能阻滞海洛因产生的欣快作用,戒断症状较轻,具有顶限作用,即达到一定效应时,即使增加剂量也不会使效应加强。丁丙诺啡的初始剂量一般为 0.9～1.5 mg,根据患者的躯体反应逐渐减量。原则是先快后慢,只减不加,限时(2～3 周)减完。

3.非替代疗法

可乐定是 α_2 肾上腺素能受体激动剂,能抑制蓝斑和交感神经系统活性,可以抑制阿片类物质戒断所引起的自主神经症状和情绪改变。可乐定对于渴求、肌肉疼痛等效果较差,也无证据表明它能抑制复发,目前主要用于脱毒治疗的辅助治疗,如停止使用美沙酮后使用。可乐定开始剂量为 0.1～0.3 mg,每天 4 次口服,第 2 天加至 1～1.5 mg/d,严重者可达 2.5 mg/d,门诊患者建议不超过 1 mg/d。持续 3～4 天,以后逐渐以 20% 的速度递减,10～12 天结束治疗。可乐定主要不良反应是低血压(少数非常严重)、口干和镇静。还可以应用中药治疗,以及镇静催眠药、莨菪碱类药物等进行对症治疗。

(二)防止复发

盐酸纳曲酮是阿片受体拮抗剂,其作用机制是通过阿片类物质成瘾后的受体阻滞作用来抵消阿片类物质的药效,如长期与阿片联合使用,可阻止阿片类物质产生躯体依赖性,无耐受性或依赖性。脱毒后的吸毒者使用纳曲酮后,即使滥用阿片类物质也不产生欣快作用,减轻对依赖物质的心理渴求,减少或消除正性强化作用。使用纳曲酮还可以促发已成瘾的阿片类滥用者戒断综合征的出现。必须在脱毒治疗结束7~10天后方可开始接受纳曲酮治疗,只有这样,方能避免它的促瘾作用。纳曲酮治疗的禁忌证是使用阿片类物质的现症患者、产生急性阿片类物质戒断综合征者、阿片类物质依赖者、纳曲酮敏感试验呈阳性反应者、任何尿检有阳性结果者。

(三)过量中毒的处理

对于阿片类物质急性过量中毒,首先保证足够的肺通气,必要时气管插管、气管切开或使用呼吸机;其次给予阿片受体拮抗剂纳洛酮,按 $0.5~\mu g/kg$ 体重缓慢静脉注射,疗效迅速出现,表现呼吸增快、瞳孔扩大。若对初始剂量无反应,可数分钟后重复给药。如果给予纳洛酮 $4\sim5~g$ 后,中枢抑制仍未解除,要考虑多种药物过量中毒的可能性。对于阿片类物质依赖者,给予过多的纳洛酮会导致戒断反应的出现,反而恶化中毒症状。

(四)社会心理康复治疗

从社会和心理两方面,对脱毒者进行综合康复治疗,如改变环境、断绝与吸毒者的来往、认知行为疗法、家庭治疗、个体或集体心理治疗等,对戒毒的成功、避免复吸、促进康复有重要意义。

(五)预防

吸毒问题不仅是一个医学问题,而且是一个社会问题,需要全社会乃至全球的共同努力。首先消除毒品供应,禁止非法种植罂粟及阿片类物质的加工、生产、运输和出售,加强医用麻醉品控制,以杜绝毒源;其次减少需求,加强毒品危害的宣传,使人们自觉远离毒品。对依赖者进行治疗,使其彻底戒除。

第三节 镇定催眠和抗焦虑药所致精神障碍

镇静催眠药和抗焦虑药种类繁多,临床广泛使用。能引起依赖的主要有两大类:巴比妥类和苯二氮䓬类。此类药物滥用或依赖的形成与多种因素有关,药物的药理作用是主要因素,其次是医源性因素。

一、巴比妥类药物

(一)药理作用

巴比妥类是较早的镇静催眠药,按照半衰期的长短可分为超短效、短效、中效和长效药物。短效和中效巴比妥类药物更易产生依赖,并具有快速耐受性,主要包括司可巴比妥和戊巴比妥,临床上主要用于失眠的治疗,药物的滥用现象很常见。巴比妥类药物主要作用于中枢 γ-氨基丁酸 A 受体超分子复合体,包括GABA 结合位点、氯离子通道、苯二氮䓬结合位点。当巴比妥类与 γ-氨基丁酸 A受体超分子复合体结合后,增加受体对内源性神经递质、GABA 的亲和力,促进氯离子流入神经元内,引起超极化,降低神经元兴奋性而发挥抑制效应。巴比妥类药物在大剂量时,可直接作用于氯离子通道。

中枢神经系统对巴比妥类药物具有极高的敏感性。该类药物主要作用于与觉醒有关的脑干网状结构,选择性地抑制上行激活系统的活动。小剂量可抑制大脑皮层,产生镇静催眠作用;较大剂量时引起感觉迟钝、注意涣散、活动减少,产生困倦和睡眠;中毒剂量可导致昏迷,甚至死亡。人体对巴比妥类药物的耐受性发生较快,目前认为是因为巴比妥类药物可增加微粒体酶的活性,使其对巴比妥类药物的代谢增加。此外,中枢神经系统对此类药物的适应性增加,也是耐受性发生的机制之一。巴比妥类药物与酒精、麻醉剂均有交叉耐受性。

(二)临床表现

1.急性中毒

典型的急性精神症状是意识障碍和轻躁狂状态,表现为烦躁不安、无目的乱走、言语兴奋、欣快但易疲劳,病程持续数天至数周。另外还可有反应迟钝、共济失调、注意或记忆受损等症状。

2.慢性中毒

长期大量服用巴比妥类药物者可出现人格改变和明显的智能障碍。人格改变主要表现在丧失进取心及对家庭和社会失去责任感,觅药已成为生活的全部重心。患者一般极力隐瞒自己的服药史,直至戒断症状出现,无法忍受时才向家人或医师苦苦求药。此外,患者可伴有躯体和神经系统表现,如消瘦、无力、胃肠功能不良、食欲下降、多汗、皮肤灰暗,性功能明显低下,皮肤划痕反应阳性,常伴有药源性肝损害。

3.戒断综合征

长期大剂量使用镇静剂者突然停药数小时至数天后,出现戒断反应,其严重程度取决于滥用或依赖的时间和剂量。表现为全身不适、心动过速、出汗、流泪、眩晕,甚至出现大小便失禁等自主神经症状,双手粗大震颤、失眠、恶心呕吐,短暂视、触或听幻觉或错觉,精神活动激越、焦虑、癫痫大发作等。

4.过量中毒

过量中毒可发生于一次服药之后或服药期间,临床表现为心理和生理两方面的症状。心理方面,出现明显的不适当行为或心理改变,如不恰当的攻击行为、情绪不稳、损害判断、影响社会或职业功能;生理方面,出现口齿不清、共济失调、步态不稳、眼球震颤、注意或记忆损害、木僵或昏迷等。严重者甚至死亡。

二、苯二氮䓬类药物

苯二氮䓬类药物的主要药理作用是抗焦虑、松弛肌肉、催眠、抗癫痫等。由于此类药物安全性好,过量时也不致有生命危险,目前在使用范围上有取代巴比妥类药物的趋向。过去的报道认为苯二氮䓬类药物依赖的剂量至少应是治疗量的 5 倍,但最近国内外有报道认为常用剂量也可形成依赖。

长期服用苯二氮䓬类药物可出现慢性中毒症状,表现为躯体消瘦、倦怠无力、面色苍白、皮肤无光泽、性功能下降、焦虑不安、失眠、反应减慢、注意力不集中、易激惹、情绪低落等症状。智能障碍不明显,但可有一定程度的人格改变。

对苯二氮䓬类药物依赖的患者停药 1~3 天后可出现戒断症状,表现为焦虑、失眠、易激惹、欣快、兴奋、震颤、肌肉抽搐、头痛、厌食、胃肠功能失调与人格解体、感知过敏、幻觉妄想、癫痫,也有呈现谵妄状态的表现,一般经过 2~4 周消失。不同的苯二氮䓬类产生依赖的时间及其严重程度与药物自体内排出的快慢有关,如易于自体内排出的劳拉西泮和阿普唑仑等产生依赖所需时间短,而排出较慢的氟西泮等产生依赖所需时间较长。

三、治疗

对于巴比妥类药物的戒断症状应给予充分注意,脱瘾时减量要缓慢。以戊巴比妥为例,每天减量不能超过 0.1 g,减药时间一般需 2~4 周或更长时间。

如果需要可使用一些辅助药,如卡马西平、丙戊酸钠、β受体阻滞剂、可乐定、具有镇静作用的抗抑郁药等。国外常用替代疗法,即以长效的巴比妥类药物替代短效药物,如用苯巴比妥替代戊巴比妥,之后每天逐渐减少苯巴比妥剂量。

苯二氮䓬类的脱瘾治疗和巴比妥类相似,可采取逐渐减少剂量;或用长效制剂如安定替代短效、中效制剂,之后再逐渐减少长效制剂的剂量。

第四节　中枢神经系统兴奋剂所致精神障碍

一、苯丙胺类物质

苯丙胺类药物具有典型的精神兴奋作用。苯丙胺类兴奋剂主要包括苯丙胺(安非他明)、甲基苯丙胺(冰毒)、麻黄碱、3,4-亚甲二氧基甲基苯丙胺(摇头丸)等。苯丙胺类药物在医疗上主要用于治疗儿童多动症、减肥、发作性睡病。近年来,此类药物在我国的滥用有明显增加的趋势。

(一)药理作用

苯丙胺可引起中枢神经兴奋,减少嗜睡和疲劳感,并有机警、欣快作用。研究认为它有刺激中枢和周围拟交感神经作用,可抑制突触部位对多巴胺的回收,导致突触部位游离的多巴胺含量增高。

(二)临床表现

非依赖者单次用药可发生苯丙胺类药物急性中毒,表现为明显心理和生理改变。心理方面出现如欣快或情感迟钝、精力旺盛、紧张、焦虑、愤怒、刻板行为、幻觉等表现;生理方面出现心动过速或心动过缓、瞳孔扩大、血压升高或降低、出汗、寒战、恶心呕吐、精神激越或阻滞、肌肉无力、呼吸抑制、胸痛、错乱、抽搐、谵妄、昏迷等表现。苯丙胺中毒症状经 24~48 小时的机体排泄,通常能缓解。苯丙胺的有效剂量与致死量相差很大,直接中毒导致死亡的不多见。

使用苯丙胺类药物后,使用者可很快出现头脑活跃、精力充沛、能力感增强,可体验到腾云驾雾感或全身电流传导般的快感。但使用后数小时可出现全身乏力、疲倦、精神压抑而进入"苯丙胺沮丧期"。这种正性和负性体验让使用者陷入反复使用的恶性循环,是形成精神依赖的重要原因。部分患者使用苯丙胺类药物数月时可出现精神症状,主要表现为意识清晰状态下的幻觉(以幻视多见)、感觉过敏、牵连观念及妄想等。妄想内容虽零乱但与现实有联系。依赖者在停药后数小时至数天内可出现戒断症状。戒断反应的严重程度取决于以前用药的剂量大小和时间长短,表现为疲乏、做噩梦、失眠或睡眠过多、精神激越或阻滞。患者有强烈的痛苦体验,焦虑、抑郁,甚至导致自杀。严重者还可出现定向或意识障碍、头痛、出汗、肌肉挛缩感、胃肠痉挛等。测定尿中苯丙胺有助于诊断,一般在用药2天以内尿中可以测出。

(三)治疗

对苯丙胺类药物依赖目前无特殊治疗,多数不需要医疗帮助。苯丙胺类药物戒断反应相对较轻,只需对症处理。当滥用者出现幻觉、妄想等较严重的精神症状时,可选用氟哌啶醇进行治疗,根据病情轻重调整剂量。

二、可卡因

(一)药理作用

可卡因是一种中枢兴奋剂和欣快剂,使用方法主要为皮下注射和鼻吸两种,口服后在消化道被分解,效果明显减弱,也有静脉注射方式的滥用者。可卡因的主要作用机制是抑制儿茶酚胺、去甲肾上腺素和多巴胺的回收,干扰儿茶酚胺被单胺氧化酶分解,产生强烈中枢兴奋作用,出现欣快感。

(二)临床表现

小剂量的可卡因可以协调运动性活动,随着剂量增加则出现震颤,甚至强直性抽搐。它还可以引起心率加快、血压增高、呕吐等现象。可卡因的一次适量用药可引起欣快、兴奋、脸红,但欣快感消失后即出现情绪低落、疲乏无力。患者为了避免这种不愉快的感觉并追求快感,反复渴求用药,形成精神依赖。一次大量用药或反复小剂量用药均可产生精神症状,可表现为片断的幻听、幻视、欣快、情绪不稳、被害妄想等。严重者可出现谵妄状态和大量丰富的幻觉,常见的有幻听、幻触等。患者听到有人骂他、看见大量小动物、野兽等。幻触是可卡因依赖的特征性症状,患者感到皮肤痒,针刺感、有小动物在身上爬(又称Magnan征)。受到幻觉的影响患者可能出现冲动、伤人和自杀行为。患者可有瞳孔扩大、耳鸣、口干等躯体症状。精神症状可于停药数天后消失,妄想则持续数周后消失。可卡因的戒断症状主要表现为心境恶劣,如抑郁、易激惹、焦虑,疲劳,失眠或多睡,可伴有牵连观念、被害妄想、自杀企图。上述症状在停止使用可卡因后2～

4 天达到高峰,抑郁和易激惹可持续数月。

(三)治疗

对可卡因滥用者的治疗主要包括药物治疗和非药物治疗。药物治疗主要指脱毒治疗和预防复吸的辅助治疗。常用药物包括抗抑郁药(如氟西汀)、多巴胺受体激动剂(如溴隐亭、金刚烷胺)、抗癫痫药(卡马西平)、阿片受体拮抗剂(纳曲酮)等。对于出现类精神分裂症样症状的患者可以适当选用抗精神病药物对症治疗。对于防止复发方面,则更强调行为治疗、心理治疗、家庭治疗等综合性非药物治疗措施的作用。

第五节　致幻剂(氯胺酮)所致精神障碍

氯胺酮,化学名称为 2-邻氯苯基-2-甲胺环己酮,医学上用于手术麻醉剂或麻醉诱导剂,具有安眠、镇痛作用。20 世纪 90 年代以来,固体氯胺酮(俗称的"K 粉")作为一种主要合成毒品在世界范围内流行。氯胺酮滥用者一般是鼻吸氯胺酮粉剂或溶于饮料后饮用,而毒瘾深的吸食者则将液态氯胺酮直接进行肌肉或静脉注射。

一、药理作用

氯胺酮可抑制丘脑-新皮质系统,选择性地阻断痛觉,故具有镇痛的药理学作用。氯胺酮对边缘系统有兴奋作用,有镇痛的效果,意识模糊但不是完全丧失,浅睡眠状态,对周围环境的刺激反应迟钝,呈现一种意识和感觉分离状态(分离性麻醉)。氯胺酮可口服、肌内注射和静脉注射。静脉给药后 30～60 秒起效,作用持续 10～15 分钟;肌肉给药后 3～8 分钟起效,作用持续 1～4 小时。氯胺酮 70％～90％在肝内代谢,5％随粪便排出,5％以原形或去甲氯胺酮形式随尿液排出。

二、临床表现

(一)急性中毒

1.行为症状

行为症状表现为兴奋、话多、自我评价过高等,患者出现理解力和判断力障碍,可导致冲动、自伤与伤害他人等行为。

2.精神症状

精神症状表现为焦虑、紧张、惊恐、烦躁不安、濒死感等。

3.躯体症状

躯体症状表现为心悸、气短、大汗淋漓、血压增加等心血管系统症状以及眼球震颤、肌肉僵硬强直、构音困难、共济运动失调、对疼痛刺激反应降低等中枢神经系统症状。严重者可出现高热、抽搐发作、颅内出血、呼吸循环抑制,甚至死亡。

4.意识障碍

意识障碍表现为意识清晰度降低、定向障碍、行为紊乱、错觉、幻觉、妄想等以谵妄为主的症状;严重者可出现昏迷。

(二)依赖综合征

1.耐受性增加

在长期使用后,滥用者常需要增加使用剂量和频度才能取得所追求的效果。

2.戒断症状

通常在停药后 12～48 小时后可出现烦躁不安、焦虑、抑郁、精神差、疲乏无力、皮肤蚁走感、失眠、心悸、手震颤等戒断症状。戒断症状的高峰期和持续时间视氯胺酮滥用情况而不同。

3.强迫性觅药行为

滥用者有不同程度的心理渴求,控制不了氯胺酮使用频度、剂量,明知有害而仍然滥用。

(三)精神病性症状

氯胺酮滥用者常出现精神病性症状,临床上与精神分裂症非常相似。主要表现为幻觉、妄想、易激惹、行为紊乱等症状。幻觉以生动、鲜明的视幻觉、听幻觉为主;妄想多为关系妄想、被害妄想,也可有夸大妄想等;行为紊乱主要表现为冲动、攻击和自伤行为等。少数患者可出现淡漠、退缩和意志减退等症状。患者亦可有感知综合障碍,如感到自己的躯体四肢变形,感到别人巨大而自己变得非常矮小等。氯胺酮所致精神病性症状一般在末次使用 4～6 周后消失,也可能持续长达 6 周以上。药物反复使用可导致精神病性症状复发与迁延。

(四)认知功能损害

滥用者表现为学习能力下降,执行任务困难,注意力不集中,记忆力下降等。由于氯胺酮神经毒性作用,慢性使用者的认知功能损害持续时间可长达数周、数月,甚至更长,损害较难逆转。

(五)躯体并发症

较常见的躯体并发症是泌尿系统损害和鼻部并发症等。氯胺酮相关性泌尿系统损害是一种以下尿路症状为主要临床表现的全尿路炎性损害,机制不明。临床主要症状为排尿困难、尿频、尿急、尿痛、血尿、夜尿增多以及急迫性尿失禁等,可伴有憋尿时耻骨上膀胱区疼痛感。尿常规可发现白细胞和红细胞,尿液细菌和抗酸杆菌培养阴性。患者同时伴有不同程度的肾功能损害。尿动力学检测提示膀胱顺应性差,不稳定膀胱,功能性膀胱容量减少或膀胱挛缩。

鼻部并发症主要因鼻吸氯胺酮粉末所致,还可能由于鼻吸管导致的机械性损伤、氯胺酮粉末中含有的其他物质粉末引起损伤或挖鼻行为等引起损伤,可并发慢性鼻炎、鼻中隔穿孔和鼻出血等鼻部疾病。

三、治疗

(一)急性中毒的治疗

对氯胺酮中毒无特异性的解毒剂,处理原则与措施同其他药物中毒相同。如患者出现呼吸心搏骤停,应给予必要的呼吸、循环支持,并及时转送到有条件的医院进行抢救。如患者出现急性谵妄状态,必要时予以保护性约束,保护患者的安全。兴奋躁动者可给予氟哌啶醇每次 2.5～10 mg 肌内注射,必要时可以重复,每天 2～3 次,总剂量不宜超过 20 mg。

(二)依赖综合征的治疗

目前尚无针对减轻氯胺酮心理渴求和抗复吸治疗的药物。治疗上以心理社会干预措施为主。而对氯胺酮戒断症状治疗主要是对症治疗,如使用镇静催眠类药物、抗焦虑药和抗抑郁药等,同时辅以支持疗法,补充水或电解质,加强营养。

(三)精神症状的治疗

出现幻觉、妄想等精神病性症状时,推荐使用非典型抗精神病药物,如利培酮、奥氮平、喹硫平、阿立哌唑、齐拉西酮等口服。经典抗精神病药中推荐使用氟哌啶醇治疗,应缓慢增加剂量。精神病性症状消失后可逐渐减少药物剂量,视情况给予维持治疗。抑郁症状可使用新型抗抑郁药物治疗。急性焦虑症状可使用苯二氮䓬类药物,但应注意防止此类药物滥用。如焦虑症状持续存在也可选用丁螺环酮、坦度螺酮等非苯二氮䓬类的抗焦虑药物治疗。

(四)心理治疗

心理治疗是氯胺酮滥用及相关障碍治疗的重要内容。心理治疗的主要目标是强化患者治疗动机,改变药物滥用的相关错误认知,帮助其识别及应对复吸高危因素,提高生活技能,提高对毒品的抵抗能力,预防复吸,建立健康生活方式,保持长期操守,适应社会生活等。心理治疗可包括动机强化治疗、认知疗法、行为治疗、集体心理治疗、家庭治疗等多种方式和措施。

第六节　大麻所致精神障碍

大麻,又称印度大麻,为一年生草本植物,是仅次于阿片的古老致依赖的药物。大麻含 400 种以上的化合物,其中枢作用有效成分为 $\triangle^9$ 四氢大麻酚。由于在世界上广泛滥用,大麻对人体健康和工作能力的危害已成为世界许多国家关心的社会问题。大麻用药方法包括口服、吸取和咀嚼,吸入比口服的作用高 3 倍,吸入 7 mg 即可使之欣快,14～20 mg 可出现明显的精神症状。

一、临床表现

吸食大麻的急性精神症状分为 4 期。①陶醉兴奋期:自身感觉心情特别愉快,精力充沛,充满自信心,出现情感高涨状态,即欣快感,并可产生不同程度的梦样状态、松弛感和滑稽感。②发展期:对周围的感知特别鲜明,视、听、嗅等感官敏感,可出现错觉,时间、空间障碍和感知综合障碍,如事物的线条、形状和色彩发生变化,声音感知为音乐。时间空间感觉异常,如空间变得宽广,时间过得极慢,手足变得非常轻,身体飘浮感等。并可出现色情兴奋,伴有性欲亢进,欢乐的兴奋可转变为恐惧,还有人格解体及非真实感。③深度幻觉期:通过想象,虽然保持一定的自知力,但还是深深地进入了虚无缥缈的境界,有思维联想障碍。④沉睡期:进入沉睡状态,醒后有疲劳感。此外,大麻急性中毒时可出现特征性的生理征兆,如结膜变红和脉搏加快。

人对大麻能产生耐药性,给药的量及次数的多少对耐药性的发展是个重要的影响因素。长时间大量服用大麻者,可有"闪回现象"。即不用大麻时也可出现吸食大麻时的心理体验,可能与对药物作用体验的想象有关。

大麻慢性中毒进展较慢,长期持续大量使用亦可引起躯体和精神变化。有些使用者在终止使用后仍长期残余躯体和精神变化:如易激惹、好冲动,工作能力下降,精神活动迟钝,意志活动减退等,且耐受量降低。少数人可发生大麻性精神病,并可在严重的被害妄想支配下,发生攻击、破坏、自伤和伤人行为。严重时可出现谵妄状态、瞳孔缩小、对光反射迟钝、口齿不清和痴呆状态等症状。

二、治疗

大麻滥用的治疗原则主要是进行脱毒和防复吸治疗,通过短期的住院或严格监督下的门诊治疗使患者摆脱毒品。还应通过个体、家庭、集体心理治疗方式来给予支持,以巩固疗效。对于出现焦虑、抑郁等精神症状的患者,可短期使用抗焦虑药或抗抑郁药。

第七节　烟草依赖所致精神障碍

烟草的使用可追溯到 2000 多年前,最早用于宗教仪式或作为药物使用。16 世纪末烟草传入我国。近 20 年,我国已成为世界香烟产量为第二的烟草大国。据估计,目前全国有 3 亿多吸烟者,直接或间接受烟草危害的达 7 亿人。1993 年中南大学精神卫生研究所联合国内 3 家单位的调查表明,15 岁以上人群吸烟率为40.70％,其中男性为 69.70％,女性为 11.20％。

一、药理作用

烟草烟雾中的成分多种多样,其中具有成瘾性的物质是尼古丁。尼古丁是一种具有难闻苦味、无色易挥发的脂溶性液体,易在空气中氧化变为棕色,有剧毒。研究证明,尼古丁具有正性强化作用,能增加正性情绪,减少负性情绪,可增强吸烟者的注意力和操作能力。如成瘾后突然戒断,可出现唾液增加、头痛、易激惹、失眠、血压下降等戒断症状,令吸烟者难以摆脱尼古丁的控制。尼古丁通过作用于脑的尼古丁受体(尼古丁乙酰胆碱受体)发挥其生理和行为作用。而且它也能作用于中脑边缘系统,产生强化作用。尼古丁的代谢较复杂,可替宁为尼古丁的主要代谢产物,不具有生物活性。尼古丁的半衰期大约是 2 小时,而可替宁的半衰期几乎为 20 小时。所以,可替宁可作为是否暴露于烟草的稳定的指标。尼古丁对全部自主神经节具有特殊作用,小剂量能兴奋肾上腺髓质,使之释放肾上腺素,并通过兴奋颈动脉体及主动脉化学感受器,反射性引起呼吸兴奋、血压升高。大剂量表现为节细胞先兴奋而后迅速转为抑制。尼古丁对中枢神经系统也同样是先兴奋后抑制。

二、吸烟的危害

吸烟是一种危害健康的行为。据世界卫生组织统计,烟草每年使世界上

400 万人丧生。而在 21 世纪的前 25 年中,该数字可上升至 1000 万,吸烟造成的危害将成为全球最大的健康负担之一。香烟的燃烟中含有的化学物质高达 4000 种,其中在气相中含有近 20 种有害物质,如二甲基亚硝胺、二乙基亚硝胺、乙烯氯化物、联氨、一氧化碳、氮氧化物、吡啶等有害物质;粒相的有害物质可达 30 多种,如 1-甲基吲哚类、儿茶酚、镍、镉、砷等。一氧化碳对血红蛋白的亲和性很强,吸烟出现大量的碳氧血红蛋白使心血管系统受累,特别是心肌运送氧的能力减弱,从而易导致缺血性心脏病、心绞痛等。此外,吸烟还可使呼吸系统、消化系统受损,并可导致各种癌症的发生。

三、治疗及预防

应提高公众对吸烟危害的意识,并制定相关法律来限制烟草产品。对于有烟瘾的患者,采用心理治疗和药物治疗相结合,常用的心理治疗有厌恶疗法、松弛训练及刺激控制等行为疗法以及认知疗法。药物治疗主要有尼古丁替代、盐酸安非他酮和伐尼克兰。

(一)尼古丁替代药物

尼古丁替代药物主要通过代替或部分代替从烟草中获得的尼古丁,以减轻尼古丁戒断症状,如焦虑、易怒、情绪低落及注意力不集中等。尼古丁替代较为安全。疗程应持续 8～12 周。我国目前市场上主要是尼古丁咀嚼片。心肌梗死急性期、严重心律失常、不稳定心绞痛患者慎用。

(二)盐酸安非他酮

盐酸安非他酮是一种抗抑郁药,作用机制可能包括抑制多巴胺和去甲肾上腺素的重摄取以及阻断尼古丁乙酰胆碱受体。盐酸安非他酮是口服药,一般是在戒烟前 1 周开始服用,疗程是 7～12 周。对于尼古丁依赖严重的吸烟者,联合应用尼古丁替代可增加戒烟效果。

(三)伐尼克兰

伐尼克兰是尼古丁-乙酰胆碱受体的部分激动剂,同时具有激动及拮抗的双重调节作用。其激动作用,可刺激受体释放多巴胺,有助于缓解尼古丁戒断症状对烟草的渴求;其受体拮抗作用可以减少吸烟的快感,降低对吸烟的期待,从而减少复吸的可能性。伐尼克兰应在戒烟之前 1～2 周开始使用,通常疗程为 12 周。伐尼克兰常见的不良反应有恶心、头痛、失眠及梦境异常。伐尼克兰几乎以原形从尿液排出,因此严重肾功能不全的患者应慎用。

第七章 抑郁障碍与双相障碍

第一节 抑 郁 障 碍

一、概述

(一)概念

抑郁障碍是指以显著而持久的心境低落为主要临床特征的一类情感障碍。抑郁障碍的核心症状包括情绪低落、兴趣缺乏和快感缺失,可伴有躯体症状、自杀观念和行为等。抑郁可一生仅发作一次,也可反复发作。若抑郁反复发作,则称为复发性抑郁障碍。

(二)流行病学

抑郁发作多数为急性或亚急性起病,好发于秋冬季节。2013 年的 Meta 分析资料显示,中国大陆抑郁障碍的现患病率为 1.6%,年患病率为 2.3%,终身患病率为 3.3%。根据国际精神疾病流行病学调查(ICPS,2003 年)资料,全球 10 个国家(包括美洲、欧洲和亚洲)的成年样本中,抑郁障碍的终身患病率为 3.0%～16.9%。初次平均发病年龄为 20～30 岁,复发性抑郁障碍起病年龄平均为 40～49 岁。每次抑郁发作持续时间平均为 6～8 个月。

二、病因和发病机制

抑郁障碍的致病因素不明确,但普遍认为与遗传因素、社会环境因素、个性特质、自身内分泌功能、脑功能等有关。

(一)遗传因素

研究显示,父母其中 1 人得抑郁障碍,子女得病概率为 25%;若双亲都是抑郁障碍患者,子女患病率提高至 50%～75%。

(二)社会环境因素

应激性以及负性生活事件可以诱发抑郁障碍,如丧偶(尤其是老年丧偶)、离婚、失业、生意失败、病痛等。

(三)生化因素

抑郁障碍发生的基础是脑内一些化学物质代谢紊乱,尤其是有一类人的调节能力比较差,容易造成代谢紊乱。现在研究比较透彻的是生物学因素,即中枢神经递质的功能及代谢异常。

(四)躯体疾病

在综合医院的内科患者中,1/3 伴有抑郁障碍,外科患者中也有许多人伴有抑郁障碍。有资料显示:抑郁症状的发生率在一般人群中为 5.8%,慢性躯体疾病患者中为 9.4%,一般住院患者中为 33%,老年住院患者中为 36%,门诊癌症患者中为 33%,住院癌症患者中为 42%,脑卒中患者中为 47%,心肌梗死患者中为 45%,帕金森病患者中为 39%。

(五)性格特质

抑郁障碍和人的性格关系密切。通常有两类人比较容易得抑郁障碍:一类是自卑、自责、多愁善感的人;另一类是过于追求完美的人。

(六)增龄引起的脑退行性改变

这是近几年研究发现的一个新的抑郁障碍发病原因。老年人在没有明显外因刺激的情况下,随着年龄的增长,脑功能发生退变,机体调节能力下降,抑郁障碍的发生率明显上升。

(七)性别因素

女性抑郁障碍患病率是男性的 2 倍,有研究认为这与雌激素分泌水平改变有关。

三、临床表现

(一)主要症状

抑郁障碍主要症状可分为核心症状群、心理症状群及躯体症状群 3 个方面。

1.核心症状群

(1)情绪低落:患者主诉自己心情不好,高兴不起来;感到无助、无望,与其处境不相称。

(2)兴趣缺乏:对任何事情都不想参与,有的甚至离群索居,不想见人。

(3)乐趣丧失:或称快感缺失,无法从生活中体验到乐趣。

2.心理症状群

(1)心理学伴随症状:包括焦虑、自责自罪、精神病性症状(如虚无妄想、罪恶妄想或幻觉)、认知障碍(注意力集中困难或下降、联想困难,自觉思考能力显著下降)、自杀观念和行为、自知力(严重程度的评判标准)。

(2)精神运动性症状:表现为精神运动性迟滞或激越。

3.躯体症状群

失眠、早醒或睡眠过多;食欲缺乏,体重明显减轻;性欲明显减退;精力丧失;晨重夜轻(抑郁情绪在晨间加重)。

(二)认知功能障碍

抑郁发作时,抑郁障碍患者存在着明显的认知障碍,可随着病情的改善而恢复。有研究发现,抑郁障碍患者的认知功能障碍可能独立于抑郁症状之外,这是抑郁障碍患者在缓解期内仍不能恢复社会功能的主要原因之一。

抑郁障碍患者的认知功能障碍主要表现为以下几方面。

1.执行功能障碍

学习和归纳规律的能力减退,无法像健康人一样有效而迅速地进行逻辑判断。

2.记忆力明显减退

记忆力明显减退具体表现为短时记忆和瞬间记忆能力下降,自由联想、粗质回忆和再认的困难;重度抑郁障碍患者韦氏成人记忆量表测验中再生、联想和理解的表现比中度患者更差,这表明病情严重程度与信息加工过程中再认和粗质回忆的缺陷程度相关。

3.注意障碍

抑郁障碍患者额叶功能下降,明显影响注意力。临床可以表现为注意力集中困难、不能持久或注意力固定于病态观念或妄想上。

(三)分类

《国际疾病和分类(第10版)》(ICD-10)和DSM-5两大诊断系统对抑郁障碍的分类及描述基本一致,认为抑郁障碍是一类"发作性"精神疾病,是系列综合征(连续谱)。

1.ICD-10分类

(1)抑郁发作(单次发作):通常表现为心境低落、兴趣和愉快感缺失,疲倦、乏力,活动减少。依据严重程度不同,可分为轻度、中度、重度抑郁发作。重度抑郁发作可伴有精神病性症状或不伴有精神病性症状。当不符合上述描述的抑郁发作时诊断为其他抑郁发作。

(2)复发性抑郁发作:分为轻性抑郁、伴或不伴精神病性症状的抑郁。复发性抑郁发作经治疗病情缓解称为复发性抑郁发作缓解状态。

(3)持续性心境障碍:包括环性心境、恶劣心境和其他持续性心境障碍。

2.DSM-5 分类

(1)破坏性情绪失调障碍。

(2)重度抑郁障碍,单次和反复发作。

(3)持久性抑郁障碍(心境)。

(4)经前期心境恶劣障碍。

(5)物质/药物引起的抑郁障碍。

(6)由于其他医疗条件所致的抑郁障碍。

(7)其他特定的抑郁障碍。

(8)未特定的抑郁障碍。

破坏性情绪失调障碍和经前期心境恶劣障碍,是 DSM-5 中新增的抑郁障碍分类。前者主要是指从儿童到 18 岁之间,表现为持续的易激惹和频繁的极端行为失控发作。

四、辅助检查

(一)实验室检查

目前尚无特异性的实验室检查项目可以确定抑郁障碍诊断,地塞米松抑制试验和促甲状腺激素抑制试验对诊断有一定的意义。

(二)评估

为了明确抑郁障碍的诊断,应先对患者的精神症状及躯体情况进行检查和评估,主要包括现病史、目前症状、是否有自杀意念、既往是否有过躁狂发作及治疗史等。还可以使用临床量表或自评量表来评估其精神症状的严重性。

五、诊断与鉴别诊断

(一)抑郁发作

1.症状标准

抑郁障碍的常见症状如下:①兴趣丧失、无愉快感;②精力减退或疲乏感;

③精神运动性迟滞或激越;④自我评价过低、自责或有内疚感;⑤联想困难或自觉思考能力下降;⑥反复出现想死的念头或有自杀、自伤行为;⑦睡眠障碍,如失眠、早醒或睡眠过多;⑧食欲降低或体重明显减轻;⑨性欲减退。以上 9 项症状中存在 4 项即可做出诊断。

2.严重程度标准

社会功能受损,或给本人造成痛苦或不良后果。

3.病程标准

(1)符合症状标准和严重程度标准至少已持续 2 周。可存在某些分裂症状,但不符合分裂症的诊断。

(2)若同时符合分裂症的诊断标准,在分裂症状缓解后,满足抑郁发作标准至少 2 周。

4.鉴别诊断

(1)继发性抑郁障碍:器质性疾病、躯体疾病、某些药物、精神活性物质、精神分裂症均可伴发抑郁障碍,但前者出现的时间与抑郁症状有先后之别。

(2)精神分裂症:精神分裂症的思维、情感和意志行为等精神活动表现不协调。

(3)焦虑障碍:抑郁障碍常伴有焦虑症状,当抑郁与焦虑严重程度主次分不清时,应先考虑抑郁障碍的诊断。

5.创伤后应激障碍

发病前有严重的生活事件。

(二)复发性抑郁障碍的诊断要点

目前发作符合某一型抑郁的诊断标准,并在间隔至少 2 个月前有过另一次发作符合某一型抑郁诊断标准;以前从未有过躁狂发作。

(三)持续性心境障碍

1.诊断要点

(1)心境恶劣障碍:是指在大多数时间内表现轻至中度的抑郁,且没有间断的发作。

(2)环性心境障碍:包括轻躁狂发作与轻度或中度抑郁发作,但不符合躁狂或抑郁发作症状标准。一旦符合相应标准即诊断为其他类型情感障碍。

(3)心境恶劣障碍或环性心境障碍:诊断需要症状至少持续 2 年以上。

2.鉴别诊断

(1)心境恶劣障碍:最常见的鉴别诊断为具有抑郁情绪的居丧或适应性障

碍。与心境恶劣障碍相反,居丧反应或适应性障碍存在一个明确的生活刺激事件,促使了抑郁症状的产生,症状随时间缓解。适应性障碍的症状在应激事件后3个月内出现,应激事件终止后持续不超过6个月。

(2)药物滥用:特别是中枢神经系统镇静剂的滥用,可与心境恶劣障碍相似;使用中枢神经系统兴奋剂的患者看上去像轻躁狂者。

(3)重度抑郁障碍:呈发作性并且程度严重,可以导致社交与职业功能极度受损。心境恶劣障碍呈持续性、慢性病程,程度较轻,导致个人功能轻度、中度或重度受损,从不出现精神病性症状。

(4)某些重度抑郁障碍患者不完全缓解时可以心境恶劣障碍为特征(双重抑郁)。

六、治疗

抑郁障碍的治疗以药物治疗为主,特殊情况下可使用电休克治疗(electro-convulsive therapy,ECT)或改良电休克治疗(modified electro-convulsive therapy,MECT),心理治疗应贯穿治疗的始终。

(一)药物治疗

1.常用的抗抑郁药物

(1)选择性 5-HT 再摄取抑制剂(SSRIs):代表药物有氟西汀、帕罗西汀、舍曲林、氟伏沙明、西酞普兰。

(2)5-HT 和去甲肾上腺素再摄取抑制剂(SNRIs):代表药物有文拉法辛和度洛西丁。

(3)去甲肾上腺素和特异性 5-HT 能抗抑郁药:代表药物有米氮平。

(4)三环类及四环类抗抑郁药:代表药物有丙咪嗪、氯米帕明、阿米替林及多塞平、马普替林等。

(5)单胺氧化酶抑制剂:代表药物有吗氯贝胺。

(6)其他抗抑郁药:安非他酮、瑞波西汀、曲唑酮、尼法唑酮、噻奈普汀、阿戈美拉汀等均有较好的抗抑郁作用。

2.抗抑郁药物治疗原则

(1)全面考虑患者的症状特点、年龄、躯体情况、药物耐受性、有无合并症等,做到个体化合理用药。

(2)小剂量开始,逐步递增。

(3)尽可能单一用药,足量、足疗程治疗。

(4)倡导全程治疗:分为急性期治疗、巩固期治疗和维持期治疗。其中,急性期治疗以控制症状为主,并尽量达到临床痊愈。

(二)ECT 或 MECT

ECT 在 20 世纪 30 年代后期引入临床。经实践证实 ECT 确实能改善精神分裂症的兴奋症状,亦能显著减轻严重抑郁的病情。随着 20 世纪 50 年代抗精神病药物的问世,ECT 日益减少。最近 10 年来,对 ECT 进行了改进,使用短暂麻醉和肌肉松弛药,使其更加安全和易于接受,称为 MECT。

对于有严重消极自杀言行或抑郁性木僵的患者,ECT 或 MECT 是首选治疗方法;对使用抗抑郁药治疗无效的患者也可采用 ECT,6～12 次为一个疗程。ECT 后仍需用药物维持治疗。

(三)心理治疗

在药物治疗的同时常合并心理治疗(如疏导疗法、认知疗法、音乐疗法、发泄疗法),心理治疗能提高患者对疾病的认识、生活的满意度以及解决问题的能力和应对应激的能力,促进康复,预防复发。心理治疗对有明显心理社会因素作用的抑郁发作患者及轻度抑郁或恢复期患者效果尤其明显。

七、病程与预后

经抗抑郁治疗后,大部分患者的症状会缓解或显著减轻。对每次抑郁发作的患者而言,显著和完全缓解率为 60%～80%。首次抑郁发作缓解后,接近一半的患者不复发。有过 2 次抑郁发作的患者复发可能性为 70%,有过 3 次抑郁发作的患者复发风险几乎达 100%。发作间期一般完全缓解,多次发作后可慢性化。

抑郁症状缓解后,患者的社会功能一般可恢复至病前水平,即使主要抑郁症状长期缓解,但仍有其他一些残留症状,如消沉、自觉状况差、社会适应能力减退及自杀死亡率高于一般人群。有资料显示,抑郁障碍的终身自杀风险为 6%。

第二节　双相障碍

一、概述

(一)概念

双相障碍又称双相情感精神障碍,一般是指既有符合症状学标准的躁狂或轻躁狂,又有抑郁发作的一类心境障碍。躁狂发作时表现为情感高涨、思维奔逸、活动增多;抑郁发作时则出现情感低落、思维迟缓、意志活动减退等"三低"症状,重者可有明显的精神病性症状(如幻觉、妄想等)。双相障碍多为间歇性病程,躁狂和抑郁反复循环或交替发作,也可以混合方式存在,每次发作持续相当长时间(躁狂发作持续 1 周以上,抑郁发作持续 2 周以上)。对患者的日常生活及社会适应能力等产生不良影响。

(二)流行病学

1982 年我国 12 个地区的精神病流行病学调查显示,双相障碍患病率仅为 0.042%,而我国台湾地区为 0.7%~1.6%,我国香港地区男性为 1.5%,女性为 1.6%。我国台湾与香港地区患病率接近,比内地高出约 35 倍。之所以有这么大的差异,主要原因可能与采用的诊断标准不一致有关。西方发达国家 20 世纪 70—80 年代的流行病学调查显示,双相障碍终身患病率为 3.0%~3.4%,发病无种族差异。

二、病因与发病机制

本病病因和发病机制尚不清楚。大量研究提示遗传因素、环境因素对本病发生有重要作用,神经生化因素和心理社会因素等对本病的发生有明显影响。双相障碍主要发病于成年早期,但大多起病于 50 岁以前,15~19 岁为发病的高峰年龄。

三、临床表现

(一)发作特点

双相情感障碍一般呈发作性病程,躁狂和抑郁常反复循环或交替出现。抑郁发作持续时间(约 6 个月)长于躁狂发作(约 3 个月)时间。发作频率、复发与缓解的形式均有很大变异。随时间推移,缓解期有逐渐缩短的趋势。中年之后,抑郁变得更为常见,持续时间也更长。

(二)症状特征

躁狂发作的典型临床症状是情感高涨、思维奔逸、活动增多的"三高"症状;而抑郁发作为情感低落、思维迟缓、意志活动减退的"三低"症状。美国精神医学学会出版的《精神障碍诊断与统计手册》认为只要有躁狂发作或轻躁狂发作就是双相障碍。依据躁狂发作还是轻躁狂发作分别划分为Ⅰ型或Ⅱ型。

(三)认知功能损害

研究发现,情感性精神障碍伴有认知功能损害,并且双相障碍的认知功能损害不仅存在于急性期,在稳定期亦持续存在,突出表现是语言记忆力、执行功能和注意力的损害。但在认知功能的比较研究中,多数研究认为精神分裂症患者的认知功能损害较双相障碍患者严重而广泛,并提示两种疾病患者的认知反应特征不同,这种差异对两种疾病的鉴别有一定意义。

(四)临床亚型和临床表现形式

(1)《中国精神障碍分类与诊断标准(第 3 版)》(CCMD-3)与 ICD-10 已经接轨,在双相亚型分类和临床表现形式相同,但临床上更多人使用美国的 DSM 诊断系统的分类方式。

精神病性症状是指幻觉、妄想,或紧张综合征等症状。

轻躁狂和轻抑郁主要指症状的严重程度相对较低,没有造成社会功能影响或只有轻度影响。

混合性发作指在发作时躁狂和抑郁症状混合或(在数小时内)迅速交替持续 2 周以上,躁狂和抑郁症状均很突出;以前应有过抑郁或躁狂发作。

快速循环发作特指过去 12 个月中,至少有 4 次情感障碍发作,每次发作形式不定,但符合轻躁狂、躁狂发作、抑郁发作或混合性发作标准。

环性心境障碍是一种慢性心境障碍,主要为轻躁狂症状和抑郁症状交替出现,但其症状数量和严重程度均未达到躁狂发作或抑郁发作的程度,以往曾归于人格障碍。

(2)DSM-5 亚型分类。①双相Ⅰ型障碍:只要目前或病史中有达到诊断标准的躁狂发作或混合性发作便属于双相Ⅰ型。②双相Ⅱ型障碍:指有反复的抑郁发作及轻躁狂发作,但从无躁狂发作。③环性情感性障碍。④物质/药物引起的双相及相关障碍。⑤由于其他医疗条件所致的双相及相关障碍。⑥其他特定的双相及相关障碍。⑦未特定的双相及相关障碍。

四、诊断与鉴别诊断

(一)诊断

双相障碍的诊断主要应根据病史、临床症状、病程及体格检查和实验室检查,典型病例诊断一般不困难,我国目前使用的诊断标准为 ICD-10、CCMD-3 及 DSM-5。

诊断标准:症状诊断标准根据CCMD-3,无论双相障碍、抑郁障碍、躁狂症,还是环性心境障碍和其他心境障碍的诊断,必须分别符合躁狂发作和抑郁发作的诊断标准。

(二)鉴别诊断

1.与继发性心境障碍鉴别

脑器质性疾病、躯体疾病、某些药物和精神活性物质等均可引起继发性心境障碍。

2.与精神分裂症的鉴别

(1)心境障碍以心境高涨或低落为原发症状,精神病性症状是继发的;精神分裂症以思维障碍为原发症状,而情感症状是继发的。

(2)心境障碍患者的思维、情感和意志行为等精神活动的协调性好于精神分裂症。

(3)心境障碍是间歇性病程,间歇期基本正常;精神分裂症多数为发作进展或持续进展病程,缓解期常残留精神症状或人格改变。

五、治疗

双相情感障碍以躁狂与抑郁交替发作或循环、混合发作为临床特征,对社会功能及生活造成不良影响,针对不同的临床表现治疗方案有所不同。主要的治疗措施有药物治疗、ECT 或 MECT、心理治疗。

(一)药物治疗

1.各类躁狂发作均以心境稳定剂为主

目前比较公认的心境稳定剂主要包括锂盐(碳酸锂)和卡马西平、丙戊酸盐。临床证据显示,其他抗癫痫药(如拉莫三嗪、托吡酯、加巴喷丁)、第二代抗精神病药物(如氯氮平、奥氮平、利培酮与喹硫平等),也具有一定的心境稳定作用,可作为候选的心境稳定剂使用。特殊情况下可选用 ECT 或 MECT。

2.抑郁发作以抗抑郁药物为主

一般推荐 SSRIs、SNRIs、α_2 肾上腺素能受体阻滞剂作为一线药物选用。但由于价格因素,在我国不少地区仍将阿米替林、氯米帕明、马普替林等抗抑郁药物作为治疗抑郁发作的首选药物。抗抑郁药物能有效缓解抑郁心境及伴随的焦虑、紧张和躯体症状,有效率达 60%～80%。抗抑郁药的维持治疗在一定程度上能预防抑郁复发,但不能防止抑郁转向躁狂,甚至可能促发躁狂。

3.药物治疗原则

双相情感障碍的药物治疗应坚持长期治疗原则以阻断病情反复发作。治疗可分为 3 个阶段,即急性治疗期、巩固治疗期和维持治疗期。不论双相情感障碍为何种临床类型,都必须以心境稳定剂为主要治疗药物。

(二)ECT 或 MECT

对急性重症躁狂发作、极度兴奋躁动或有严重消极自杀言行、抑郁性木僵、对药物治疗无效或不能耐受药物治疗的患者,均可首先考虑 ECT 或 MECT。

(三)心理治疗

心理治疗对有明显心理社会因素作用的抑郁发作患者及轻度抑郁或恢复期患者,效果更加明显。认知疗法、行为治疗、人际心理治疗、婚姻及家庭治疗等一系列的治疗技术,能帮助患者识别和改变认知歪曲,矫正患者不良行为,改善患者人际交往能力和心理适应功能,提高患者家庭和婚姻生活的满意度。预防复发。

六、病程与预后

虽然双相障碍可能自发缓解,但在使用锂盐治疗之前,患者一生平均有 9 次发作。未经治疗的患者中,有半数患者能够在首次发作后的第一年内自行缓解,其余能够缓解者不到 1/3,终身复发率达 90% 以上;约有 15% 的患者自杀死亡,10% 转为慢性状态。病前职业状况不良、酒精依赖、有精神病性症状、抑郁特征、发作间歇期的抑郁残留与不良预后有关;而躁狂发作期短暂、晚年发病、无自杀观念和共病情况者预后较好。

第八章

老年期常见精神障碍

第一节 谵 妄

谵妄是急性脑器质性综合征最重要、最基本的症状,是由于脑部广泛性代谢失调所引起的急性器质性精神病性反应。在老年人(65岁以上)中谵妄是很常见的,是威胁生命的临床综合征,其导致患者病情复杂化,病死率增高。谵妄在住院患者中的发生率,一般内、外科为5%～15%,内科重症监护病房为15%～25%,外科重症监护病房为18%～30%,老年病房为16%～50%。

一、病因

生物学因素是谵妄发生的必要条件。常见的病因有以下几方面。

(1)颅内病变:癫痫及癫痫发作后的状态;脑外伤;颅内感染,如脑炎、脑膜炎、脑脓肿;脑血管疾病,如蛛网膜下腔出血、脑出血、脑梗死;颅内肿瘤。

(2)药物及其他化学物质中毒。

(3)成瘾物质滥用。

(4)内分泌功能失调(亢进或低下):垂体、甲状腺、甲状旁腺、肾上腺皮质。

(5)内脏疾病:肝性脑病、肾性脑病、透析性谵妄、肺性脑病、心力衰竭等。

(6)代谢障碍及营养缺乏:维生素 B_1 缺乏、烟酸缺乏、营养不良、水及电解质平衡失调、血糖过高或过低等。

(7)感染性疾病伴发热。

(8)过敏性疾病。

继发于躯体疾病的谵妄一般只引起脑部非特异性病理改变,如充血、水肿等。除生物学因素外,谵妄的发生也与心理上的恐惧、紧张及严重焦虑,疲劳,睡眠不足或失眠,外界刺激过多或过少,环境过于恐怖、过于陌生和过于单调相关。老年及婴幼儿,酒瘾、药瘾或长期使用具有精神活性作用的药物者,脑部原有某些器质性病变或损伤者,患有慢性心、肺、肝、肾及内分泌疾病者,在外科手术恢复期易发生谵妄。

二、临床特点

谵妄一般起病较快,持续时间不超过 6 个月,严重程度有波动。临床特点是同时具有意识、注意、知觉、思维、记忆、精神运动行为、情绪和睡眠觉醒周期的功能紊乱。意识障碍是谵妄最根本、最重要的症状。由于脑器质性病变的深度、广度和严重性不同,意识障碍的表现形式和程度也不一样。轻度意识障碍仅有意识模糊、感觉迟钝和理解困难,中度意识障碍呈意识混浊状态,严重者可达到昏迷。意识障碍的深浅在一天或数天之内常有波动。

判定意识障碍的依据:感觉迟钝,对外界刺激的反应减弱,对周围环境认知模糊。注意力障碍,注意的指向、集中、持续和转移能力均降低。定向力障碍,可为时间、地点、人物或自我定向障碍。患者病情缓解后对病中的经历部分遗忘或全部遗忘。因此,一般性感知觉减弱是意识障碍的基本特征,注意障碍、记忆障碍是意识障碍的重要特征。在意识障碍的基础上亦可出现如下症状。

(一)认知功能的全面紊乱

认知功能的全面紊乱包括错觉,幻觉,言语不连贯,回答不切题,理解困难或错误,瞬间记忆力障碍等。患者在疾病的早期即可出现错觉、幻觉,尤以幻视最多见,且为原始性幻觉,幻觉的内容往往具有恐怖性质。此外,还可见感知综合障碍,如视物显大症、视物显小症、视物变形症。有时也可见人格解体和非真实感。患者思维过程变慢,反应迟钝,思维活动不能有条不紊地进行,理解困难,推理障碍,难以形成复杂概念,严重者思维不连贯。患者还常有妄想,这种妄想往往继发于错觉或幻觉,通常不系统、不持久。

(二)记忆障碍

患者意识障碍时对新信息难以保存,即刻记忆和近期记忆受损,远期记忆相对完整。病情严重者可出现错构和虚构。意识障碍消失后,患者对病中经历只有片段的记忆,甚至全部遗忘。

(三)精神运动紊乱

患者会有行动缓慢,犹豫不决,缺乏主动性,有目的的活动明显减少的表现。

患者还可表现为不可预测地从活动减少迅速转到活动过度,兴奋躁动,吵闹不休,无目的地摸索,甚至冲动伤人或自伤。当病情加重时,患者可由兴奋躁动迅速转为静卧不动,逐渐陷入昏睡或昏迷状态。

(四)睡眠-觉醒周期紊乱

患者会有失眠或嗜睡,或睡眠颠倒,白天困倦,夜间症状加重的表现。

(五)情感紊乱

患者情感紊乱常见焦虑、抑郁及情绪不稳,也容易受错觉、幻觉和妄想的影响而发生相应的情绪变化,如紧张、恐惧等。患者还可表现情感淡漠,对环境漠不关心,表情平淡。个别患者表现欣快。

(六)不自主运动

患者不自主运动常见的形式有震颤、扑翼样运动及多发性肌阵挛。酒精中毒发生的震颤性谵妄最为典型,表现为肢体、头、颈、躯干出现幅度较粗大的震颤。扑翼样运动是手与指部的不规则拍动,有如鸟之扑翼。多发性肌阵挛为静息时发生的多处肌群的迅速、短暂、不对称收缩,最常累及面部及肩部。扑翼样运动和多发性肌阵挛的出现提示谵妄的存在。

(七)自主神经功能紊乱

患者谵妄时常伴有自主神经功能紊乱,表现为皮肤潮红或苍白、多汗或无汗、瞳孔扩大或收缩、心跳加快或减慢、血压升高或降低、体温增高或下降、恶心、呕吐、腹泻或便秘等。

(八)24 小时内病情波动

患者典型的表现即所谓的"日落效应",白天症状较轻夜晚加重。

三、诊断与鉴别诊断

谵妄的诊断主要根据临床表现,一般依据美国精神医学学会出版的《精神障碍诊断与统计手册》和 ICD-10 进行诊断。

有时谵妄需要与痴呆进行鉴别,两者都有认知功能全面障碍,但谵妄起病急、病程短,有意识障碍;痴呆则相反。值得注意的是痴呆患者的谵妄阈值降低,因此有时可暂时合并谵妄。有些谵妄可以幻觉、妄想及思维凌乱为突出表现,因而可能会与精神分裂症混淆。需要注意的是,精神分裂症患者在治疗过程中有可能出现药源性谵妄,不要误认为这是分裂症症状的加重或复燃,而增加药物剂量,造成适得其反的结果。

四、治疗原则

(1)以积极治疗原发躯体疾病为本。一旦谵妄发生,关键步骤是寻找所有可能的原因。老年谵妄病例中,80％～95％可找到器质性病因,5％～20％的病因仍是难解之谜。

(2)支持治疗。保证患者呼吸通畅,保持水分和营养充足,经常更换体位防止压疮和静脉血栓,提供患者日常的护理需要。注意安全,防止意外发生。良好的护理有助于消除患者的恐惧、焦虑情绪,特别是对有意识障碍的患者要防止其自伤、摔倒、冲动伤人毁物等意外发生。

(3)非药物治疗方法。建立安静、舒适、熟悉的环境;强化时间定向(提供日历,钟表等);进行充分有效地沟通,适当的家庭成员的支持,减少医护人员更换频率,消除患者的陌生和恐惧感;营造不受干扰的睡眠环境,低噪音弱照明;调整正常的睡眠觉醒周期,在白天鼓励患者不眠和活动。

(4)选用适宜的药物,及早控制精神症状,尤其对于有威胁到自身安全或者其他人安全的风险。所选药物应满足以下要求:镇静作用迅速、不良反应甚少、能有效地控制兴奋、药物代谢较快。同时应尽量避免使用抗胆碱作用强的药物。

第二节　痴　呆

痴呆是指由神经退行性变、脑血管病变、感染、外伤、肿瘤、营养代谢障碍等多种原因引起的,以认知功能缺损为主要临床表现的一组综合征,通常多见于老年人群。痴呆究其本质是一种慢性临床综合征,而不是特指一种疾病或神经病理过程。在痴呆中,最常见的类型是阿尔茨海默病,曾称老年期痴呆。血管性痴呆是痴呆的第二大类型。

一、痴呆的临床表现

痴呆除表现有定向、记忆、学习、语言理解、思维等多种认知功能损害外,多数患者还表现有行为异常。认知功能缺损和行为异常,终将导致患者的职业及社会生活功能下降或丧失。《老年期痴呆防治指南》将痴呆临床表现分为三大方面,即认知功能损害、生活能力下降和精神与行为症状。

(一)认知功能损害

1.记忆障碍

记忆障碍常为痴呆早期的突出症状。最初主要累及近期记忆,记忆保存困难和学习新知识困难。患者表现为好忘事,刚用过的东西随手即忘,日常用品丢三落四;刚说过的话或做过的事转眼即忘,吃饭不久又要求进餐,不能记住新近接触的人名或地名,反复说同样的话或问同样的问题;东西常放错或丢失,购物忘记付款或多次付款;凡事需别人提醒或依赖"备忘录",常忘记赴重要约会。随着病程进展,远期记忆也受损,不能回忆自己的工作和生活经历。严重时连家中有几口人,自己的姓名、年龄和职业都不能准确回忆。为了弥补记忆方面的缺损,有的患者以虚构或错构来填充记忆的空白。

2.视空间障碍

视空间障碍也是痴呆较早出现的症状之一,患者表现为在熟悉的环境中迷路,找不到自己的家门,甚至在自己家中走错房间或找不到厕所。在简单绘图试验时,患者不能准确临摹立方体图,也常不能临摹简单的图形。

3.抽象思维障碍

痴呆患者的理解、推理、判断、概括和计算等认知功能受损。首先是计算困难,不能进行复杂运算,甚至两位数以内的加减运算也不能完成。患者逐渐出现思维迟钝缓慢,抽象思维能力下降,不能区分事物的异同,不能进行分析归纳,看不懂小说和电影等,听不懂他人谈话,不能完成或胜任已熟悉的工作和技术,最后完全丧失生活能力。

4.语言障碍

语言改变是大脑皮质功能障碍较敏感的指标,语言障碍的特殊模式有助于本病的诊断。痴呆患者最早的语言异常是自发言语空洞,找词困难,用词不当,赘述,不得要领,不能列出同类物品的名称。也可出现阅读困难,继之命名不能。在命名测验中对少见物品的命名能力首先丧失,随后对常见物品命名亦困难。之后患者会出现感觉性失语,不能进行交谈,可有重复言语、模仿言语、刻板言语的表现。最后患者仅能发出不可理解的声音,或者缄默不语。

5.失认症

痴呆患者的失认症以面容认识不能最常见,患者不能根据面容辨别人物,不认识自己的亲属和朋友,甚至丧失对自己的辨认能力。

6.失用症

痴呆的失用症在表现为不能正确地做出连续的复杂动作,如做刷牙动作;穿衣时将里外、前后、左右顺序穿错;进食不会使用筷勺,常用手抓食或用嘴舔食。

7.人格改变

痴呆患者最初的人格改变表现为主动性不足,活动减少,孤独,对新环境难以适应,自私,对周围环境兴趣减少,对人缺乏热情。然后患者表现为兴趣越来越窄,对人冷淡,甚至对亲人漠不关心,不负责任,情绪不稳,易激惹,因小事而暴怒,训斥或骂人,言语粗俗,殴打家人等;进而缺乏羞耻及伦理感,行为不顾社会规范,不修边幅,不讲卫生,拾捡破烂,乱取他人之物据为己有,争吃抢喝。最后患者可表现本能活动亢进,当众裸体,甚至出现性行为异常等。

(二)生活能力下降

痴呆患者由于记忆、判断、思维等能力的衰退而造成日常生活能力明显下降,逐渐需要他人照顾,对他人的依赖性不断增强。最初患者可能表现为不能独立理财、购物;逐渐地,可能无法完成既往已熟悉的活动,如洗衣、下厨、穿衣等;严重者个人生活完全不能自理。

(三)精神与行为症状

20世纪90年代,国际老年精神病学会召集了一次专门讨论痴呆行为障碍的国际协商会议,制订了一个新的疾病现象学术语即痴呆的行为与精神症状(the behavioral and psychological symptoms of dementia,BPSD)。症状包括幻觉、妄想、错认、抑郁、类躁狂、激越、无目的漫游、徘徊、躯体和言语性攻击、喊叫、两便失禁及睡眠障碍等。

BPSD的发生率因调查方法及使用工具不同有较大的差距。Burgio等学者研究指出痴呆患者BPSD的总发生率为70%~90%。美国一项对社区老年人口调查显示,在调查前1月中阿尔茨海默病患者BPSD总发生率为53.3%。国内解恒革等采用神经精神科问卷对社区和8所医院的门诊痴呆患者进行调查,结果显示,49.3%的痴呆患者至少出现一种神经精神科问卷症状。

淡漠、激越/攻击、抑郁、妄想等为痴呆患者常见的BPSD症状。研究显示,不同原因BPSD的发生也各有特点,如妄想多见于阿尔茨海默病、抑郁在血管性痴呆中较常见、路易体痴呆幻觉多见,而额颞叶痴呆患者更多表现为欣快及无目的活动。BPSD的许多症状是以认知症状为基础的,如被窃妄想多见于记忆力障碍时忘却将物品放置何处而继发的。同样,因人物定向障碍,不认识家人或配偶,而认为他们是骗子,是冒名顶替者。

1.妄想

痴呆患者的妄想以被害妄想居首位,其次为被窃、嫉妒及夸大妄想。其他常见的妄想还有被遗弃妄想、配偶是冒名顶替者、住所不是自己的家等。痴呆患者的妄想较精神分裂症患者的妄想简单,且妄想既可以是原发的,也可以是继发的(如出现在心境障碍、幻觉或记忆力障碍之后)。有妄想的痴呆患者虽有健忘,但其妄想内容常常固定不变,似乎一个妄想内容被忘却,同一内容的妄想又继续再生。妄想多发生在早期到中期(起病后平均 2~4 年),即痴呆是轻度或中度的时候,当重度痴呆时妄想消失。妄想经常导致攻击行为,特别是对阻止患者不受妄想影响的护理人员进行攻击。

Marshal 等研究发现,伴妄想的阿尔茨海默病患者较无妄想的阿尔茨海默病患者具有相对完整的注意力,但语言能力较后者差。MRI 检查显示妄想的患者皮质下损害明显分布于左侧,无妄想的患者皮质下损害则多为双侧对称性。伴妄想的患者皮质损害为双颞叶明显,无妄想的患者双额叶明显损害。

2.幻觉

痴呆患者幻觉的发生率比妄想少,多数研究报道幻觉的发生率在 7%~49%。Marshal 等报道 56 例阿尔茨海默病患者幻视的发生率为 16%,幻听为 14%,幻触、幻嗅等为 5%。幻觉常常发生在周围性感觉丧失的痴呆患者中,如耳聋或视力减退。有幻觉的痴呆患者行为障碍的发生率较无幻觉者多。

3.身份识别错误

此类症状见于 23%~50%的痴呆患者。患者往往混淆现实与视觉的界限,不能从面容辨认人物,将自己的妻子错认为自己的母亲,甚至面对镜中的自己错认为陌生人。曾有患者面对镜中的自己询问"你是谁?",错认为窃贼侵入而一拳击碎镜子。身份识别错误是由于认知功能缺损引起的,可能有特定的神经病理学基础,可能涉及顶叶病变。Burns 等发现年龄较轻和发病年龄较早者往往有此症状。

4.情绪障碍

焦虑、抑郁是 BPSD 最复杂的症状之一,同时也是最常见的症状。其具体表现为持续的心烦,经常哭泣,没有精力,食欲减退,每月体重减轻超过两磅,活动减少特别是新近出现的退缩、烦躁,睡眠变化为难以入睡和夜间早醒,自我评价低,但自杀观念和行为少见。焦虑、激越和坐卧不宁可以作为原发症状而单独出现,也可以继发于抑郁、妄想或幻觉。某些患者的这种焦虑、激越是继发于对丢失物品的关注,患者到处走动,无目地在抽屉和壁橱内搜索。

5.淡漠和退缩

情感淡漠常见于额叶或皮质下受损的痴呆,多表现为参加活动少,回避与人交往。当他们具有语言功能、视空间技能、听力、视力受损时,可以变得退缩、孤独,因为他们没有与他人交往的能力。

6.行为症状

行为症状对患者的照料者构成极大的负担和威胁。这组症状发生在阿尔茨海默病病程的后期,随着痴呆程度的加重,行为障碍加重。痴呆患者常见的行为症状包括不停地徘徊、无目的地漫游、语言攻击、暴力行为、不适当的性行为、哭泣、喊叫、夜不眠、大小便失禁等。

由于痴呆患者的 BPSD 日益被人们所重视,便相继制定了一些痴呆患者非认知的行为评定工具,如痴呆行为评定量表,痴呆行为综合征量表,痴呆行为和情绪活动量表,Cohen-Mansfield 激惹性问卷,阿尔茨海默病行为病理学评定量表等。这些量表既可用来评定痴呆患者的特殊行为症状,也可用于治疗疗效的评定。

Cumming 等于 1994 年设计的神经精神量表已广泛应用于临床,具有良好的信度和效度。该量表包括妄想、幻觉、激越、心情不悦、焦虑、欣快、淡漠、失控、易激惹、不寻常举动、夜间行为改变、食欲/进食改变等 12 项评定内容。根据护理者对患者行为的观察和感受到的相应苦恼来评估 12 项神经精神障碍,患者评估分级的评分范围为 0～144,护理者苦恼分级评分为 0～60。

二、痴呆的诊断和鉴别诊断

临床表现的确定并不包括任何病因学的诊断,因此明确痴呆的诊断后,应结合患者的病史、病程过程、症状和体征、实验室检查、影像学检查以及神经心理检查来确定。

(一)痴呆诊断的一般原则

首先要排除假性痴呆,根据起病形式、主诉、认知损害、情绪反应、躯体和精神检查以及既往史等进行鉴别。明确痴呆诊断后,应判断有无皮质性特征或皮质下特征。前者提示阿尔茨海默病或匹克病;后者再经过有无血管性疾病(缺血)进行鉴别。有明确缺血性疾病史的血管性痴呆可能性大;无明显缺血发作史,锥体外系症状(extrapyramidal symptoms,EPS)突出,可考虑帕金森病、肝豆状核变性、亨廷顿病、脊髓小脑病变和进行性核上性麻痹等。既无明显缺血发作史又无 EPS,可考虑代谢性疾病、中毒性疾病、脱髓鞘性疾病、外伤等。

近年来,欧洲神经病学联盟、美国神经科学会和美国精神医学学会等机构都发布了基于循证医学的阿尔茨海默病和其他类型痴呆的诊疗共识、建议和指南。

强调对于痴呆应进行全面的诊断评价，包括病史（疾病和药物的全面回顾），以神经系统检查为主的全面体格检查，认知和精神状态评测，功能水平评价。除此之外，血液检查、神经影像、脑电图检查、脑脊液分析、基因检测、组织活检等方面对于提高诊断的敏感度和特异度有重要意义。

（二）常见痴呆的诊断标准

熟悉和掌握痴呆的诊断标准，对于痴呆的诊断和鉴别诊断非常重要。目前临床常用诊断体系，包括美国精神医学学会的《精神障碍诊断与统计手册第 4 版》（DSM-4）、美国国立神经病语言障碍和卒中研究所-老年性痴呆及相关疾病协会（NINCDS-ADRDA）、ICD-10 和 CCMD-3，在此只介绍前两个诊断标准体系。

1.阿尔茨海默病

（1）根据 DSM-6 规定的阿尔茨海默病的诊断标准如下。

发生多方面认知缺陷，表现为下列两者皆存在者：①记忆缺损（学习新信息的能力缺损或不能回忆以前所学到的信息）；②至少下列认知障碍之一：失语（语言障碍）；失用（虽然运动功能没有问题，但不能执行动作）；失认（虽然感觉功能没有问题，但不能认识或识别物体）；执行管理功能的障碍（即计划、组织、安排次序、抽象）。

符合多方面认知缺陷导致社交或职业功能的缺损，并可发现这些功能明显不如以前。

病程的特点是逐渐起病，继续减退。

符合多方面认知缺陷，并非由于下列原因：①其他能导致记忆与认知进行性缺陷的中枢神经系统情况（例如心血管疾病、帕金森病、亨廷顿病、硬膜下血肿、正常压力脑积水、脑瘤）；②已知能导致痴呆的系统性情况（例如甲状腺功能减退、维生素 B_{12} 或叶酸缺乏、烟酸缺乏、低血钙、神经梅毒、人类免疫缺陷病毒感染）；③某些物质所致情况。

这些缺陷并非由于谵妄所致。

此障碍并非由于其他轴Ⅰ障碍所致（例如重度抑郁、精神分裂症）。

（2）根据 NINCDS-ADRDA 规定的阿尔兹海默病病型痴呆的诊断标准如下。

很可能的阿尔茨海默病诊断标准：①通过临床检查、痴呆量表检查和神经心理测验证实为痴呆；②一种或多种认知功能的缺损；③记忆或其他认知功能的进行性恶化；④无意识障碍；⑤发病年龄在 40～90 岁之间，常见于 65 岁后；⑥没有能够引起记忆和认知功能进行性缺损的系统疾病或大脑疾病。

排除其他痴呆原因后，支持很可能的阿尔茨海默病诊断的临床特点：①特征性的认知功能如语言(失语)、运动技能(失用)和感知能力(失认)进行性恶化；②日常生活能力受损，行为方式改变；③有类似疾病的家族史，尤其是经病理证实的家族史；④实验室检查：常规脑脊液检查正常；脑电图检查正常或无特异性改变；CT片随访观察有脑萎缩的证据。

排除其他痴呆原因后，支持很可能的阿尔茨海默病诊断的其他临床特点：①在进展性病程中出现平台期；②有些患者，特点是在晚期，出现神经系统异常，包括运动体征和肌张力增加、肌阵挛或步态异常；③疾病晚期出现癫痫；④CT片正常(与年龄相符)。

使很可能的阿尔茨海默病诊断不肯定或不可能的临床特点：①突然起病；②病程早期出现局灶性神经系统体征，如偏瘫、感觉障碍、视野缺损；③癫痫发作或步态异常在发病时或病程早期出现。

可能的阿尔茨海默病诊断标准：①可在痴呆综合征的基础上诊断，没有足以导致痴呆的神经系统疾病、精神或系统性疾病。起病方式、临床表现或病程表现多样。②可存在足以导致痴呆的继发性系统性或脑部疾病情况下的诊断，但患者的痴呆被认为不是这些疾病所致。③在研究中，个别被确定为严重逐渐进行性认知功能缺损而又找不到其他原因时可考虑使用此标准。

肯定的阿尔茨海默病诊断标准：①符合可能的阿尔茨海默病诊断标准；②具有活检或尸检的病理证据。

2.血管性痴呆

(1)根据DSM-6规定的血管性痴呆的诊断标准如下。

发生多方面认知缺陷，表现为以下两者：①记忆缺陷(不能学习新资料或不能回忆以前所学到的资料)；②至少下列认知障碍之一：失语(语言障碍)；失用(虽然运动功能没有问题，但不能执行动作)；失认(虽然感觉功能没有问题，但不能认识或识别物体)；执行管理功能的障碍(即计划、组织、安排次序、抽象)。

符合多方面认知缺陷导致社交或职业功能的缺损，并可发现这些功能明显不如以前。

局灶性的神经系体征与症状(例如深腱反射亢进、伸庶反射、假性延髓性麻痹、步态异常、某一肢体软弱)，或有提示脑血管疾病的实验室依据(如涉及皮质及白质的多发性梗死)并可被认为是此障碍的病因。

这些缺陷并非由于谵妄所致。

(2)根据NINDS-AIREN的血管性痴呆诊断标准如下。

很可能的血管性痴呆诊断标准：①通过临床及神经心理学检查有充分证据

表明有痴呆。②有脑血管性疾病：临床证明有脑血管疾病所引起的局灶性体征，如偏瘫、中枢性舌瘫、病理征、偏身失认、构音障碍等。脑影像学检查有脑血管疾病的依据，包括以下至少一项：多发性大血管梗死；单一的关键部位梗死；多发性基底核和白质腔隙性梗死；广泛性白质病损。③通过以下两点中的一点可判定痴呆与脑血管疾病有关：痴呆在一次可辨认的卒中后3个月内发病；认知功能突然恶化或认知功能缺陷波动性、阶梯性进展。

支持很可能的血管性痴呆的临床表现：①早期存在步态不稳；②不能用其他原因解释的多次摔倒史；③早期出现尿急、尿频及其他泌尿系统症状，且不能用泌尿系统疾病来解释；④假性延髓性麻痹；⑤人格和精神状态改变：意志缺乏、抑郁、情感改变及其他皮质下功能损害，包括精神运动迟缓和失用障碍。

不支持很可能的血管性痴呆诊断的临床表现：①早期发现的记忆力损害，且进行性加重，同时伴有其他认知功能障碍，且神经影像学上缺乏相应的病灶；②缺乏局灶性神经系统体征；③CT或MRI检查无脑血管疾病损害的表现。

可能的血管性痴呆标准：①有痴呆表现及神经系统局灶体征，但影像学上无肯定的脑血管疾病表现；②痴呆与脑卒中之间缺乏明显的相互关系；③隐匿性起病，认知功能损害呈平台样过程，且有相应的脑血管疾病证据。

肯定的血管性痴呆诊断标准：①符合临床很可能诊断为血管性痴呆标准；②脑活检或尸检的病理证实有脑血管疾病的病理改变；③无病理性神经原纤维缠结及老年斑；④无其他可导致痴呆病理改变的病因。

亚型：为研究方便，依据临床、影像学及病理学特点，血管性痴呆可分为下列几型：皮质型、皮质下型、Binswanger病及丘脑痴呆。

三、痴呆的治疗

(一)一般原则

痴呆患者的临床症状涉及认知缺损、精神行为紊乱等多个方面，因此，对于痴呆患者的治疗，应遵循个体化和多方位的原则。《老年期痴呆防治指南》比较全面和系统地提出痴呆的治疗原则，在此介绍如下。

(1)全面评估临床症状和疾病状况，据此选择可行和合适的干预方法。对每一位痴呆患者而言，第一步是对其疾病和临床症状做全面的评估，然后选择可行和合适的干预方法，包括各种药物治疗和心理/社会行为干预。

(2)在各类治疗方法并用的情况下，如症状持续存在或又出现新的症状，建议每次仅对一种治疗方法做出变动，以便及时评估上述变动的效果，并在实施过程中定期随访疗效。

（3）痴呆常常是一个进展性的过程，在每一治疗阶段，医师需密切关注日后可能出现的症状，同时帮助患者及其家属对这些可能出现的症状有所了解，并对患者日后可能需要获得的照料有所准备。

（4）治疗方案应根据患者疾病所处的阶段和呈现的特定症状来决定，并应根据病情的进展而不断调整，以解决不断产生的新问题。针对不同严重程度痴呆患者的不同特点，各阶段在确定治疗方法和制订治疗目标时，应有所侧重。

（5）为严重程度不同的痴呆患者选择不同的治疗重点。轻度痴呆患者治疗方案的重心是帮助患者及家属尽快了解疾病的相关知识和消除病耻感；识别患者已缺损和尚保留的功能并提供应对这些问题的专业建议；告知照料者他们可能获得所需支持和帮助的机构及社会团体；积极进行药物治疗以改善认知缺损症状；同时密切关注和及时治疗可能伴发的抑郁症状。对中度痴呆患者，以加强看护，防止意外和积极进行促认知药物治疗为重点，同时需及时识别和治疗伴发的精神行为症状；对重度痴呆患者则以加强生活照料和提高生活质量为重点。

（6）老年人和痴呆患者药物治疗中的特别注意点：由于老年人的肾脏清除率和肝脏代谢功能下降，用药时应从低剂量开始，小剂量加药，且适当延长加量间期。老年患者患有其他躯体疾病和使用多种药物的可能性较其他人群高，因此医师需对其躯体疾病情况和所使用的各类药物的交互作用有较全面地了解，因为后者可能会进一步影响药物的结合、代谢和排泄。此外，一些药物的不良反应可能在老年患者中的表现更为突出，使用时应特别谨慎。抗胆碱能药物的不良反应在患有心血管疾病、前列腺和膀胱疾病及其他躯体疾病的老年患者中，将表现得更为严重，患者对此的耐受性也将下降。这类药物有时还会加重痴呆患者的认知缺损，并可导致意识模糊，甚至谵妄。由于老年人的血管张力下降，加上较有可能服用导致直立性低血压的药物，则跌倒及跌倒所致受伤的可能性会增加。引起中枢镇静的药物可能会影响认知功能，增加跌倒的风险，使患者由于呼吸抑制而发生睡眠呼吸暂停的机会增加。患阿尔茨海默病和帕金森病的老年人，对锥体外系不良反应的易感性较高。

总之，老年患者的用药必须十分慎重，原则上应尽量避免多药合用。然而，由于痴呆患者常出现多种行为症状和躯体症状，因此不能够仅通过某一种药物得到改善，而需要合并使用多种药物，这就要求医师权衡利弊，慎重选择。

(二)常用的提高认知功能的药物

1.胆碱酯酶抑制剂

中枢胆碱能系统与学习、记忆密切相关,乙酰胆碱是与学习记忆有密切关系的神经递质。胆碱能神经元的变性是造成痴呆的重要病理因素。研究表明,大脑皮质、海马结构、边缘系统等区域的胆碱能神经元缺失,胆碱乙酰转移酶水平下降,活性减退,乙酰胆碱水平下降,在阿尔茨海默病发病中起重要作用。乙酰胆碱酯酶抑制剂(AChEI)可以抑制脑内乙酰胆碱的降解,改善阿尔茨海默病症状。目前国内常用的药物有:多奈哌齐、加兰他敏、利斯的明和石杉碱甲。这些药物都为小分子、脂溶性,可通过血-脑屏障,但各具特点,治疗阿尔茨海默病的功效也不尽相同。一种药物对患者无效,可能另一种有效。

2.谷氨酸受体拮抗剂

盐酸美金刚是1989年在德国获准用于痴呆综合征治疗的药物。2003年10月被美国食品药品监督管理局(FDA)批准为第一个也是唯一用于治疗中重度阿尔茨海默病的新型药物。美金刚为一种中度亲和性、非竞争性的 N-甲基-D天门冬氨酸受体拮抗剂,具有抗谷氨酸诱导的神经兴奋毒性作用。随机、双盲、安慰剂对照研究显示,美金刚可以明显改善中重度阿尔茨海默病的认知功能、日常生活能力和临床总体印象,还可减少护理时间,且有良好的安全性。

3.抗氧化剂

维生素 E 具有抗氧化特性,可阻止质膜不饱和脂肪酸过氧化。但有研究认为,维生素 E 不能降低阿尔茨海默病的发病率。司来吉兰是一种选择性 B 型单胺氧化酶抑制剂,具有神经保护作用,长期服用可降低自由基和其他神经毒素的浓度。

4.脑血管扩张剂

目前临床上已经用于改善脑血液循环的药物大致可分 4 类:①烟碱类制剂,常用的有烟酰醇和烟酸肌醇酯;②罂粟碱样作用的药物,包括环扁桃酯、桂利嗪和罂粟碱;③β 受体兴奋剂,有硫酸丁酚胺、异克舒令和苄苯酚胺;④α 受体抑制剂,包括二氢麦角碱和妥拉苏林。迄今尚未完全证明现有的脑血管药物对阿尔茨海默病和血管性痴呆有可靠的疗效。

5.钙离子拮抗剂

研究证实,Ca^{2+} 拮抗剂可改善学习和记忆功能,缓解认知功能的下降过程。主要药物有尼莫地平、氟桂利嗪。

6.脑代谢赋活药物

此类药物主要是促进脑皮质细胞对氨基酸、磷脂及葡萄糖的利用,从而起到增强记忆力,增强患者反应性和兴奋性,改善和消除精神症状作用,故又称为中枢神经系统功能改善剂。适用于阿尔茨海默病、血管性痴呆和其他类型痴呆。代表药物有吡拉西坦和茴拉西坦(亦称阿尼西坦、三乐喜),后者是前者的衍生物。

7.抗缺氧类药

代表药物阿米三嗪,是一种由二甲磺酸烯丙哌三嗪和阿吗碱组成的复方制剂。

8.银杏叶提取物

银杏叶提取物金纳多,主要成分是黄酮糖苷类(24%)和萜烯内酯类(6%),具有广泛的生理活性。其中黄酮类成分具有协同抗氧化,清除自由基,增强中枢胆碱能功能,增加脑血流量及改善脑代谢等作用。实验证明,金纳多对动物海马神经元凋亡具有明显的保护作用。目前认为,细胞凋亡是阿尔茨海默病神经元死亡的主要形式。但也有研究认为,金纳多对痴呆和年龄相关记忆障碍均无治疗作用。

(三)BPSD 的药物治疗

药物治疗 BPSD 必须遵循的几条原则:①治疗一定要针对"靶症状",切忌无的放矢或盲目用药;②以最小有效量进行治疗;③根据病情变化动态调整药物剂量,如症状加重适当加药、症状减轻或消失则适当减药或酌情停药;④起始剂量宜小、剂量调整的幅度宜小、剂量调整间隔的时间宜长;⑤始终警惕药物的不良反应以及药物之间的相互作用。

目前 BPSD 的治疗尚无特异性药物,主要由于相关的高质量研究有限。

1.促智药

已有研究认为,AChEI 对阿尔茨海默病患者的行为问题有一定改善作用。而且与大多数精神药物不同,AChEI 似乎能治疗多种行为症状,如情感淡漠、情绪症状或精神病性症状。此外,AChEI 在老年患者中使用的耐受性相对较好。也有研究提示,盐酸美金刚可能对激越、易激惹等症状具有一定作用。但总体而言,这方面的循证依据尚不足,值得继续探索。

2.抗精神病药

对于有妄想、幻觉、睡眠节律紊乱、猜疑、敌意、不合作、兴奋、激越、紧张、激惹、情绪不稳定、身体及语言攻击等表现的患者,可选用较小剂量的抗精神病药物,尽量避免使用第一代抗精神病药。新型抗精神病药喹硫平、阿立哌唑、奥氮平、利培酮等理论上具有较少出现锥体外系反应、恶化认知功能损害、迟发性运动障碍等问题的优势,但尚待严格设计的临床验证。

3.抗抑郁药

痴呆患者出现严重及持续的抑郁心境时应予抗抑郁药治疗。SSRIs 可作为一线药物,如西酞普兰、艾司西酞普兰、舍曲林、氟西汀、氟伏沙明等。避免使用抗胆碱作用较强的药物,会加重认知功能损害。避免使用三环类或单胺氧化酶抑制剂等。有文献提及,对于对各种药物无反应的抑郁及严重威胁患者安全的激越症状,也可尝试 MECT,但对 80 岁以上老年患者应持慎重态度。

4.抗焦虑药

苯二氮䓬类药可用于焦虑特征明显、发作频率较少的激越症状,原则是按需给药、短期使用。因劳拉西泮、奥沙西泮不通过细胞色素 P450 酶代谢、无活性代谢产物、较少在体内积蓄等药理学优势,常被采用。长效药物氯硝西泮易积蓄、易使跌倒致骨折,应谨慎使用。另外,治疗睡眠障碍选择苯二氮䓬类药也应当短期使用。与苯二氮䓬类药比较,新型抗焦虑药丁螺环酮、坦度螺酮不良反应较少、无成瘾性,对焦虑、抑郁、攻击行为有改善作用,对照研究资料有待进一步积累。对失眠患者应避免使用丁螺环酮,因为可引起失眠。

5.心境稳定剂

对于有明显攻击或激越现象的患者,加用心境稳定剂可减轻或减少攻击行为。常用的药物有丙戊酸盐、卡马西平、拉莫三嗪等。其他抗惊厥类心境稳定剂的主要不良反应有肝功能损害、白细胞特别是粒细胞计数减少或缺乏,过量可能引起共济失调,个别患者可发生皮疹甚至是剥脱性皮炎(卡马西平)。有条件时应根据血药浓度和疗效调整剂量,使用碳酸锂时尤需注意监测血锂浓度,以防过量或中毒。

第三节　老年期抑郁障碍

广义而言,将发病于 60 岁以后,以持久的抑郁心境为主要临床症状的一种精神障碍,统称为老年期抑郁障碍,包括老年期抑郁症和器质性抑郁障碍。前者是指抑郁心境不能归于躯体疾病或脑器质性疾病所致,临床特征以情绪低落,孤独感、自卑感突出,更多的焦虑、激惹、认知功能障碍、迟滞、妄想观念和繁多的躯体不适症状,自杀率高等为主,一般病程较长,具有缓解和复发的倾向,部分患者预后不良,可发展为难治性抑郁症,是老年人群中患病率相当高的精神障碍之一。后者继发于躯体或神经系统疾病,多见于痴呆和心脑血管疾病。本节以老年期抑郁症为阐述重点。

一、流行病学

抑郁症是老年期常见的精神疾病,具体的患病率各国报道不一。欧美的调查结果显示,老年期抑郁症患病率为 1%～3.7%。男性明显低于女性,时点患病率为 0.5%～6.4%,平均为 1.11%,社区调查为 5%～15%,老年护理机构为 15%～25%。从国外研究综合来看,老年期首次发病的抑郁障碍占所有老年期情感障碍的 40%～50%。据 2003 年北京地区抑郁障碍流行病学调查显示,15 岁以上人群抑郁障碍的终身患病率为 6.87%,值得注意的是,55～65 岁组的患病率为 10.73%,65 岁(包括 65 岁)以上的患病率为 7.89%,高于其他年龄段。另一项调查显示,北京市老年期抑郁症的发生率为 12.89%。

二、病因学

老年期抑郁症的病因尚不明确,可能与遗传、神经生化、病前性格、社会环境以及生活事件等因素相关。研究表明,相对于早年发病的抑郁症,老年期抑郁症的遗传倾向较小。老年期抑郁症的病因更倾向于机体老化、脑细胞退行性变、躯体疾病和频繁遭受的精神挫折有关。

三、临床表现

情绪低落无疑是抑郁症的主要临床表现。应当指出的是,这种情绪低落不是正常心理活动过程中的情绪反应,而是一种病理性的情绪体验。其表现应符合以下条件:①抑郁情绪妨碍了社会功能(如工作、学习和人际交往能力),或为此感到痛苦,寻求医师的帮助;②抑郁情绪持续时间长,一般超过两周以上;③往往伴有相应的认知和行为的改变。

老年期抑郁症的临床表现究竟有无独特之处?早发和晚发抑郁症有无重要区别?老年人所特有的心理、生理因素是否影响临床表现和结局?各家看法不一,并且临床分类不一,这已引起了很多学者的关注。北京安定医院 2006 年的一项研究显示,老年组和非老年组中均以抑郁情绪最为常见,老年组以激越、疑病、记忆力减退为主要症状，昼重夜轻现象少见。老年组抑郁的躯体症状以心血管系统症状、泌尿系统症状和自主神经症状较为显著。近几年的研究表明，与早年起病者比较，老年期抑郁症具有如下特点。

(一)疑病性

疑病性即疑病症状。患者表现为以自主神经症状为主的躯体症状。Alarcon 报道 60 岁以上的老年期抑郁症中，具有疑病症状者男性为 65.7%，女性为 62%，大约 1/3 的老年组患者以疑病为抑郁症的首发症状。因此有学者提出疑病性抑郁症这一术语。疑病内容可涉及消化系统症状，尤其是便秘、胃肠不适是此类患者最常见也是较早出现的症状之一。此外，对正常躯体功能的过度注意，对轻度疾病的过分反应，应该考虑到老年期抑郁症的问题。

(二)激越性

激越性即焦虑激动。Post 早在 1965 年即明确指出激越性抑郁症最常见于老年人，此后的研究也证实了这一点。如 1979 年，Strian 等指出，激越性抑郁症的平均年龄为 51 岁，1984 年 Ayery 等报道 40 岁以下激越性抑郁症为 5%，40~60 岁为 47%，60 岁以上为 49%；1988 年，Wesner 等认为 55 岁以下为 40%，55 岁以上为 63%。由此可见，激越性抑郁症随年龄增长而增加。焦虑激越往往是比较严重抑郁症的继发症状，也可能成为患者的主要症状。患者表现为焦虑恐惧，终日担心自己和家庭将遭遇不幸，将大祸临头，以致搓手顿足，坐卧不安，惶惶不可终日；夜晚失眠，或反复追念着以往不愉快的事，责备自己做错了事，导致家人和其他人的不幸，对不起亲人，对环境中的一切事物均无兴趣。轻者则喋喋不休诉其体验及"悲惨境遇"，寻求安全的人物或地点；重者则勒颈、触电、撕衣服、揪头发、满地翻滚、焦虑万分，以致企图自杀。

(三)隐匿性

隐匿性即躯体症状化。许多否认抑郁的老年患者表现为各种躯体症状，而情绪障碍很容易被家人所忽视，直到发现老人有自杀企图或行为时方到精神科就诊。陈学诗等对综合医院中诊断为"神经症"的患者纵向观察，无选择地给予抗抑郁药治疗，结果发现 7% 的患者获得缓解，17% 显著改善，两者共占观察患者的 24%，说明这部分患者并非神经症，而属抑郁症。因其抑郁症状为躯体症状所掩盖，故称为"隐匿性抑郁症"。诸多的躯体症状可表现为：①疼痛综合征，如头痛、嘴痛、胸痛、背痛、腹痛及全身疼痛；②胸部症状：胸闷、心悸；③消化系统症状则为厌食、腹部不适、腹胀、便秘；④自主神经系统症状为面红、手抖、出汗、周身乏力等。在这些症状中,以找不出器质性背景的头痛及其他躯体部位的疼痛为常见。此外,周身乏力、睡眠障碍也是常见症状。因此,在临床实践中对有各种躯体诉述,尤以各种疼痛,查不出相应的阳性体征,或是有持续的疑病症状的老年患者,应考虑隐匿性抑郁症,不妨投以抗抑郁药治疗。如确属此症,则各种症状可较快地消除。

(四)迟滞性

迟滞性即抑郁症的行为阻滞,通常是以随意运动缺乏和缓慢为特点,它影响躯体及肢体活动,并发面部表情减少、言语阻滞。多数老年期抑郁症患者表现为闷闷不乐,愁眉不展,兴趣索然,思维迟缓,对提问常不立即答复,屡问之,才以简短低弱的言语答复,思维内容贫乏。患者大部分时间处于缄默状态,行为迟缓,重则双目凝视,情感淡漠,无欲状,对外界动向无动于衷。抑郁症行为阻滞与心理过程缓慢具有一致性关系。

(五)妄想性

Meyers 等曾报道,晚发抑郁症具有比较普遍的妄想性,他们对 50 例内源性抑郁症的住院患者进行研究,比较了 60 岁以前和 60 岁以后发病者妄想的出现率,发现 60 岁以后起病的抑郁症比前者有较丰富的妄想症状,认为妄想性抑郁症倾向于老年人。两年后,Meyers 等再次报道,单相妄想性抑郁症的老年患者发病年龄晚于那些无妄想的抑郁症患者。在妄想状态中,以疑病妄想和虚无妄想最为典型,其次为被害妄想、关系妄想、贫穷妄想、罪恶妄想。这类妄想一般以老年人的心理状态为前提,同他们的生活环境和对生活的态度有关。

(六)抑郁症性假性痴呆

抑郁症性假性痴呆即可逆性的认知功能障碍。人们已经普遍地认识到,抑郁症性假性痴呆常见于老年人,这种认知障碍经过抗抑郁治疗可以改善。但必须注意,某些器质性的、不可逆性痴呆也可以抑郁为早期表现,需加以鉴别。

(七)自杀倾向

抑郁症患者大多感到生活没有意义,度日如年,异常痛苦无法摆脱,最后只有一死了之。患者不只是感到某一种具体的活动没有意义,而是感到生活中的一切都没有意义,生活本身就没有意义。患者通常会产生自杀的想法,典型的陈述是:"没有什么可值得我留恋的""我活着没有什么用处""我愿意一了百了"。自杀者有以下特点:越是计划周密准备行动,越是含而不露若无其事。这应引起我们的高度警惕。

老年期抑郁症自杀的危险性比其他年龄组大。Sainbury 报道老年人中有55％的患者是在抑郁状态下自杀的。自杀往往发生在伴有躯体疾病的情况下，且成功率高。Pankin 等调查显示，自杀未遂与成功之比在 40 岁以下是 20：1，60 岁以上者是 4：1，导致自杀的危险因素主要有孤独、罪恶感、疑病症状、激越、持续的失眠等。人格和抑郁症的认知程度是决定自杀危险性的重要附加因素，如无助、无望及消极的生活态度。但是也有相反的研究结果，马辛等对老年期与非老年期抑郁症的研究发现，非老年组的自杀行为明显多于老年组。这是否能反映国内老年期抑郁症自杀的危险性相对较低，还有待于进一步探讨。

自杀是抑郁症最危险的症状，是导致抑郁症患者死亡的最主要原因。因此如何发现和预防抑郁症患者自杀非常重要。有研究显示自杀危险因素有：①家族中有过自杀的成员；②有强烈的绝望感及自责、自罪感，如两者同时存在，发生自杀的可能性极大，应高度警惕；③以往有自杀企图者；④有明确的自杀计划者，因此一定要询问抑郁症患者是否有详细的计划；⑤存在引起不良心理的相关问题，比如失业、亲人亡故等；⑥并存躯体疾病；⑦缺乏家庭成员的支持，比如未婚者，独居者，或受到家人漠不关心者；⑧年老者比年轻者、女性比男性自杀的危险因素高。

(八)季节性

Jacobsen 等描述了老年人具有季节性情感障碍的特点。Dan 将其诊断标准归纳为：①抑郁症的诊断符合 DSM-3-R 重度抑郁的标准；②至少连续两年冬季抑郁发作，春季或夏季缓解；③缺乏其他重度精神障碍的表现或缺乏季节性心境变化的社会心理方面的解释。此类型用普通的治疗方法难以奏效。

(九)其他

(1)Post 在"神经症性"和"精神病性"抑郁的对照研究中发现，常见于神经症性抑郁的表演样行为和强迫或恐怖症状，在精神病性抑郁中也可见到，但是年轻人的抑郁症没有此方面的报道。

(2)Whitehead 描述老年期抑郁症可表现有急性精神错乱状态（意识障碍）。严重的激越，往往被误诊为急性精神错乱，而老年期抑郁症患者因食欲缺乏导致的营养不良、维生素缺乏、脱水都可发生真正的急性精神错乱状态。

由此可见，老年期抑郁症的临床表现具有比较明显的特殊性，这是由老化过程的心理和生理变化所致。

四、发作形式、病程和预后

本病的发作形式有单相发作和反复发作。缓慢起病者多见。与年轻患者相比,老年期抑郁症病程较长,平均发作持续时间超过 1 年,也明显长于早年发病的老年期抑郁症患者,而且发作频繁,常常变为慢性。

与其他年龄组相比较,老年期抑郁症预后不良已被人们所认识。例如Post 对 92 例老年期抑郁症患者经过 3 年的随访发现仅 26% 完全治愈,37% 治愈后有一次复发,25% 反复发作,12% 在整个随访期间未愈。Murphy 对一组老年期抑郁症患者随访 1～6 年,发现康复率仅为 25%～35%,明显低于年轻抑郁症患者。Keller 对各年龄组抑郁症患者进行研究,发现老年期抑郁症复发率高。

本病的病死率也较正常老年人高,Murphy 对 124 例老年期抑郁症患者随访1 年,发现 14 例(11.3%)死亡,这可能与伴发严重躯体疾病和服抗抑郁药所致的不良反应有关。Murphy 又对上述病例随访 4 年,发现死亡 41 例(33.1%),其中因心血管和脑血管疾病死亡 16 例(39%),因呼吸系统疾病死亡 9 例(21.9%),因癌症死亡 5 例(12.2%),仅 1 例自杀死亡(2.4%),死亡原因不明为 10 例(24.5%)。Balduin 认为,本病预后不良与慢性躯体疾病有关。

许多研究表明,人格特征也与抑郁障碍密切相关。与正常人比较,抑郁症患者发病前性格已发生变化,如情绪不稳、神经过敏、内向、刚愎自用等。Gynther报道,老年伴躯体疾病的患者,其内向、躯体关注、幼稚和抑郁的明尼苏达多相个性调查量表分数高于年轻伴躯体疾病的患者。因此,老年性的人格特征也能影响老年期抑郁症的预后。

Post 指出,判断预后的有利因素为:①70 岁以下;②发作期在两年以内;③早年发作恢复者;④阳性的情感病家族史;⑤外向的性格特征;⑥典型的抑郁症状。非常不利的因素为合并脑血管疾病及其他躯体伴发病,近期急性的、长期持续性的疾病,被认为是预测抑郁症预后差的重要因素。此外,妄想的出现,缺乏社会支持系统,也可作为预后差的重要指征。

五、诊断与鉴别诊断

目前,国内外尚无老年期精神障碍的分类,本病的诊断仍依据国内外现有的疾病分类与诊断标准。有些研究者认为,应制定老年期起病的抑郁症亚型,则更有利于本病的深入探讨。当前,ICD-10,DSM-4 以及我国的 CCMD-3 是精神障碍分类与诊断研究的重大成果。尽管在诊断概念和标准上仍存在某些差异,但毕竟在世界范围内广为流行,为国内外众多专业人员所接受。

(一)老年期抑郁症诊断要点

(1)60岁以后缓慢起病,可有一定的诱发因素。

(2)除符合上述诊断标准外,还具有精神运动性激越和迟滞的表现,以及繁多的躯体化症状和疑病等妄想症状,并具有生物性症状的特点。

(3)除外脑器质性疾病及躯体疾病所致的抑郁综合征。

(二)鉴别诊断

1.与继发性抑郁综合征相鉴别

老年期容易患脑器质性疾病和躯体疾病,也经常服用有关药物,这些情况都容易引起继发性抑郁综合征。如癌症(特别是胰腺癌)、病毒感染(如流行性感冒、肝炎)、内分泌性疾病、贫血、维生素B或叶酸缺乏、脑血管疾病、帕金森病、多发性硬化等。容易引起继发性抑郁的药物有甲基多巴、利血平、皮质类固醇等。继发性抑郁综合征的诊断主要依据病史、体格检查、神经系统检查以及实验室检查中可以发现与抑郁症有病因联系的特异性器质因素。例如继发于躯体疾病的抑郁综合征可依据下列要点诊断:①有躯体疾病的证据;②抑郁症状在躯体疾病之后发生,并随躯体疾病的病情变化而波动;③临床表现为躯体、神经系统的症状和体征,以及抑郁综合征。但值得注意的是,某些器质性疾病如癌症、感染以及帕金森病、Huntington病等,抑郁可以作为首发症状,出现于躯体症状之前,从而造成诊断的混淆,有的学者把这种情况称为预警性抑郁或先兆性抑郁。

因此,对于抑郁症老年人,应进行彻底的内科和神经科检查。常规的实验室检查应包括:①检查全血细胞计数、尿常规、快速血浆抗体测定、胸片、心电图;②T_3、T_4和促甲状腺素水平测定以明确甲状腺功能;③若怀疑巨细胞性贫血,应测定叶酸和维生素B_{12}水平;④怀疑药物中毒时,应测定常用药物的血浆浓度;⑤脑电图、头颅CT检查等。据研究表明,快速眼动睡眠潜伏期缩短,快速眼动活动度、强度和密度增加是内源性抑郁症电生理特有的指标,为本病的诊断和鉴别诊断提供了生物学方面的客观指标。

2.抑郁症性假性痴呆与老年期器质性痴呆的鉴别

在老年期抑郁症中,有些患者既有抑郁症状,又有记忆、智能障碍的表现。对此种情况有人称为抑郁症性假性痴呆,因其痴呆是可逆性的。而在脑器质性损害的老年期痴呆的患者中,在疾病初期也可能出现抑郁、焦虑状态,此时智能障碍尚未明确化。此外,有些症状如个人习惯的改变、精神运动迟缓、情绪不稳定、性欲减退、食欲缺乏、便秘、体重减轻等,可为抑郁症和器质性痴呆所共有的症状。因此,要区别究竟是假性痴呆还是真性痴呆(老年期器质性痴呆)往往是比较困难的。一般而言,抑郁症性假性痴呆起病较快,有明显的发病时间,对记忆力减退有明确的体验,情绪障碍明显,行为活动较迟滞但执行准确,心理测查结果矛盾,脑影像检查缺乏可靠的支持,抗抑郁药治疗能有效改善认知功能。

与老年期抑郁症相比较,阿尔茨海默病伴抑郁的症状不典型。抑郁情绪体验不突出,特别是抑郁症特有的情绪日夜变化、体重的变化和绝望感不明显。患者以思维困难、无用感和自杀观念更多见,并与认知功能损害呈正相关。阿尔茨海默病伴抑郁诊断标准:①符合阿尔茨海默病的诊断标准;②同时要有3项或3项以上的抑郁症状,如抑郁情绪、社会和日常生活兴趣或愉快反应减少、社会脱离或退缩、食欲丧失、失眠、精神运动减少、激越、倦怠、自我价值否认、无助、过分自责、自杀倾向等;③抑郁症状持续2周以上。

3.与焦虑症的鉴别

由于抑郁症常常伴有焦虑,所以描述抑郁状态和焦虑状态的分界线是困难的。焦虑状态具有如下表现:①情绪障碍。患者表现为大祸临头的恐惧、激动、注意力缺乏;②躯体障碍。患者表现为心悸、呼吸困难、震颤、出汗、眩晕和胃肠功能紊乱;③社会行为障碍。患者表现为寻求安全的人物或地点,反之,厌恶离开安全的人物或地点。Murphy曾提出,如果抑郁状态与焦虑状态并存时,一般的规律为抑郁症的诊断优先于焦虑症,如抑郁心境伴焦虑症状,并有生物性症状,首先诊断抑郁症。在临床实践中,抑郁症常常作为一个新的事件发生在那些具有终身焦虑性人格或慢性焦虑的人们中。个别晚年首发的抑郁症,一旦抑郁症状消除,持续的焦虑症状可能为唯一的残余症状。

4.与非精神障碍的悲痛反应相鉴别

生离死别是人生中最为悲痛之事,老年期容易遇到丧偶、丧子或丧失亲人的严重生活事件,因此居丧期间的悲痛反应是十分常见的。居丧不能被当作心境障碍,其悲伤、失去亲人感是正常的情感体验。其中没有精力、丧失兴趣、频繁哭泣、睡眠问题、注意力不集中是常见的,不是丧失亲人后的额外症状。自罪自责可以表现在老年人,但不像在抑郁症时那样普遍。典型的悲痛反应在6个月内改善,悲痛反应除了附加的与悲痛原因有关的生活事件或丧失亲人后的第一个纪念日,一般不呈发作性,但抑郁症则呈发作性、周期性病程。

悲痛反应一般不导致工作能力及社会适应能力的下降,能继续维持他们的生活,进行他们每天正常的活动,而抑郁症早期便有人际交往能力减退和工作能力下降。悲痛反应一般无昼夜节律的变化,而抑郁症则呈晨重晚轻的节律。悲痛反应无精神运动性迟滞,很少有真正的消极观念和自杀企图,自杀的危险性仅可发生在悲痛反应的低文化层次的人群中。必须注意,对抑郁症易感的个体,居丧可能会成为发病诱因,特别是对于那些脆弱的人和有抑郁症病史的人,要进行两者的鉴别。

六、治疗

老年期抑郁症的治疗应有多个目标。首先是患者的安全必须得到保证。为此,临床医师往往必须做出患者是否应住院的决定,必须住院的明确指征是:①有自杀和杀人危险;②伴有严重的躯体疾病;③患者总体能力下降致使不能进食且回避环境;④症状迅速恶化,如冲动、自伤等严重损害自身和危及他人等行为;⑤缺少或丧失家庭和社会支持系统的支持。

存在以上指征若不住院,不及时处理,则后果严重。其次,必须有一个完善的诊断与长远的治疗方案。治疗开始实施时不仅要考虑当前患者的症状,还要考虑患者长远的健康。心境障碍本质上是慢性疾病,因此必须让患者及其家属接受长期治疗的策略。由于应激性生活事件与复发有关,因此治疗过程中必须重视尽可能减少心境障碍患者生活中应激源的数量及其严重度。

(一)一般治疗

当今抗抑郁药和 ECT 虽然对抑郁症有较佳的疗效,但不能忽视一般性治疗。由于食欲缺乏和精神反应迟钝,患者的营养需要往往不能获得满足,故加强饮食护理和补充营养在医疗护理上十分重要。此外,对患者所伴发的任何躯体疾病,应不失时机地给予彻底治疗。

支持性的心理治疗应是常规性的。由于老年患者理解能力降低,语言交流可能受到限制,非言语交流与支持对于改善老年期抑郁症患者的无力感和自卑感也有效。老年患者社会支持方面相对较差,不仅要注意加强社会支持系统,而且要帮助患者正确认知、接受支持,并学会主动寻求社会支持、主动利用社会支持。

音乐疗法可以从调节情绪的角度,作为药物治疗的辅助方法而发挥作用。因为它是综合了医学、心理学、物理学、音乐美学等学科的原理而产生的一种治病技术,也是利用音乐艺术的结构特点,音响的物理性能,音乐的情绪感染力,来协调人体的神经生理功能,改善人的心理状态,增进社会交往的一种治疗方法。人们可以用音乐发泄情绪、交流情感,可以使内心的抑郁、不安等情绪得到疏泄,特别是老年患者,通过参加音乐活动,可增进人际间的交往,从而摆脱了孤独,从关注自身不适的困境中解脱出来。同时,通过音乐的创造性活动,可加强自我尊重的行为,以获得情感上的满足和行为上的适应。

(二)药物治疗

老年人用药需要考虑机体老化对药物代谢的影响。总的来说,老年人药物代谢动力学改变的特点是过程降低,绝大多数口服药物(被动转运吸收药物)吸收不变、主动转运吸收药物吸收减少,药物代谢能力减弱,药物排泄功能降低,药物消除半衰期延长、血药浓度增高等。

1.抗抑郁药的种类和选择

目前,抗抑郁药按作用机制的不同,可分为十大类别共有 20 多种药物:①混合性的再摄取及神经受体拮抗剂(包括叔胺类的三羧酸):阿米替林、阿莫沙平、氯米帕明、多塞平、丙咪嗪和米帕明;②去甲肾上腺素选择性再摄取抑制剂(包括仲胺类的三羧酸):去甲丙米嗪、马普替林、去甲替林和普罗替林;③SSRI:舍曲林、西酞普兰、氟西汀、氟伏沙明和帕罗西汀;④选择性 5-HT 再摄取增强剂:噻奈普汀钠(达体朗);⑤SNRI:文拉法辛和度洛西汀;⑥5-HT2A 型($5-HT_{2A}$)受体阻滞剂及弱 5-HT 再摄取抑制剂:奈法唑酮和曲唑酮;⑦5-HT($5-HT_{2A}$ 和 $5-HT_{2c}$)受体及 α_2 肾上腺素受体阻滞剂:米氮平;⑧多巴胺去甲肾上腺素再摄取抑制剂:氨非他酮;⑨选择性去甲肾上腺素再摄取抑制剂:瑞波西汀;⑩单胺氧化酶抑制剂:苯乙肼、反苯环丙胺和吗氯贝胺。

应该指出,在选择上述种类的某一抗抑郁药时,应认真考虑 5 个因素,即安全性(safety)、耐受性(tolerability)、效能(efficacy)、费用(payment)和简便(simplicity)。有人称此为选择抗抑郁药的 STEPS 原则。其中的安全性指的是治疗指数(治疗窗)和药物相互作用(包括药效学和药代动力学)。效能是指药物的整体效能,独特的作用谱,起效速度,维持治疗与预防治疗。简便是指给药的容易程度。

三环类抗抑郁药的抗胆碱作用较强,老年人使用易引起轻度的意识障碍,发生率可高达 $10\%\sim20\%$。也易出现排尿困难,甚至尿潴留和麻痹性肠梗阻。抗抑郁药有阻断 α 肾上腺素能受体的效应,老年人更容易出现直立性低血压。文拉法辛、度洛西汀、瑞波西汀有升高血压的作用,故患有高血压、脑卒中的老年人应慎重使用。比较而言,米氮平和 SSRIs 类抗抑郁药相对安全。

抗抑郁药阻断毒蕈碱受体的效价由高到低依次为阿米替林、氯米帕明、多塞平、丙米嗪、帕罗西汀、舍曲林、米氮平、氟西汀、西酞普兰、氟伏沙明和文拉法辛。抗毒蕈碱受体效应，可加重闭角型青光眼，因此不得用于闭角型青光眼。此外，苯二氮䓬类药可能有抗胆碱效应，慎用于急性或隐性闭角型青光眼。

药物对肝脏的损害可分为：①药物对肝细胞的直接损伤。直接毒性常可预测，有一定规律，毒性往往与剂量呈正比。②免疫特异质肝损伤。免疫介导的变态反应，具有不可预测性，仅发生在某些人或人群（特异体质），有家族集聚现象，往往与用药剂量和疗程无关，多伴有肝外组织器官损害的表现。③代谢特异质肝损伤，多与细胞色素 P450 酶系统相关，常因药物代谢酶遗传多态性造成代谢能力低下，致药物源性或中间代谢产物蓄积而发病，特点是多数在长期用药后出现，不伴过敏症状。目前尚缺乏有关精神药物对肝脏损害的机制研究。药物性肝损害的诊断标准：丙氨酸氨基转移酶（ALT）＞2 倍正常值上限或 ALT/碱性磷酸酶（AKP）≥5；或 AKP＞2 倍正常值上限或 ALT/AKP≤2；或 ALT 和 AKP 均＞2 倍正常值上限，且 ALT/AKP 介于 2～5 之间。三环类抗抑郁药在肝脏进行去甲基和氧化代谢，SSRIs 经肝脏药酶代谢，同时对这些酶又产生抑制作用，因此在肝损害使用时要加以谨慎。

由于阿米替林、氯米帕明、多塞平、去甲替林等三环类抗抑郁药和马普替林四环类抗抑郁药具有奎尼丁样作用，因此易引起心律失常，使得 P-R、QRS 和 Q-T 间期延长，延缓心脏的传导，并可使 T 波低平，尤其对于患有心血管疾病的患者影响更为明显。Lentini 等报道了 1 例 69 岁女性既往有冠心病的抑郁症患者，服用马普替林后，QTc 间期延长至 700 毫秒，射血分数下降至 0.25，发生了尖端扭转型室性心动过速和左心衰竭，在停用马普替林，给予硫酸镁和利多卡因后，有效地控制了尖端扭转型室性心动过速的发作。

研究发现，舍曲林、氟伏沙明、西酞普兰、帕罗西汀、氟西汀、文拉法辛和米氮平是较少引起心律失常的抗抑郁药。一项舍曲林治疗急性心肌梗死或不稳定心绞痛伴发的重度抑郁研究发现，舍曲林在明显改善抑郁症状的同时，对其他心脏功能指标如血压、心率、QTc 间期、QRS 间期、P-P 间期和左心室射血分数与安慰剂相比均无明显影响，同时严重心血管事件（心绞痛、心肌梗死）也少于安慰剂。进一步研究发现，舍曲林能有效降低患者血浆中血小板因子和 β-血栓蛋白，提示这些变化可能是舍曲林降低心血管严重不良事件的生物学机制。Francois 等对西酞普兰的研究发现，与安慰剂相比西酞普兰能有效改善抑郁症状，而人际关系治疗疗效不明显,并且西酞普兰对血压、心电图指标(包括 QTc 间期)均无明显影响。同时,Loutis 等的研究证实西酞普兰能显著增加血液一氧化氮(NO)的含量,NO 是血小板活动的强大抑制剂,NO 生成受损是导致动脉粥样硬化和血管血栓形成的重要因素。但新近 FDA 针对一项西酞普兰对 Q-T 间期影响的研究结果,确定西酞普兰会引起剂量依赖性 Q-T 间期延长,并警告使用剂量不应高于40 mg/d。

此外,文拉法辛、度洛西汀、瑞波西汀有轻度升高血压的作用,故患有高血压病、脑卒中的抑郁症患者应慎重使用。

2.老年期抑郁症患者用药原则

(1)起始剂量小:由于老年人对精神药物的敏感性明显高于青壮年人,对药物的吸收、代谢、排泄等能力等较低下,血药浓度往往较高,故容易发生严重的不良反应。

(2)加药速度慢:加药速度主要依据患者对药物的耐受性、病情的严重程度等,临床可采取滴定的方法进行加药。

(3)治疗剂量少:一般有效剂量为成人剂量的 1/3～1/2。也不否认有些老年人需要与年轻患者同样的剂量才能奏效,关键在于用药的个体化和缓慢加量及避免不良反应。

(4)药物的选择:应选择使用不影响心血管系统、肝肾功能和易导致代谢综合征的药物。

(5)要注意药物之间的相互作用:老年人罹患躯体疾病的概率高,经常会服用各种治疗躯体疾病的药物,联合用药的比例较高,因此要高度警惕药物之间的相互作用问题,避免出现影响疗效、加重不良药物反应的现象。

(三)MECT

Weiner 认为,ECT 对老年人一般是安全的,对伴有心脏疾病者,ECT 可能比三环类抗抑郁药更安全。在 ECT 过程中,谨慎地使用肌肉松弛药和麻醉药,配合心电监护,以免发生骨折并发症,称为 MECT。因此,对于老年期抑郁症有严重自杀企图和行为以及伴有顽固的妄想症状者,严重激越者,呆滞拒食者以及用抗抑郁药物治疗无效或对药物不良反应不能耐受者,无严重的心、脑血管疾病者,MECT 治疗是一种非常有效的治疗方法,能使患者的病情得到迅速缓解,有效率可高达70%～90%。但有些观点认为 ECT 会损伤患者的大脑、认知功能和躯体健康。

(四)心理治疗

抑郁症心理治疗的目标是减轻或缓解症状,改善患者对药物治疗的依从性,预防复发,恢复心理社会和职业功能,减轻或消除疾病所致的不良后果。可见,心理治疗是抑郁症治疗的一种重要辅助疗法,但必须是在药物或其他治疗的基础上进行。治疗对象主要是患者,但还应包括患者的亲属。常用的心理治疗应该是支持性的解释、劝慰、支持、鼓励与保证。心理治疗的种类有行为治疗、认知疗法、人际心理治疗、心理动力性治疗、婚姻和家庭治疗等。心理治疗时,应将方法告诉患者,并取得家庭及周围人的协作,使患者树立信心,相信通过各种治疗方法,抑郁症可以减轻或痊愈。

(五)认知行为疗法

目前老年期抑郁症仍以抗抑郁药物治疗为主,但药物治疗仍存在一定的局限性和安全性,包括老年罹患躯体疾病较多,联合用药比率较高,致使老年人对药物不良反应的敏感性较高,增加了药物相互作用和不良反应的概率,严重影响了药物治疗的安全性和依从性。再者,老年人在生理老化的同时,心理功能也随之"老化",心理适应和心理防御的能力减退,难以应对社会环境和生活事件带来的冲击,而单纯的药物治疗却难以兼顾对老年期抑郁症患者社会心理因素的改观,导致了治疗上的困难和抑郁症状的反复发作,因此尚不能获得满意效果。基于上述问题,越来越多的学者转入心理治疗的研究领域,期待找到一种既有效又安全的治疗方法。

1.抑郁症的认知理论和认知行为疗法

国内外临床研究认为,抑郁症患者既有神经生化改变的病理基础,也有认知歪曲的心理背景,因此心理社会因素同样与老年期抑郁症的发生和发展密切相关。早在20世纪60年代初,Beck就提出了抑郁症的认知模型(内容包括认知三联征理论),主要有:①外部刺激可以引发个体对所遇事件的推理和判断,形成个性化特征的认知(即某种观点或信念),而认知又能使个体出现一系列的继发反应,包括情绪、生理及行为改变。倘若个体的认知具有消极、极端化或与事实存在偏差时,则这类个体更易产生抑郁症状。②抑郁的主要特征是对自我、对世界、对未来的消极认知,其他特征(如躯体紊乱、情感失调)都是这些观念的反应。③歪曲的认知图式是对抑郁者假设的认知结构,引导着信息的歪曲加工过程。④功能失调性信念是关于自我和世界的过分僵化的信念,包括核心信念、中间信念等,主导着消极的自我图式。

在上述理论的基础上形成了认知行为疗法,其治疗焦点在于识别来访者歪曲的认知与当前急需解决的关键问题,可采用认知技术与行为技术,矫正其功能不良的思维模式和态度,积极处理伴发的情感、行为障碍。在治疗过程中,将关注点放置于来访者通常意识不到的认知图式上。治疗的目的是为来访者提供一种更为理性、贴近现实的思维模式来看待自身、他人及周围的世界,并用更加积极的应对方式,较好地处理来自各方面的问题,最终能够实现减少复发、促进社会康复,实现个人的长期与短期目标。

单一认知行为疗法对轻至中度抑郁症患者的疗效已被大量的研究及循证医学文献所证实,提示这种治疗不仅可有效改善抑郁症患者的失眠,还能够缓解患者的抑郁症状(包括残留症状),减少他们的自杀意念、自杀企图及行为等一系列的自杀危险性,而且还能降低其复发概率(包括间断服药者的复发率),改善他们的应对方式、大体功能和生活满意度;部分改善躯体疾病、避免出现与药物可能相关的自杀观念或自伤行为,利于康复。在急性期和维持期连续加用认知行为疗法,可改善那些仅对药物有部分反应的患者的症状。认知行为疗法已被广泛地用于治疗不同类别、不同时期的抑郁症患者,还被推荐为难治性抑郁症的优化治疗方案之一,其总体有效率与其他优化方案并无统计学差异。国内外的一些抑郁症防治指南也极力推荐使用认知行为疗法。

2.认知行为疗法治疗老年期抑郁症的应用现状与问题

老年期抑郁症属于抑郁症的一种,同样可以用认知行为疗法来进行治疗,且Meta 分析指出,心理治疗(包括认知行为疗法)对年轻成人与老年期抑郁症患者的疗效并无显著性差异。国内外大量文献证明,认知行为疗法可有效治疗慢性或重度的抑郁症患者、药物治疗效果不佳者及多种躯体疾病(如 2 型糖尿病、帕金森病等)所伴发的抑郁患者,尤其是老年患者,且认知行为疗法与药物的联合治疗较单一认知行为疗法更加安全、有效且疗效更为持久。

当然,也有部分研究对上述结论提出异议,其中,有项 Meta 分析指出,认知行为疗法对老年期抑郁症患者有效,但作为一种辅助治疗,并未发现其具有明显增加抗抑郁药物治疗的效果,考虑现有纳入的随机对照研究样本量较小,故该结论尚待进一步验证。此外,老年期抑郁症群体还具有一定的临床症状特征,如在躯体化主诉、激越、自杀风险、迟缓、疑病、睡眠障碍、记忆减退上,尤其在焦虑/躯体化、认知障碍方面与非老年期起病的抑郁症患者之间存在明显差异。由于其发病年龄、临床表现、病程和转归与一般抑郁症又确有诸多不同,因而有学者指出老年期抑郁症可能是抑郁症的一个特殊亚型,这提示我们在对这部分群体进行认知行为疗法治疗时需要适当的调整,但纵观国内多项有关认知行为疗法治疗老年期抑郁症患者的研究,通常只简要提及采用的是认知行为疗法,却未提及治疗当中的调整内容。

此外,认知行为疗法成功起效的基础,是能准确把握来访者的能力、个性特征及生活环境等多方面的信息。同样,采用认知行为疗法治疗老年期抑郁症患者时,也要清楚地了解患者在老龄化进展中的一些特殊改变。研究发现,老年人在认知、个性特征及人格等多方面具有不同于其他年龄段群体的特点,如参与各种认知任务的速度都缓慢;智力可分为晶体智力和流体智力两种,随着老龄化的进展,人们的智力水平将发生明显改变,但晶体智力改变的时间可延缓至 70 岁或以后;记忆受损是老龄化进程中的一个重要问题;老年人的个性特征相对稳定;情绪变化是心理治疗师需要考虑的重要议题之一等。基于老年人多方面的特点,Knight 在 1996 年提出了一种综合的、以群体为基础的成熟/特定挑战模型。在这一模型中,老年人既被视为在某些重要方面较年轻人更趋成熟,同时也被指出要面对一系列更为严峻的挑战(包括慢性躯体病、伤残及频繁哀悼他人)。老年群体中又存在不同时代间的差异,如年长者具有某些特定的社会活动;在同龄人当中,较早出生的一代在社会文化环境方面又与较晚出生的一代人有所不同,且这些内容较为固化,因而,在这些方面与其突出的临床症状上需要进行认知行为疗法的调整。

3.规范的认知行为疗法应成为老年期抑郁症治疗的重要手段

综上所述,鉴于老年期抑郁症的临床特征和治疗中面临的问题,认知行为疗法更适用于老年人群,然而目前国内已有的研究尚不足以充分证实这一点,并且也尚未确定认知行为疗法是否可以对药物治疗起到较好的辅助效能。总结其原因有:其一,现有的随机对照研究的样本量较小,难以说明问题;其二,缺少经过系统认知行为疗法培训的心理治疗师;其三,在当今这个多学科相互交融的时代,认知行为疗法也面临与其他学科的融合,但目前针对老年期抑郁症患者的认知行为疗法,尚缺少兼顾老年人认知特点且较为规范的操作程序。循证医学研究显示,认知行为疗法应积极关注整体治疗过程、关系的建立与治疗师的资质和素养等,应根据老年人的认知特点治疗老年期抑郁症患者,适当调整治疗技术。目前虽有较多文献提到采用认知行为疗法治疗老年期抑郁症疗效明显,但尚缺少较为规范、明确的治疗方案。

第四节　晚发精神分裂症

晚发精神分裂症是指一组首发年龄＞45 岁的精神分裂症患者。晚发精神分裂症的概念经历了复杂的演化过程,较为公认的是这部分患者起病较晚,符合精神分裂症诊断标准,又具有不同于一般精神分裂症的特点,可能是分裂症的一个亚型。但晚发精神分裂症争议很多,主要包括起病年龄的界定;是否为一个独立的精神分裂症亚型;与其他老年期精神障碍的关系等。

无论是 ICD-10 还是 DSM-6 都不包括晚发精神分裂症的编码类别。ICD-10 中未限定精神分裂症的发病年龄,只是将妄想痴呆性精神分裂症归于偏执型精神分裂症,不含更年期偏执状态,而将妄想痴呆(晚发性)归于妄想性障碍。DSM-6 已取消对精神分裂症的发病年龄的限定,在精神分裂症及其他精神病性障碍中列出了妄想性障碍。CCMD-3 未标注年龄与诊断的关系,在精神分裂症及其他精神病性障碍中列出了偏执性障碍。

一、流行病学

早在 1913 年就有晚发精神分裂症流行病学的报道,鉴于前述晚发精神分裂症诊断的分歧,数据只能作为参考。Harris 和 Jeste 通过对文献的分析发现,50 岁以后发病者占住院精神分裂症患者的 13％,60 岁以后发病者占 7％,70 岁以上发病者仅占 3％,女性高于男性。Babigian 等报告现有老年人口中,精神分裂症和偏执状态(65 岁及以上者)的年发病率为 0.27‰。Copeland 等调查显示44 岁以后首发的精神分裂症年发病率为 12/10 万。国内目前缺乏相关研究资料。

二、临床特征

所有见于早发精神分裂症的症状均可见于晚发精神分裂症。不过与早发精神分裂症患者相比,晚发者具有突出的妄想幻觉症状,且往往构成患者的主导症状。

妄想在很大部分患者中系统化,涉及精神和躯体的妄想。有时可见躯体、色情和夸大妄想。幻觉多见且严重,以幻听多见,幻视、幻触、幻嗅也较常见,与妄想内容一致。多项研究证实,感官损害与幻觉妄想相关。Howard 等报告 83 名晚发精神分裂症的症状:被害妄想占 87％,非言语幻听占 64％,第三人称言语幻听占 51％,幻听占 30％。

三、治疗

晚发精神分裂症患者对药物比较敏感,因此要从小剂量开始。第一代抗精神病药物剂量应在 300～500 mg;利培酮和奥氮平的剂量约为慢性精神分裂症患者用药的一半;喹硫平每天剂量在 100～600 mg。在精神分裂症的急性激越状态,给予抗精神病药物的同时可给予快速起效的苯二氮䓬类药物,但应特别注意可能会造成老年患者意识模糊、跌倒引起骨折。

精神分裂症患者急性期过后,症状持续缓解时仍需要继续抗精神病治疗,防止症状的复发。但老年患者中锥体外系反应及迟发性运动障碍的发生率较高。因此在晚发精神分裂症患者疾病稳定期应选用小剂量的抗精神病药物,维持在有效控制阳性症状的剂量为宜。目前治疗多推荐使用锥体外系反应少的非典型抗精神病药物。

第九章

心理生理障碍

第一节　进食障碍

进食障碍指以持续紊乱的进食或进食相关行为为特征,导致食物的摄入和吸收异常,并明显损害躯体健康和心理社会功能的一组疾病,主要包括神经性厌食、神经性贪食和神经性呕吐。

一、神经性厌食

神经性厌食指以患者通过节制饮食等手段,有意造成并维持体重明显低于正常标准为特征的一种进食障碍。常伴有营养不良、代谢和内分泌障碍(如月经紊乱)。患者表现为间歇发作的暴饮暴食,多见于青少年女性,偶见于青少年男性及围绝经期妇女。国外报道年患病率约为 0.4%,终身患病率约为 2.2%,男女比约为1∶10。我国尚缺乏流行病学资料。

(一)病因及发病机制

病因未明,目前认为可能与以下因素及其相互作用有关。①心理因素:该病患者通常具有一定的气质和人格特点,如焦虑、强迫、认知刻板、回避危害、完美主义倾向等。患者通常存在对自我体像的歪曲认知,且由于其认知刻板的特点,故很难自我修正。有研究者认为厌食也可能是青少年对情绪问题的回避及向儿童期退行的表现。②社会环境因素:社会文化中如果存在追求苗条的审美文化则易促进此病的发生。患者在起病前可能存在一定的心理社会刺激因素,如被同伴或亲人评价或嘲笑自己的体型或体重。③生物学因素:患者的同胞中同病率为 6%~10%,高于普通人群,提示遗传因素起一定的作用。另有研究认为神经性厌食可能存在多巴胺和 5-HT 神经递质系统的异常。5-HT 可能与患者满足感、冲动控制和情绪的改变有关；多巴胺可能与患者食物的奖赏效应、动机或执行功能的异常有关。研究显示，多巴胺受体（D_2、D_3受体）和多巴胺脑内代谢产物高香草酸（HVA）浓度，5-HT 受体（$5-HT_{1A}$、$5-HT_{2A}$）及 5-HT 转运体（5-HTT）密度与对照组相比，存在明显不同。

（二）临床表现

多数患者存在体像障碍或对体重的认知歪曲，即使十分消瘦仍认为自己过胖，为将体重降至自己心目中的标准，继而产生有意节食的心理和行为。有些患者除节食外，还采用过度运动、催吐、导泻、利尿等手段来减轻体重。部分患者可有间歇发作的暴饮暴食。通常患者会继发营养不良性的内分泌、代谢和全身性功能紊乱，或发育延迟。女性可出现闭经，男性可有性功能减退或阳痿，青春期前的患者性器官呈幼稚型。患者表现皮肤干燥、苍白、皮下脂肪减少，可因低蛋白血症出现水肿或因进食减少出现低血糖反应。部分患者因衰竭感染可致死亡，在住院的本病患者中病死率约 10%。

患者常有情绪不稳、焦虑、抑郁、强迫观念，严重者可出现自杀行为。神经性厌食不等于食欲减退，有些甚至食欲良好，患者因饥饿难忍而偷食、暴食之后又设法呕吐或催吐。患者往往对治疗的合作程度较差，不承认体重过低、进食过少是病态，常因闭经等躯体症状而就诊，多数患者社会功能基本正常。本病并非躯体疾病所致的体重减轻，患者节食也不是其他精神障碍的继发症状。

（三）诊断及鉴别诊断

1.诊断

本病诊断主要依据临床表现。首先是进食量明显低于常人并导致明显的体重减轻，体重减轻的程度超过期望值的 15% 以上或体质指数（BMI）<17.5 kg/m^2，或青春期前的患者在生长发育期内体重增长达不到预期标准；其次是故意造成体重减轻，常常通过自我催吐、导泻、过度运动、服用食欲抑制剂和利尿剂，回避自认为引起发胖的食物。患者往往存在对体像的认知歪曲，并且持续存在异乎寻常地害怕发胖的超价观念，给自己制订一个过低的体重界限，这个界值远远低于其病前医师认为是适度的或健康的体重。由于过度节食，患者存在继发的一系列损害，其中包括下丘脑-垂体-性腺轴在内的广泛的内分泌障碍，青春期前的患者存在的发育延迟的表现，其他躯体功能的损害，甚至死亡。本病的病程标准为 3 个月。

2.鉴别诊断

本病应与正常节食，抑郁、强迫、人格障碍等其他精神疾病，躯体疾病所致的体重下降或食欲减退相鉴别。

神经性厌食不同于正常节食。正常节食也会通过各种方式限制饮食,也害怕引起发胖的食物,也可能采取运动、催吐、导泻等方式,但其主要目的是追求身材苗条、适度减轻体重。正常节食的人通常食欲正常,无体像认知障碍和内分泌紊乱,当达到理想体重时能适可而止。

神经性厌食症患者可伴发抑郁症状,抑郁症患者也往往存在食欲减退和体重下降,但抑郁症患者以情绪症状占主导,同时有思维、行为的改变及抑郁症自身的生物学节律,且进食方面主要是食欲减退,无有意降低体重的想法,可资鉴别。在少数情况下,不排除两者并存的可能性,此时可进行共病诊断。强迫症患者可能由于强迫症状影响也出现进食减少,但患者以强迫症状为主,进食障碍是继发的,且通常会有其他的强迫思维或强迫行为。

很多躯体疾病特别是慢性消耗性疾病,如肿瘤、内分泌疾病、肠道疾病等可出现明显的体重减轻,应通过相关检查予以排除。神经性厌食患者普遍存在内分泌紊乱,应排除是否存在原发的内分泌疾病。

(四)治疗及预后

1.心理治疗

心理治疗应作为本病的主要疗法贯穿于治疗的始终。首先要建立治疗同盟,取得患者的合作,深入了解其发病诱因,评估其心理状态和歪曲的认知内容,给予相应的认知行为疗法和家庭治疗。认知行为疗法主要针对患者的体像认知障碍,进行认知纠正或认知重建,并采用阳性强化法、系统脱敏法的治疗原理,来纠正患者不良的进食和进食相关行为。生物反馈治疗作为一种心理生理的自我调节技术,结合放松训练可帮助患者稳定情绪、减轻焦虑、调节生理活动。家庭治疗主要针对与发病有关的家庭因素,调节家庭成员间的相互关系以解除其不良投射。系统的家庭治疗有助于患者获得家庭支持、缓解症状、减少复发。

2.对症支持治疗

根据患者躯体功能状况及实验室检查结果,给予相应的对症支持治疗,如体重太轻,明显营养不良者,供给高热量饮食,必要时给予补充静脉营养治疗,补充各种维生素及微量元素。如存在呕吐或实验室检查明显异常者,应静脉输液,纠正水电解质紊乱和酸碱失衡。食欲过于低下者,给予助消化药,必要时餐前肌内注射胰岛素促进食欲,但要防止低血糖反应。同时帮助患者逐渐建立和恢复正常的饮食习惯。

3.精神药物治疗

针对患者存在的抑郁、强迫、体像认知障碍等症状可选用抗抑郁药、抗精神病药、抗焦虑药物等治疗。抗抑郁药主要选用 SSRI 类,如氟西汀、帕罗西汀、舍曲林等。抗精神病药主要选用非典型抗精神病药如奥氮平、喹硫平、帕利哌酮等。抗焦虑药物主要选用苯二氮䓬类。剂量调整以控制相关症状为目标。

4.预后

本病常为慢性迁延性病程,缓解和复发呈周期性交替,常伴有持久存在的营养不良、消瘦、人格缺陷。约 50％的患者治疗效果较好。约 20％的患者时好时坏,反复发作。约 25％的患者始终达不到正常体重,迁延不愈,而 5％～10％的患者死于躯体并发症如营养代谢障碍、感染和器官衰竭,个别死于意外和自杀。

二、神经性贪食

神经性贪食是指存在反复发作性的、不可抗拒的摄食欲望和多食或暴食行为,由于担心体重增加,大量进食后又采用催吐、导泻、利尿、禁食或过度运动等代偿性方法来抵消体重增加的一种进食障碍。可与神经性厌食交替出现,两者具有相似的病理心理机制及性别、年龄分布。多数患者是神经性厌食的延续者,发病年龄较神经性厌食晚。其发病人群主要为青年女性,平均发病年龄为 18～20 岁。国外报道的青年女性的年患病率为 1％～1.5％,男性患病率约为女性的 1/10。但近期的荟萃分析结果显示,神经性贪食的终身患病率为 0.81％。

(一)病因及发病机制

病因及发病机制不明,可能与多种因素有关。①心理社会因素:过度关注体重、低自尊、抑郁症状、社交焦虑障碍和儿童期过度焦虑与神经性贪食症的发病相关。研究表明,儿童期遭受性虐待或躯体虐待者发生此病的危险性更高。应激经历越多的女性,暴食的危险性越大。从心理学机制而言,追求苗条的社会文化既可产生对食欲的压抑,也可呈反转相,表现为暴饮暴食,因此有学者认为神经性厌食和神经性贪食是同一疾病的不同表现形式。②生物学因素:孪生子有较高的同病率,且该病具有家族聚集性,提示遗传因素起一定作用。另外,有研究显示儿童期肥胖以及青春期早熟者发病风险较高。③神经生化:可能与 5-HT 功能失调有关,下丘脑 5-HT 释放降低可引起暴饮暴食和其他行为症状。

(二)临床表现

发作性暴食是本病的主要特征。暴食发作时,食欲大增,吃得又多又快,一次进食大量食物,甚至一次吃进常人食量的数倍,自己明知不当却无法控制,直到难以忍受为止。患者通常存在对身体外形和体重的过分关注,且常常对自己的体重和外形不满意。因此,为了抵消暴食引起的体重增加,患者常采取多种不适切的代偿性手段来增加排泄、减少吸收或过度运动,如食后呕吐、导泻,服利尿剂、减肥药,减少食量或禁食等。部分患者暴食后出现厌恶、内疚、担忧等情绪,有的为此而产生自杀观念和行为;暴食的发作频率不等,多数为一周内发作数次;发作间期食欲多数正常,仅少数食欲下降。多数患者能控制体重,体重正常或略增加,不足 1/4 的患者体重下降。

反复的暴食与不适切的代偿行为是一种危险的行为模式,容易对身体造成明显损害,可以出现神经内分泌调节紊乱和各器官功能的严重损害;也可能造成水电解质紊乱,常见的有低钾血症、低钠血症、代谢性酸中毒、代谢性碱中毒,甚至继发心律失常。伴有自我催吐、导泄行为者可能损害胃肠道黏膜,造成消化道出血和其他并发症,严重者导致死亡。另外,暴食和不适切的代偿行为,以及继发的心理和情绪反应通常会明显影响患者的社会和职业功能。

(三)诊断及鉴别诊断

1.诊断

本病诊断主要依据临床表现,包括:①反复发作性不可抗拒的摄食欲望和行为,一次可进食大量食物,每周至少发作 2 次且已至少持续 3 个月;②有担心发胖的恐惧心理;③常采取催吐、导泄、禁食、运动、使用食欲抑制剂等方法,以消除暴食引起的体重增加;④暴食可与神经性厌食交替出现,若已明确诊断为神经性厌食,或交替出现经常性厌食与间歇性暴食症状,则只诊断神经性厌食症。

2.鉴别诊断

本病诊断需排除其他引起暴食行为的躯体疾病和神经精神疾病,如 Kleine-Levin 综合征、颞叶癫痫、精神分裂症、边缘型人格障碍、非典型抑郁症等继发的暴食。

(1)Kleine-Levin 综合征:除发作性贪食外,还伴有发作性嗜睡、定向障碍、躁狂样、冲动等精神症状,男性多见。

(2)颞叶癫痫:暴食行为常伴有抽搐史或精神自动症的表现,脑电图、CT 检查可有特征性改变。

(3)精神分裂症、边缘型人格障碍、非典型抑郁症等精神障碍可伴有进食增多,但较少出现发作性暴食,也不会因为担心体重增加而继发催吐、导泄等行为,这些患者还具有相应的精神障碍的其他核心症状,可资鉴别。

（四）治疗及预后

本病治疗的目标在于重建正常进食行为模式，纠正不合理的体像认知，处理由于暴食和代偿行为带来的器官功能损害、营养不良状况以及相应的并发症。治疗方案包括对症支持治疗、心理治疗、药物治疗几个方面。

心理治疗可采用认知行为疗法、家庭治疗和生物反馈治疗等。认知行为疗法主要是改变患者过分关注自己的体形及过分怕胖的不理性认知，采用系统脱敏、暴露、阳性强化、厌恶疗法等方法，结合预先制定的进食计划，来逐渐重建患者的进食行为模式。生物反馈治疗可帮助患者稳定情绪、减轻焦虑、调节生理活动、提高放松和控制冲动的能力，在暴食发作时可帮助控制症状。系统的家庭治疗有助于患者获得家庭支持、缓解症状、减少复发。

5-HT 再摄取抑制剂和三环类等抗抑郁药治疗神经性贪食症有一定疗效，治疗焦虑障碍剂量的氟西汀、丙米嗪、氯米帕明、曲唑酮等能减少暴食症状，改善焦虑及抑郁心境。卡马西平、碳酸锂、丙戊酸盐等心境稳定剂对贪食的控制也有一定疗效。对症支持治疗可根据不同的躯体状况进行对症处理。

对神经性贪食症的自然病程或长期结局的研究甚少。Grilo 等人追踪观察了神经性贪食症患者 5 年的自然病程，结果发现，5 年内的临床痊愈率为 74%，痊愈患者 5 年内的复发率为 47%。提示该病存在自然缓解，但较易复发。另有研究显示，经系统治疗的患者，50%～90% 缓解。病期越长预后越差。

三、神经性呕吐

神经性呕吐又称心因性呕吐，指一组自发或故意诱发反复呕吐的精神障碍。呕吐物为刚吃进的食物，不伴有其他明显症状。呕吐的形式可分为 5 种：持续性呕吐、习惯性餐后呕吐、不规则呕吐、恶心伴呕吐及自我诱发呕吐。呕吐常与心理社会因素（如心情不愉快、心理紧张、内心冲突等）有关，无明显器质性病变。神经性呕吐不影响下次进食的食欲，由于总的进食量不减少，所以体重无明显减轻。部分患者具有癔症性人格，表现为以自我为中心、好表演、暗示性高等。

神经性呕吐作为一种临床综合征的描述最早出现在 20 世纪 60 年代，但近 20 年来对这一名称的使用越来越少。ICD-10 中对应的诊断名称为"伴有其他心理紊乱的呕吐"。DSM-6 和 DSM-5 中则无相应的诊断名称，比较接近或相关的诊断为"转换障碍"或"躯体形式障碍"。

神经性呕吐的诊断主要根据其临床表现：①自发的或故意诱发的反复发生于进食后的呕吐，呕吐物为刚吃进的食物；②体重减轻不显著（体重保持在正常平均体重值的 80％以上）；③可有害怕发胖或减轻体重的想法；④这种呕吐几乎每天发生，并至少已持续 1 个月。鉴别诊断需排除躯体疾病导致的呕吐，以及癔症或躯体形式障碍等。另外，神经性呕吐的临床表现与神经性厌食有部分重叠。但本病患者体重无显著减轻，且无控制体重的动机和行为，可资鉴别。

　　神经性呕吐的治疗主要采用认知行为疗法（如阳性强化、系统脱敏等）。一些精神药物如舒必利、氯丙嗪、氟西汀等治疗有效。在心理治疗与药物治疗的同时，根据需要进行对症支持治疗。

第二节　睡　眠　障　碍

　　睡眠与觉醒是中枢神经系统兴奋与抑制连续谱的不同状态。睡眠与觉醒的调控涉及的神经环路和核团包括脑干网状上行激活系统；皮质-纹状体-丘脑-皮质环路；下丘脑的结节乳头核、腹外侧视前核、外侧下丘脑和视交叉上核。其中视交叉上核的作用主要是调控昼夜生物节律，掌控睡眠与觉醒的转换。结节乳头核与腹外侧视前核则是一对醒/睡开关。前者释放的组胺促进觉醒，后者释放的 γ-氨基丁酸则启动睡眠。外侧下丘脑和脑干网状上行激活系统则主要担负促进和保持清醒的任务，相关的神经递质包括外侧下丘脑的下丘脑分泌素和脑干的去甲肾上腺素、多巴胺、5-HT、乙酰胆碱、组胺等。理论上，凡是以上脑区和核团的病变，或者凡是影响以上神经递质功能的物质、药物或行为均可能影响睡眠和觉醒，产生睡眠障碍。

　　睡眠障碍通常可以分为四大类：①睡眠过少或不足（失眠）；②睡眠过度（嗜睡）；③睡眠-觉醒节律障碍；④睡眠过程中的异常活动与行为（睡行症、夜惊、梦魇等）。不同的诊断分类系统如国际睡眠障碍分类、DSM-5、ICD-10 对睡眠障碍的分类不完全相同。本节主要介绍 ICD-10 中的非器质性睡眠障碍，包括失眠症、嗜睡症、睡眠-觉醒节律障碍、睡行症、夜惊症、梦魇。

一、失眠症

　　失眠症是一种持续相当长时间的睡眠的质和（或）量令人不满意，且明显影响日间社会功能的睡眠障碍。失眠症的临床表现形式多样，包括难以入睡、睡眠不深、易醒、多梦、早醒、醒后不能再睡、睡醒后仍觉疲乏、白天困倦等。其核心是睡眠的启动和维持困难。失眠可引起患者出现焦虑、抑郁、睡前恐惧等情绪,并导致日间社会功能明显下降或带来显著的痛苦。一般人群患病率为 10% ～ 20%,男女差别不大。

(一)病因及发病机制

失眠可由多种原因引起,包括遗传素质和心理社会及环境因素。

(1)神经气质类型:神经敏感、神经质、易急躁的人群容易出现失眠。

(2)心理因素:具有追求完美、焦虑、强迫等个性特点的患者。当生活和工作中遇到各种不愉快事件时,容易产生焦虑、抑郁情绪而出现失眠,之后患者由于过度关注睡眠,反而强化了失眠,导致了失眠的慢性化。

(3)环境因素:环境嘈杂、空气污浊、居住拥挤或突然改变睡眠环境。

(4)睡眠节律改变:夜班和白班频繁变动等引起生物钟节奏变化,或经常熬夜,白天补觉。

(5)生理因素:饥饿、疲劳、性兴奋等。

(6)药物和食物因素:酒精、咖啡、茶叶等物质及某些治疗药物如皮质醇激素、抗结核药、喹诺酮类的抗生素等的使用易引起失眠。

(7)精神障碍和躯体疾病:某些精神疾病和躯体疾病可能伴有失眠,此时失眠是疾病的症状表现之一。

(二)临床表现

失眠患者对睡眠的质和(或)量不满意,临床表现以入睡困难最多见,其次是睡眠浅表和早醒,醒后不能再睡,还有的表现多梦,或睡眠感缺乏,通常以上情况并存。失眠常常引起患者次日白天精神状态差,身体疲乏,注意力减退,反应迟钝,社会功能受损,导致患者对失眠产生越来越多的恐惧和对失眠所致后果的过分担心,就寝时,紧张、焦虑、担心更加明显,使患者常常陷入一种失眠→担心、紧张→失眠加重的恶性循环,这种反复强化导致最终失眠慢性化。

失眠者常常试图以各种药物或非药物的方法来改善自己的睡眠,但往往不得法,导致睡前焦虑更加明显,服药剂量越来越大,服药种类越来越多,疗效越来越差,治愈的信心越来越小,对药物的不良反应和失眠后果的担心也越来越大,一旦形成恶性循环,失眠问题更加突出,久治不愈。有的患者长期使用镇静催眠药,可造成药物依赖、个性改变、情绪不稳。

(三)诊断及鉴别诊断

失眠既可以是一种症状,又可以是一种疾病,即失眠症。失眠症的诊断标准为:①主诉失眠,主要表现为入睡困难,或难以维持睡眠,或睡眠质量差;②睡眠紊乱至少每周发生 3 次,并至少已持续 1 个月以上;③对失眠过度关注,过度担心失眠的后果;④对睡眠质和(或)量的不满意引起明显的苦恼或社会功能受损。⑤排除躯体疾病或精神障碍导致的继发性失眠。

鉴别诊断方面主要排除各种原因引起的一过性失眠、其他睡眠障碍如睡眠呼吸暂停综合征伴发的失眠、物质或药物导致的失眠、躯体疾病和精神障碍导致的继发性失眠等。

(四)治疗

通常采用药物治疗与非药物治疗相结合的个体化治疗方案。

1.非药物治疗

失眠的非药物治疗主要以消除不利于睡眠的各种因素(如个性、环境因素)以及建立良好的睡眠卫生习惯为主。非药物治疗包括以下几方面。

(1)一般治疗:首先要评估患者失眠的临床特征、失眠的诱因、心理社会因素、睡眠环境因素、个性特点、睡眠卫生习惯、对睡眠和睡眠药物的态度等,根据评估结果制订相应的个体化治疗方案。

(2)心理支持和睡眠卫生宣教:帮助其妥善处理生活和工作中的矛盾,理解睡眠是一种自然的生理过程,消除对失眠的焦虑和恐惧。

(3)认知行为疗法:为非药物治疗方法中使用最广的方法,如睡眠限制疗法、刺激控制疗法、放松治疗等。放松治疗又包括借助专门的仪器来学习放松的生物反馈治疗、民间的松弛技术(如练瑜伽、打太极拳等)以及简单易学的放松步骤如冥想放松法、腹式呼吸放松法、渐进性肌肉放松法、自我暗示法等。

另外,调整不利于睡眠的个性如急躁、焦虑性格,完美主义性格等;纠正对睡眠和失眠的不理性认知,建立科学的睡眠卫生习惯;调整睡眠环境如卧室光亮度、安静程度、温度、湿度、空气、睡衣、床及床上用品、卧室摆设等,以营造有利于睡眠的内外部条件,对尽早治愈失眠、缩短药物治疗时间起着非常重要的作用。

2.药物治疗

药物包括苯二氮䓬类和非苯二氮䓬类等镇静催眠药。镇静性抗组胺药、某些可以改善睡眠的抗抑郁药、抗精神病药等有时也可用于治疗效果欠佳的患者。

镇静催眠药是一类对中枢神经系统有广泛抑制作用的药物,能阻断脑干网状上行激活系统的传导功能,使大脑皮质细胞从兴奋转入抑制,从而产生镇静与催眠的作用。镇静催眠药可分为巴比妥类、苯二氮䓬类、非苯二氮䓬类和其他类。巴比妥类是较早使用的镇静催眠药,小剂量巴比妥类可抑制大脑皮质,产生镇静催眠作用;较大剂量可使感觉迟钝、活动减少引起困倦和睡眠;中毒剂量可致麻醉、昏迷乃至死亡。根据半衰期的长短可分为超短效、短效、中效及长效巴比妥类药物。短效及中效巴比妥类药物主要包括司可巴比妥和戊巴比妥,过去临床上主要用于失眠。巴比妥类药物毒性大,治疗剂量与中毒剂量比较接近,过量服用容易出现昏迷、呼吸抑制、心脏停搏等致死性反应,且具有很高的依赖性,目前临床上已基本上不用于治疗失眠。其他镇静催眠药包括水合氯醛、副醛及哌啶酮类药如甲喹酮等药物也越来越少用于治疗失眠。

目前临床上治疗失眠使用最为广泛的是苯二氮䓬类和非苯二氮䓬类镇静催眠药。

(1)苯二氮䓬类。

苯二氮䓬类镇静催眠药目前有 2000 多种衍生物,国内常用的只有十余种。其主要药理作用是抗焦虑、镇静催眠、抗惊厥和中枢性骨骼肌松弛。苯二氮䓬类药物的药理作用主要与 GABA 受体有关。GABA 是脊椎动物中枢神经系统中主要的抑制性神经递质,是睡眠的首要诱导剂。GABA 受体分为 3 类:GABA-A、GABA-B、GABA-C。其中 GABA-A 是一种配体门控离子通道受体,是镇静催眠药的主要作用受体,它通常由 5 个亚单位围绕跨膜氯离子通道构成。5 个亚单位由 2 个 α 亚单位,2 个 β 亚单位和 1 个 γ 亚单位($α_2β_2γ$)组成。α 亚单位有 6 种亚型($α_1 \sim α_6$),β 亚单位有 3 种亚型($β_1 \sim β_3$),γ 亚单位有 3 种亚型($γ_1 \sim γ_3$)。不同亚型的亚单位构成的 GABA-A 受体介导不同的药理效应如抗焦虑、镇静催眠、抗惊厥和中枢性骨骼肌松弛。

苯二氮䓬类药物与 GABA-A 受体结合后可激活该受体,导致 Cl^- 通道开放,大量氯离子进入细胞内,引起神经细胞超极化,从而起到中枢抑制作用。苯二氮䓬类药物作用于 GABA-A 受体无选择性,可以作用于各种不同亚型的亚单位构成的 GABA-A 受体,因而具有广泛的药理作用,具体包括:①抗焦虑作用,可以减轻或消除患者的焦虑不安、紧张、恐惧情绪等。②镇静催眠作用,对睡眠的各期都有不同程度的影响。③抗惊厥作用,可以抑制脑部不同部位的癫痫病灶的放电不向外围扩散。④骨骼肌松弛作用,系抑制脊髓和脊髓上的运动反射所致。苯二氮䓬类药物如阿普唑仑、艾司唑仑、氯硝西泮、劳拉西泮等由于具有较好的疗效和安全性,在临床上被广泛用于失眠的治疗,但由于有证据表明长期应用苯二氮䓬类药物会导致药物依赖,因此合理使用苯二氮䓬类药物尤为重要。其合理使用原则如下:①按需使用,间断用药,如每周 2~4 次。②短期使用,连续用药不超过4周。③交替使用,连续使用同一种药物不超过 2 周。④采用最低有效剂量使用。⑤若连续使用一段时间后不要突然停药,应逐渐减药后再停药,以避免失眠反跳,尤其是在使用短效苯二氮䓬类药物时。⑥注意药物的不良反应,不要与其他中枢抑制剂合并使用,对孕妇和睡眠呼吸暂停综合征的患者不要使用。对老年人、肝脏损害者要减量使用。⑦入睡困难或老年人失眠以短效苯二氮䓬类药为主,但应注意有早醒的情况。易醒和早醒患者可用中效苯二氮䓬类药。长效制剂可用于白天有明显焦虑症状和能够耐受第二天镇静作用的患者,也可以用于早醒的抑郁症患者。

(2)非苯二氮䓬类:如唑吡坦、佐匹克隆、扎来普隆等药物的作用机制与苯二氮䓬类相似,均作用于 GABA-A 受体。不同的是非苯二氮䓬类药为选择性作用于含某些亚型的亚单位的 GABA-A 受体,从而其药理作用没有苯二氮䓬类药广泛,主要起到镇静催眠作用。其中唑吡坦的选择性最高,选择性作用于含 α_1 亚单位的 GABA-A 受体,起到镇静催眠作用,但通常无抗焦虑、无抗惊厥作用,无肌肉松弛作用。以上 3 种非苯二氮䓬类药均为短效或超短效镇静催眠药,共同特点是达峰时间短,半衰期短,快速排泄。临床上的优点为快速诱导入眠,缩短入睡潜伏期,次日无宿醉效应,不易产生耐受性和依赖性,呼吸抑制作用较小或没有,对记忆的影响较小,停药后失眠较少反弹,最适合入睡困难的失眠患者。

二、嗜睡症

嗜睡症是指白天睡眠过多的一种睡眠障碍。这种睡眠过多并非由于睡眠不足或者药物、酒精、躯体疾病所致,也不是某种精神障碍(如抑郁症)或某种睡眠障碍(如睡眠呼吸暂停综合征)症状的一部分。嗜睡症病因不明,缺乏确切的患病率,国外报道睡眠障碍门诊中有 5%～10% 的患者主诉日间思睡并被诊断为嗜睡症,男女发生率差别不大。

(一)临床表现

嗜睡症主要表现为白天睡眠过多,在特别单调或安静的环境下容易进入睡眠,但患者通常可以阻止入睡。患者并无夜间睡眠时间减少,相反,患者夜间睡眠通常是延长的,但在醒转时,要想达到完全的觉醒状态相当困难。白天过多的睡眠不是由于睡眠不足,而是继发于其他的睡眠障碍、精神障碍、躯体疾病,或药物、物质的作用。有时有睡眠发作,睡眠持续时间较长,这种睡眠发作频率不高,患者能有意识地阻止其发生。过多的睡眠引起显著的痛苦或社交、职业等功能的损害。过多的睡眠可能被他人误认为懒惰、不求上进,通常给患者带来较大的心理压力。

(二)诊断及鉴别诊断

1.诊断

如果嗜睡症状符合下列特征,即可以诊断:①白天睡眠过多或睡眠发作(可以阻止),持续1个月以上;②不存在睡眠时间不足;③无发作性睡病的附加症状(如猝倒症、睡眠瘫痪、入睡前幻觉、醒前幻觉等);④明显感到痛苦或影响社会功能。

2.鉴别诊断

本病首先要与发作性睡病进行鉴别。发作性睡病的睡眠发作通常是无法抗拒的,并存在猝倒症、睡眠瘫痪、入睡前幻觉等附加症状。其他需要鉴别的情况包括睡眠呼吸暂停综合征、睡眠-觉醒节律障碍、脑器质性疾病或躯体疾病引起的嗜睡、精神障碍伴发的睡眠紊乱、药物或物质如酒精引起的嗜睡等。

(三)治疗

由于病因未明,本症的治疗主要为对症治疗,包括药物和行为治疗。针对白天嗜睡可采用小剂量的中枢兴奋剂如哌甲酯、托莫西汀、莫达非尼、苯丙胺等,亦可使用米帕明。茶、咖啡等提神的物质也可适当采用。行为治疗方面,应尽量早睡,保证夜间充足的睡眠时间;其次日常作息时间应规律;白天尽量从事较振奋的活动,并加强日间的户外活动以促进清醒。

三、睡眠-觉醒节律障碍

睡眠-觉醒节律障碍是指个体睡眠-觉醒节律与环境所允许的睡眠-觉醒节律不同步,从而导致其主诉失眠或嗜睡的一种睡眠障碍。本病可表现为睡眠时相延迟、睡眠时相提前、不规则的睡眠节律、倒班的睡眠节律、非24小时睡眠节律。

(一)病因及发病机制

睡眠与觉醒的调控涉及的神经环路和核团包括脑干网状上行激活系统;皮质-纹状体-丘脑-皮质环路;下丘脑的结节乳头核、腹外侧视前核、外侧下丘脑和视交叉上核。其中睡眠-觉醒节律主要受视交叉上核调控,但也受精神行为和环境因素影响。多种器质性障碍、精神障碍、物质使用或某些破坏生物节律的行为可引起睡眠-觉醒节律障碍,如起居无常、频繁调换工作班次、跨时区旅行等行为。精神活性物质滥用,脑器质性疾病特别是影响睡眠-觉醒调控区域的疾病,人格障碍、情感障碍等精神疾病,均可引起生物钟改变,破坏昼夜变化的节律性和规律性,导致睡眠-觉醒时相出现相应变化。其表现为在主要的睡眠时段失眠而在应该清醒的时段出现嗜睡。

(二)临床表现

本病主要表现为睡眠-觉醒节律反常、紊乱。有的患者表现为睡眠时相延迟,在凌晨才入睡,下午或午后才醒来,在常人应入睡的时候不能入睡,在应觉醒的时候需要入睡。有的患者表现为睡眠时相提前,过于早睡和早醒。有的患者表现为睡眠-觉醒节律不规则,入睡时间变化不定,睡眠时间与觉醒时间毫无规律,有时可以连续两三天不睡,之后再连续睡一两天。由于睡眠-觉醒节律与社会要求的节律不同步,患者的社会功能明显受损,并常伴有焦虑、抑郁情绪,感到苦恼。

(三)诊断及鉴别诊断

1.诊断

只有当精神性或器质性的原因被排除时,才能独立诊断睡眠-觉醒节律障碍。诊断本病需要具备下列几点:①人体的睡眠-觉醒形式与特定社会中的正常情况或同一文化环境中为大多数人认可的睡眠-觉醒节律不同步;②在主要的睡眠时相失眠,在应该清醒时嗜睡,这种情况几乎天天发生,并持续1月以上,或在短时间内反复出现;③睡眠时间、质量及时序的不满意状态使患者深感苦恼,或影响了社会、职业功能。

2.鉴别诊断

本病诊断需排除躯体疾病、精神疾病(如抑郁症)或物质使用、倒班等导致的继发性睡眠-觉醒节律障碍。

(四)治疗

本病治疗目标主要是使患者的睡眠-觉醒节律尽可能与社会所允许的节律同步。治疗方法包括旨在调节生物节律的时序治疗、光疗、药物治疗。药物治疗包括褪黑素治疗以及用于帮助调节睡眠节律的镇静催眠药物和用于缓解焦虑抑郁情绪的抗焦虑、抗抑郁药物。其他措施包括避免夜间使用精神活性物质,建立合理的作息规律,调换夜班、倒班等工作岗位等。

四、睡行症

睡行症指一种在睡眠过程中尚未清醒时起床,在室内或户外行走或做一些简单活动的睡眠和清醒同时存在的意识改变状态。睡行症发生在非快速眼动(NREM)睡眠的第3~4期,DSM-5中将睡行症与睡惊症合称为非快速眼动睡眠唤醒障碍。睡行症过去曾称为"梦游症",但由于研究证实其症状系发生于从NREM睡眠后期醒转时,当时并没有做梦,因其名不符实,而改称为睡行症。睡行症患病率为1‰～5‰,多见于男性儿童。其病因尚不明确,可能与神经系统发育不完善有关,也可能与过度疲劳、压力过大、睡眠不足有关,部分患者有阳性家族史。

(一)临床表现

患者在睡眠时,突然从床上起来开始走动,常双目向前凝视,一般不说话,问之亦不答。发作时,患者呈朦胧状态或中度混浊状态,表现出低水平的注意力、反应性及运动技能。患者可能会在室内走动或做一些较复杂的动作,如能绕开前方的障碍物;有时会离开卧室或走出家门,多数情况下会自行或在他人引导下安静地回到床上,有时会卧地继续入睡。睡行症通常发生于入睡后的2～3小时内,历时数分钟至半小时,次日通常无法回忆或仅有少部分回忆。患者在发作过程中突然被唤醒可能会产生恐惧情绪。

(二)诊断及鉴别诊断

1.诊断

诊断依据:①在睡眠中突然起床活动,一般持续数分钟至半小时;②发作过程中无言语反应,不易唤醒;③发作后自动回到床上或躺在地上继续睡觉;④在清醒后(无论是发作后还是在次日清晨),患者对发作过程不能回忆;⑤没有癫痫或癔症的证据;⑥没有其他睡眠障碍的证据,如快速眼动(REM)睡眠行为障碍或睡惊症等。

2.鉴别诊断

(1)与癫痫自动症鉴别:颞叶癫痫发作只在晚上发作的较少,发作时对环境刺激无任何反应,可见吞咽、搓手、摸索等无意识动作,脑电图检查可有癫痫样放电。但对同一个患者,两者可以并存。

(2)与分离性漫游鉴别:在分离性障碍中,漫游发作多始于日间清醒状态,发作持续时间要长得多。患者警觉程度更高并能完成复杂的、有目的的行为。患者发作醒来身处异地,可有分离障碍的其他症状,如分离性遗忘、昏睡、朦胧状态等。此病很少见于儿童。

(三)治疗

由于睡行症发作时患者意识不清,不能防范危险,有发生意外的可能性,因此应收藏好危险物品,关好卧室与阳台的门窗,保证安全。发作不频繁的儿童患者一般不需特殊治疗,大多随着年龄的增长即可自愈。如发作频繁或成年患者则应进一步检查,明确病因,并予药物干预。本病可采用苯二氮䓬类抗焦虑药、有镇静作用的抗抑郁药进行对症治疗,可阻断或预防睡行症发作。另外,消除心理应激因素、保证充足的睡眠、进行放松训练等也有助于预防此病的发生。

五、夜惊症

夜惊症或睡惊症是一种常见于儿童的睡眠障碍,表现为发生于夜间 NREM 睡眠 3～4 期的极度恐惧和惊恐的发作,伴有强烈的语言、运动形式和自主神经系统的高度兴奋。DSM-5 中将其与睡行症合称为 NREM 睡眠唤醒障碍。夜惊症多见于儿童,偶可延续至成年。确切病因不清楚,遗传因素、发育障碍、器质性因素及心理因素在发病中均可能起一定作用,部分患者有阳性家族史。

(一)临床表现

患者突然在睡眠中惊叫着坐起或下床,出现尖叫、哭喊,伴惊恐表情和动作、心跳加快、呼吸急促、瞳孔扩大、意识模糊、不易叫醒,有暂时的定向障碍,旁人试图安抚通常无效,甚至会加重患者的恐惧。患者清醒后对发作不能回忆,安静后能重新进入正常睡眠。症状通常发生于夜间睡眠的前 1/3 阶段,发作历时几分钟至 10 多分钟。患者发作时企图下床或挣扎可能造成本人或他人受伤。夜惊症随年龄增长发作逐渐停止。

(二)诊断及鉴别诊断

1.诊断

(1)在睡眠的前 1/3 阶段突然出现的恐惧发作。

(2)发作时惊叫、哭喊,伴有惊恐表情和动作以及心率增快,呼吸急促,出汗,瞳孔扩大等自主神经症状。

(3)对别人试图干涉夜惊发作的活动相对缺乏反应,若干涉则几乎总会出现至少几分钟的定向障碍和持续动作。

(4)每次发作 1～10 分钟,发作后对发作时体验完全遗忘。

(5)排除热性惊厥和癫痫发作。

2.鉴别诊断

夜惊症应与梦魇鉴别,后者仅是普通的"噩梦",可发生于夜间的任一时刻,很容易被唤醒,对梦的经过能详细、生动地回忆。

(三)治疗

有规律地安排儿童的生活,避免白天过度劳累和过于兴奋;睡前避免引起兴奋或紧张的活动,如讲紧张刺激的故事,看恐怖的动画片等;夜惊症偶尔发作不必特殊处理,若发作频繁,可服用少量苯二氮䓬类药物。

六、梦魇

梦魇是指以强烈的焦虑或恐惧不安为主要特征的梦境体验。事后患者能够详细回忆,可发生于任何年龄。梦魇发生在 REM 睡眠阶段。有报道儿童的患病率高达 15%,成人的患病率为 5%~7%。

(一)病因及发病机制

梦魇的发生与心理社会因素密切相关,某些人格特征如边缘型人格障碍、分裂型人格障碍及某些精神障碍如精神分裂症的患者易出现梦魇;精神刺激、创伤性或负性生活事件通常可以促发梦魇;服用某些精神药物及苯二氮䓬类药物突然中断也可发生梦魇;有些躯体疾病治疗药物如左旋多巴与多巴胺受体激动剂、某些抗高血压药等也可能导致或加重梦魇。儿童期的梦魇与其情绪发展的特殊阶段有关。

(二)临床表现

梦魇表现为一个长而复杂的噩梦,梦境为强烈的焦虑和恐惧体验所笼罩,伴有心悸、出冷汗及轻度脸色苍白等自主神经症状。梦境体验十分生动,通常涉及对生存、安全造成威胁的主题。患者通常从过度紧张或恐惧中惊醒,醒后能马上或在次晨详述梦境体验,可与他人充分交流。梦魇可发生于任何时间的睡眠中,包括午睡,通常发生于睡眠的后半段。梦境内容与一段时间内白天的活动、恐惧或所担心的事情有一定联系。

梦魇发作频繁者可影响睡眠质量,日久后引起焦虑、抑郁及各种躯体不适症状。梦境体验本身及随之发生的睡眠紊乱、精神与躯体症状等,常常使得患者十分苦恼。

(三)诊断

本病做出诊断要根据典型的临床表现包括以下内容。

(1)患者在睡眠中因为做噩梦突然惊醒,对梦境中的恐怖内容能清晰回忆,心有余悸,通常在晚间睡眠的后期发作。

(2)患者从恐怖的梦境中醒转后迅速恢复定向,处于清醒状态,对梦境中的恐怖体验和引起的睡眠障碍感到难受。

本病应与夜惊症和 REM 睡眠行为障碍相鉴别。

(四)治疗

一般不需特殊治疗。发作频繁者,应了解其心理因素,予以心理治疗,并应进一步检查有无心血管系统疾病、哮喘和消化道疾病,必要时可服用小剂量苯二氮䓬类药物。短期减少发作者可应用减少 REM 睡眠的药物,如三环类抗抑郁药(阿米替林等)。

第三节　性功能障碍

性功能障碍是一组与心理社会因素密切相关的,性活动过程中的某些阶段发生的性生理功能障碍。其表现为个体不能有效进行或完成他(她)所期望的性活动,或不能产生满意的性交所必需的生理反应或体会不到相应的快感。其主要表现形式有性欲减退、阳痿、阴冷、性高潮障碍、早泄、阴道痉挛、性交疼痛等。

性反应是一种身心过程,心理和躯体因素均在性功能障碍的发病中起作用。性功能障碍的发生通常是患者的个性特点、生活经历、应激事件以及躯体状况相互作用的结果。因此,性功能障碍的病因比较复杂,往往由多方面的因素引起,包括器质性的、功能性的、药源性的等。①躯体疾病:很多躯体疾病会影响性功能,如糖尿病、盆腔感染、心绞痛、慢性阻塞性肺气肿等。约有 1/3 的男性糖尿病患者存在勃起功能障碍。②精神疾病:抑郁症、精神分裂症等相当一部分患者有性功能减退。③药物与物质:酒精、成瘾物质、抗高血压药、利尿药、某些抗精神病药和抗抑郁药等。④心理社会因素:性功能障碍尽管有器质性原因,但大多数为心理因素所致。如害怕性交失败而产生焦虑恐惧情绪,影响阴茎的勃起和阴道滑润,造成性交困难和性交疼痛。在性交过程中没有全身心地投入,或过分理智或性交过程程式化,无疑会影响性交的情感体验。夫妻双方缺乏对性交体验的交流也是造成性功能障碍的重要原因之一。缺乏性生理、性心理和避孕有关的知识造成对性生活的忧虑,也易导致性功能障碍。负性生活事件是影响性生活质量的现实原因。夫妻感情不和、工作压力过大、长期精神压抑、紧张度过高常常会使性生活力不从心或不能达到满意的效果。

一、常见类型

（一）性欲减退

性欲减退是指成人持续存在性兴趣和性活动的降低甚至丧失，性活动不易启动，对配偶或异性缺乏性的要求，性思考和性幻想缺乏。一般人群中性欲减退的比例不明，据文献报道，男性约为 20％，女性约为 33％。

性欲的产生受心理、生物和环境因素影响。性欲减退的病因是多方面的，其中心理因素的影响较为重要。夫妻感情不和可能导致对性生活厌恶或反感、童年期不正确的性观念、担心性传播疾病、长期处于高强度的生活工作压力中、身体状况不良等因素均可导致性欲减退。性欲减退主要是性的欲望或兴趣减退，不等于性能力低下。一些性欲减退者性反应能力并未受到影响，可有正常的阴茎勃起和阴道润滑作用，性交时仍可体验到性高潮。当然性欲减退可与性高潮障碍同时存在，在特定的情况下可能互相影响互为因果。

性欲减退的诊断主要根据临床表现：性欲减低，甚至丧失，表现为性欲望、性爱好及有关的性思考或性幻想缺乏；症状至少已持续 3 个月。鉴别诊断主要排除躯体疾病或药物所致的性欲减退。

（二）阳痿

阳痿又称勃起功能障碍，是指成年男性在性活动的场合下有性欲，但不能产生或维持进行满意性交所需的阴茎勃起或虽能勃起但勃起不坚挺或持续短暂以致不能插入阴道完成性交过程，但在其他情况下如手淫、睡梦中或早晨醒来等时候可以勃起。有时在与固定性伴侣之外的其他性对象性交时也可以勃起。阳痿分原发性和继发性，一生中从未在性交时达到过勃起、完成性交的阳痿为原发性阳痿；既往有正常的性生活，而后出现勃起功能障碍者为继发性阳痿。原发性阳痿通常与躯体因素有关，治疗难度大。继发性阳痿通常与心理社会因素相关，如性环境不良、与性伴侣关系不和谐、性行为时情绪过度紧张、对性能力的期望值过高、既往性生活时受到惊吓等。

根据男性在性交时不能产生阴道性交所需的充分阴茎勃起的临床表现，且持续时间在 3 个月以上，可做出诊断。需要排除一过性或境遇性阳痿，以及躯体疾病所致或药物所致的阳痿。

（三）阴冷

阴冷指成年女性有性欲，但难以产生和维持满意的性交所需要的生殖器的适当反应,如阴道的湿润和阴唇的膨胀,以至于性交时阴茎不能舒适和顺利地插入阴道。阴冷从生理上讲是女性的一种性唤起障碍,有的可能发展成性欲减退。

阴冷诊断标准为:女性在性交时生殖器反应不良,如阴道湿润差和阴唇缺乏适当的膨胀,至少有下列 1 项:①在做爱初期(阴道性交前)有阴道湿润,但不能持续到使阴茎舒适地进入;②在所有性交场合,都没有阴道湿润;③某些情况下可产生正常的阴道湿润(如和某个性伙伴或手淫过程中,或并不打算进行阴道性交时)。

(四)性高潮障碍

性高潮障碍是指持续性地在发生性交时缺乏性高潮体验的一种性功能障碍。女性相对多见,在男性表现为性交时不能射精或射精显著延迟。本病在一般人群中确切的患病率尚不清楚,据报道女性中 10%~42% 有性高潮障碍,男性则较少出现性高潮障碍。

性高潮通常是指男女在性生活时产生的一种美妙感觉,是一种生理和心理体验,是性交过程中的最重要阶段。性高潮障碍的发生包括器质性的和功能性的原因。诊断方面首先须排除器质性原因,要详细采集病史,做全面的体格检查和有关的实验室检查。3 个月以上持续存在缺乏性高潮的体验可以做出诊断。性高潮障碍可表现为原发性和继发性性高潮障碍,还可进一步分为:①普遍性性高潮障碍,发生于所有的性活动中和任何性伴侣在一起时;②男性的境遇性性高潮障碍,至少有下列 1 项:性高潮仅发生于睡眠中,从不发生于清醒状态;与性伴侣在一起时从无性高潮;与性伴侣在一起时出现性高潮,但不是阴茎在进入或保持在阴道内的时候;③女性在某些情况下可有性高潮,但明显减少。

(五)早泄

早泄是指持续性地在发生性交时射精过早,表现为阴茎在进入阴道之前、正当进入阴道时或进入不久或阴茎尚未充分勃起即发生射精,以致性交双方都不能得到性快感或满足的一种性功能障碍。

早泄往往由于性行为过于匆忙、性冲动过分强烈,或对性交期待过久或性交对象选择不当或性交没有安静舒适的场所或性交时缺乏安全感而极度紧张等原因而导致发生提前射精。早泄一般由于心理原因所致。几乎每一个男性都曾有过早泄经历,偶尔在一些特定场合出现者属正常现象。因此只有持续 3 个月以上的射精过早并排除器质性原因方可诊断。早泄的诊断标准为不能推迟射精以充分享受做爱,并至少有下列 1 项:①射精发生在进入阴道前或刚刚进入阴道后;②在阴茎尚未充分勃起进入阴道的情况下射精;③并非因性行为节制,继发阳痿或早泄。

(六)阴道痉挛

阴道痉挛是指性交前或性交时发生的阴道及骨盆底部包围阴道下 1/3 周围的肌肉,不自主地剧烈而持续的痉挛性收缩,阴道口缩窄而使阴茎无法进入阴道进行性交,或使已经插入阴道的阴茎无法退出,或引起性交疼痛。严重影响女性性反应能力,甚至有时想象或试图将类似阴茎的东西塞入阴道,也会发生阴道持续性痉挛。这些肌肉群的痉挛性收缩与性高潮中发生的节律性收缩截然不同,这是一种影响妇女性反应能力的心理生理综合征。患者性唤起多无困难,阴道润滑作用和性高潮反应均正常。患者并无性欲低下,但常因不能性交而苦恼。阴道痉挛可发生于任何年龄有性活动的妇女,一般人群中阴道痉挛发生率不详。阴道痉挛的病因既有心理性也有躯体性因素,或两者并存,凡引起女性性交疼痛的原因都可能导致阴道痉挛,如外阴损伤、处女膜坚韧、致痛的处女膜痕、阴道狭窄、阴道横膈或纵隔、子宫内膜异位症、盆腔内感染、阴道炎、阴道和会阴手术等器质性因素。性交时精神紧张、精神创伤特别是性创伤经历、不合理的性理念或童年期及少年期的家庭教育对性的方面过于严厉或持否定态度等心理社会因素均可造成阴道痉挛。

阴道痉挛的诊断应根据以下标准。阴道周围肌群的痉挛阻止了阴茎进入阴道或使进入不舒服,至少有下列 1 项:①原发性阴道痉挛,指从未有过正常反应;②继发性阴道痉挛,指既往性活动的反应相对正常,而后发生阴道痉挛;当不进行阴道性交时,可产生正常的性反应;对任何性接触的企图都恐惧,并力图避免阴道性交。鉴别诊断主要通过妇科检查等手段排除泌尿生殖器疾病。

(七)性交疼痛

性交疼痛指性交引起男性或女性生殖器疼痛。性交疼痛具体表现为在性交过程中男性感到阴茎疼痛或不舒服,女性在阴道性交的全过程或在阴茎插入很深时发生疼痛。而且这些疼痛的产生并非由于生殖器的器质性病变,也不是由于阴道痉挛和阴道干燥所致。女性性交疼痛的病因与阴道痉挛有类似之处。性交疼痛可引起阴道痉挛,两者可以同时存在。在做出性交疼痛的诊断之前,常常需要进行相关检查,排除泌尿科和妇科相关的疾病。

二、治疗

性功能障碍的产生是心理、社会、环境和躯体因素相互作用的结果。而正常的性活动是人类的自然本能行为、基本的生理需求、心理和生理的协调统一、男女双方情感的交流和共鸣。因此,性功能障碍的治疗应该是针对心理、社会、生物因素的综合治疗,目标是帮助患者恢复性行为的自然性、建立新的行为模式、协调男女双方人际关系。

(一)治疗原则

(1)病因治疗与对症治疗相结合:明确病因,对因治疗,消除或控制引起性功能障碍的心理、社会、生物因素。而性功能障碍通常伴有不同程度的焦虑和抑郁症状,应通过药物或心理治疗对症治疗。

(2)心理治疗与药物治疗相结合:通常以心理治疗为主,包括性观念和知识教育、精神分析治疗、系统脱敏治疗、感觉集中训练等。药物治疗为辅,包括抗焦虑抗抑郁药物、激素类药物、性欲增强药物、勃起功能治疗药物等。

(3)男女双方共同参与的原则:性功能障碍治疗能否成功,取决于男女双方的感情、婚姻关系、性活动中的关系是否和谐。因此需患者的伴侣积极配合,双方共同参与。

(4)个体化原则:每位患者其性功能障碍产生的病因以及心理社会背景、性格特点、夫妻关系模式、对性的认识和态度等均各有所异,需要制定个体化的治疗方案。制订方案时应与患者及伴侣充分讨论已拟定的方案。

(二)治疗方法

1.心理治疗

(1)性教育和性观念教育:因缺乏性知识或存在错误观念和态度而引起性生活的苦恼,继而引起性功能障碍的情况较常见。如果在青少年时期缺乏性知识教育,成年后又因社会不能提供正确的性知识而接受了错误的信息,就容易产生性功能障碍。这方面包括性知识和性技术的提高。

(2)催眠疗法:可帮助患者减轻足以导致自信心下降、破坏心理平衡的焦虑情绪。首先,应与患者建立良好的医患关系,给予适当的身体和心理上的安慰,使其建立对治疗目标的殷切期望。同时要进行精神状况和能否接受催眠的评估。例如阴道痉挛的患者,在催眠状态下,治疗者告诉患者性交时不会再有痉挛。如果有效,能缓解其焦虑,并可改变患者对阴道痉挛的恐惧和忧虑。催眠状态下还可进行精神分析,了解患者心理动力学病因。

(3)感觉集中训练:感觉集中训练是性治疗的核心,适用于大多数性功能障碍的治疗,尤其是阳痿。这是一种非言语交流方法,由此可进一步获得有关性生理与解剖的知识,减少畏惧心理,改变不良习惯。具体做法是:患者在家中私下练习相互抚摸、接触对方身体,逐步进行到接触生殖器和乳房。通过抚摸,把注意力集中在身体的线条和温度感方面,以引起性器官的感知觉和深入非言语交流。应注意开始阶段的目的不在于激起对方的性兴奋,也不要急于性交而是要把注意力集中在自己的身体感知觉上,即通过练习而达到自我感觉集中,解除拘束感,唤起自然的性反应。

(4)系统脱敏治疗:系统脱敏技术是治疗早泄、阴道痉挛、性交疼痛等的较为有效的方法。针对早泄的具体方法是反复刺激阴茎,当感到快射精时立即中止刺激,让兴奋自然消退。随后不久,再次刺激,如此反复多次,以提高射精的"阈值"。阴道痉挛可采用逐渐扩张法,逐步将手指插入阴道,或用阴道扩张器,并在家中作感觉集中练习,同时进行言语交流。使用阴道扩张器应由细到粗,用到4号扩张器时,如无不适,即可开始性交,性交时应采用女上位姿势。

(5)婚姻治疗:旨在协调夫妻间人际关系,加强夫妻间交流沟通尤其是性方面的交流,统一双方对性的观念和态度,或促进双方互相理解和接受对方的性观念、性感受和性需求,以达到治疗性功能障碍的目的。具体的内容包括交流技巧、聆听练习、情感表达、冲突解决等。

(6)生物反馈治疗:配合松弛训练可有效改善患者的焦虑、紧张症状。有助于性活动中重建行为模式。

2.药物治疗

(1)多巴胺能药物:反苯环丙胺、育亨宾、溴隐亭有增强性欲、维持勃起的作用。

(2)性激素类:睾酮,以注射剂效果较好,用于女性可增强性欲,对血液睾酮水平正常的男性无效。

(3)西地那非、他达拉非等药物:这些可以治疗勃起功能障碍(阳痿)。此类药物可增加阴茎充血达到充分的勃起,但只在有性刺激、性兴奋时增加阴茎的勃起,对于轻到中度的心因性勃起障碍效果较好,对某些器质性的勃起障碍也有一定的疗效。需要指出的是,这类药物并不能增加性欲,更不能帮助解决夫妻关系问题。

(4)治疗阳痿的中药有以下几种。①助阳药:如淫羊藿、巴戟天、枸杞子、狗脊、肉苁蓉、益智仁、杜仲、蛤蚧、补骨脂、冬虫夏草、菟丝子、仙茅、蛇床子、鹿茸、胡桃、锁阳等;②补气药:人参、党参、黄芪、山药、白术、大枣、甘草、蜂蜜等;③补血药:桑葚、阿胶、何首乌、当归、白前、熟地等。中药切忌滥用,需慎重使用,若使用不当,则适得其反。

(5)抗抑郁药、抗焦虑药:可以治疗性功能障碍伴发的焦虑抑郁情绪,还可以治疗由于性创伤经历等带来的应激相关的症状,有助于改善不同类型性功能障碍的症状。

3.其他治疗

针对躯体因素引起的性功能障碍时,如外阴损伤、处女膜坚韧、阴道狭窄等引起阴道痉挛时,可考虑手术治疗和其他方式的对症治疗。其他如内分泌异常采用的激素替代治疗、泌尿生殖系统感染采用的抗感染治疗等。

三、预防

加强对儿童、青少年的性教育,面向大众普及性心理、性生理常识,对预防性功能障碍的发生、提高全社会的性健康水平和人群生活质量有重要意义。而家庭成员尤其是夫妻间的相互理解、相互包容、相互支持和爱护,构建和谐的家庭关系和夫妻性关系对预防性功能障碍的发生和复发至关重要。

第十章

精神分裂症及相关障碍

第一节 精神分裂症

精神分裂症是指一组病因未明的重度精神障碍,具有认知、思维、情感、行为等多方面精神活动的显著异常,并导致明显的职业和社会功能损害。本病多起病于成年早期(16~25岁),发病的高峰期男性在20~25岁,女性25岁左右。多缓慢起病,病程迁延呈慢性化和精神衰退的倾向。患病时通常意识清晰,临床上主要表现为妄想、幻觉、思维(言语)紊乱、动作与行为紊乱异常、阴性症状这五大症状的一种或多种,阴性症状主要是情感淡漠与动力缺乏。大多数患者缺乏对疾病的自知力,否认自己精神症状是一种病态。

早在19世纪末,现代精神病学的奠基人克雷佩林医师将这组精神异常定义为"早发性痴呆",强调其是一种早发(成年早期发病)的精神异常并伴有社会功能逐渐衰退性的疾病。瑞士精神病学家布鲁勒在1911年命名了"精神分裂症"这个疾病诊断名词,他强调这组患者以显著的思维和情感的障碍为主要表现,用4"A"症状来描述其精神症状:思维联想障碍,情感淡漠,矛盾意向和内向性。

精神分裂症在成年人群中的终身患病率接近1%(0.5%~1.6%),年患病率为0.26%~0.45%,男女发病率相似,但男性患者有更多的阴性症状与病程延长(两者与预防不良关系密切)。5%~6%的精神分裂症患者死于自杀,约20%的患者有一次以上的自杀企图,有自杀想法的比例更高,这是导致精神分裂症患者病死率比常人高8倍的部分原因。精神分裂症患者遭受意外伤害的概率也高于普通人群,平均预期寿命缩短约10年。据估算我国目前有700万左右的精神分裂症患者。由此每年所造成的医疗费用支出、患者本人及家属的生产力损失是十分惊人的。该病的预后不良,大约2/3的精神分裂症患者长期存在慢性精神病性症状,社会功能损害明显,精神残疾率高。全国残疾人调查数据显示精神分裂症约占精神残疾人数的 70%,是导致精神残疾的最主要疾病。

近年来,由于神经科学研究的快速发展显著促进了精神医学的发展。越来越多的脑影像学研究发现精神分裂症患者存在脑细胞的分化迁移、脑白质连接和不同脑区的灰质容积存在异常,全脑容积与前额叶、颞叶灰质减少。眼追踪运动与脑电参数的异常也可能成为精神分裂症的诊断生物学标记。这些发现使人们越来越清楚地认识到精神分裂症是一种神经发育性障碍,或者更准确说是大脑神经环路连接与功能的异常改变。越来越多的基因组学研究证据、后基因组时代的基因功能研究、蛋白质组学、表观遗传学的研究进展将发现更多与更有力的有关精神分裂症发生与发展的生物学标志物,揭示精神分裂症的本质与病理机制。

一、病因与发病机制

导致精神分裂症的确切病因仍不清楚,发病主要与以下因素有关。

(一)遗传因素

研究显示精神分裂症属于复杂的多基因遗传性疾病。推算该病的遗传率约为 80%。精神分裂症患者的一级亲属平均终身患病风险为 5%～10%。在同卵双生子或父母双方均为精神分裂症的子女中患病率上升到 40%～50%,较一般群体高 40 多倍。寄养子研究发现精神分裂症母亲所生子女从小寄养生活在正常家庭环境中,成年后仍有较高的患病率。

遗传学研究中存在的困难:精神分裂症有家族遗传性,有多种临床表现型。要确定精神分裂症的致病基因有几大难点:首先是遗传模式不明,目前假定的遗传模式(单基因显性或隐性、多基因、潜隐模式)均不能很好解释现有的研究发现。其次是缺乏一致的表现型和家系的遗传同源性,而这是确定一种假定的遗传性疾病的遗传模式所必需的。此外,基因的表现型可以有多个特征,受多个基因位点控制,也可以是基因间相互作用的结果。即使是确定的基因型,由于其他遗传或环境因素的作用也可以有多个表型。由于上述原因,使得精神分裂症的遗传研究与结果的解释变得非常复杂。

(二)神经病理学及大脑结构的异常

选取已去世的精神分裂症患者进行尸解研究,有较多的证据发现在大脑前中颞叶(海马、内嗅皮质、海马旁回)存在脑组织萎缩,类似的表现也存在于额叶。CT 检查可发现精神分裂症患者存在脑室扩大和沟回增宽,这些变化在精神分裂症的早期甚至治疗开始之前就已经存在。功能性磁共振成像(functional MRI, fMRI)和正电子发射成像等技术提供了在活体身上研究大脑功能活动的手段,精神分裂症患者在神经认知测试状态下如进行威斯康星卡片分类试验(必须由前额叶功能参与完成的神经心理活动)时,并不出现前额叶活动的增强,提示患者存在前额叶功能低下。在精神分裂症的一系列脑结构损害中,最为确切的是存在侧脑室扩大,颞叶、额叶及皮层下的功能连接异常。

CT、MRI、PET、SPECT、fMRI、磁共振波谱(magnetic resonance spectrum, MRS)等影像学技术的快速发展,使直接在患者活体上进行脑结构和脑功能的研究成为现实。

1.结构影像学发现

精神分裂症患者的大脑发育异常得到了影像学研究证据的支持。因体素形态学分析方法的 27 个研究,32 个不同的荟萃分析结果显示,精神分裂症患者较健康对照组在全脑体积、全脑灰质、前额叶的灰质和白质、颞叶白质和顶叶白质均存在不同程度的减少,而双侧侧脑室增大,从而许多学者提出了精神分裂症是一个进展性脑发育异常的疾病。另一个荟萃分析显示首发未用药的精神分裂症患者比健康对照者的大脑体积减小,在前额叶皮质、海马、杏仁核、基底节灰质有不同程度的减少,这提示大脑异常不是静态而是动态的过程。也有部分研究发现发病前的超高危人群有前额叶、颞叶和前扣带的体积减小。

弥散张量成像研究也提示精神分裂症主要存在额叶和颞叶的白质纤维异常,并涉及大脑左右半球相应脑区的联合纤维,如胼胝体;连接同侧半球各脑区的联络纤维,如扣带,钩束和弓状束等。支持精神分裂症的"连接异常假说",即精神分裂症存在多个脑区内部和脑区之间的连接异常。弥散张量成像研究也显示颞叶-边缘叶(包括扣带)和钩束、弓状束和胼胝体的白质有失连接。前额皮质各异向性低与男性患者高度的冲动及攻击行为有关,与阴性症状如情感迟钝及兴趣减低也相关。左侧前额叶及其连接的胼胝体膝部白质结构失连接可能与精神分裂症的患病风险有关,且该结构失连接可能是精神分裂症阳性症状和注意力、精神运动等认知功能障碍的病理基础。也有研究显示,额叶-颞叶-边缘脑区神经环路的结构异常可能是精神分裂症神经病理基础的关键,精神分裂症患者及其健康同胞均存在固有网络的功能连接异常。

2.功能影像学发现

功能脑影像学技术可以对脑血流情况及神经生化活动进行动态观察。fMRI 对认知任务反应时的研究发现精神分裂症患者存在异常的网络反应,网络连接的异常部位主要涉及中内侧前额叶,网络间主要表现在与双侧额下回框部的功能连接增强。精神分裂症的病理生理基础与任务负激活网络和任务正激活网络的功能连接增强有关,而任务负激活网络的功能连接增强可能与精神分裂症的遗传易感性有关。精神分裂症的脑网络与脑功能链接出现了紊乱,这种紊乱可部分解释精神分裂症的认知和行为缺陷。静息状态 fMRI 发现精神分裂症患者的脑功能存在广泛失链接。精神分裂症的认知缺陷与前额叶失激活有关,从而提出前额叶皮质激活失常可能是精神分裂症的生物学标记。

精神分裂症患者前额叶皮质区的 MRS 研究结果显示精神分裂症的认知缺陷与谷氨酰胺和谷氨酸水平相关,尤其与谷氨酸峰值相关。正质子波谱分析采用 N-乙酰天门冬氨酸/肌酸(NAA/Cr)值作为轴突功能损害和变性的替代指标。无论首发和慢性精神分裂症患者,还是具有分裂症状疾病谱的儿童(早发分裂症和分裂人格者)的 NAA/Cr 值和 NAA 值均下降,如在前额叶背外侧,中颞叶和扣带前回。这提示精神分裂症可能在发病早期阶段存在细胞异常。同时磁共振波谱结果显示在首发精神分裂症者和慢性精神分裂症者的前扣带回皮质、右前额叶皮质、右丘脑、海马和小脑均存在膜代谢紊乱。研究较一致地表明,在未用药患者的海马和前额区 NAA 水平下降。而 NAA 作为神经元密度和活动性的一个功能指标,它的缺失是神经退化的标志,与尸检报道精神分裂症患者有神经元及神经纤维网的缺失相一致。

3.脑影像学的研究展望

对精神分裂症神经生物学病理机制的理解可能需要整合多种模态的影像学方法,进行更为深入的脑结构、功能和连接的研究,称为多模态的磁共振研究。如果多种模态的影像学发现均指向同一脑区或者脑网络的结构、功能和连接的异常,可能有助于识别精神分裂症具有特异性的生物学标记。多模态磁共振技术结合的研究趋势已经成为精神分裂症影像学研究的前沿。Benedetti 等结合了结构性磁共振成像和 fMRI 两种方法探索了精神分裂症患者脑结构和脑功能的异常,研究发现患者在执行心理和共情的任务时出现颞上回的激活异常,同时体素形态学分析发现同一脑区出现灰质体积下降;Chan 等采用结构性磁共振成像和弥散张量成像的研究方法在首发精神分裂症患者中发现了颞叶-顶叶的白质体积异常,同时采用纤维追踪发现了颞叶-顶叶区的平面各向异性和线性各向异性两个反应白质完整性指标的异常。最近一个研究结合了 3 种模态的磁共振成像技术,发现了腹侧前额叶和背侧前额叶均同时出现了结构、功能和连接的异常。多模态的磁共振研究为额叶、颞叶的结构和功能异常提供了更为一致的神经生物学证据,特别是前额叶与颞上回可能在精神分裂症的生物病理性机制中扮演了重要的角色。

(三)神经生化方面的异常

1.多巴胺假说

20世纪60年代提出了精神分裂症的多巴胺假说,即认为精神分裂症患者中枢多巴胺功能亢进。长期使用可卡因或苯丙胺,会在无任何精神病遗传背景的人身上产生幻觉和妄想。苯丙胺和可卡因的主要神经药理学作用是可以升高大脑神经突触间多巴胺的水平。而阻断多巴胺 D_2 受体的药物可用来治疗精神分裂症的阳性症状。PET研究发现未经抗精神病药物治疗的患者纹状体 D_2 受体数量增加,推测脑内多巴胺功能亢进与精神分裂症阳性症状有关。经典抗精神病药物均是通过阻断多巴胺受体发挥治疗作用的。研究还进一步证实经典抗精神病药物的效价与 D_2 受体的亲和力有关。为了明确抗精神病药物纹状体多巴胺 D_2 受体占有率与药物疗效与不良反应之间的关系,Kapur等对22名精神分裂症患者进行了研究,药物治疗2周后对所有患者行[11]C-raclopride PET显像,对纹状体多巴胺受体占有率进行研究。发现患者多巴胺受体占有率在38%～87%,并且与药物剂量高度相关,多巴胺受体占有率超过65%时,可达到满意的临床治疗效果;占有率超过72%时,血清中的催乳素浓度显著增高;超过78%时,可出现明显的锥体外系不良反应。这表明与多巴胺 D_2 受体结合是抗精神病药物起效及锥体外系不良反应的重要中介。

2.氨基酸类神经递质假说

中枢谷氨酸功能不足可能是精神分裂症的病因之一。谷氨酸是皮质神经元重要的兴奋性递质。使用放射配基结合法及MRS技术,发现与正常人群相比,精神分裂症患者大脑某些区域谷氨酸受体亚型的结合力有显著变化,如 N-甲基-D-天冬氨酸受体的拮抗剂如苯环己哌啶可在受试者身上引起幻觉及妄想,但同时也会导致情感淡漠和退缩等阴性症状。非典型抗精神病药物的作用机制之一就是增加中枢谷氨酸功能。作用于 N-甲基-D-天冬氨酸受体的甘氨酸位点的药物被认为是治疗阴性症状及认知功能损害有希望的新型药物。

3.5-HT假说

早在1954年Wolley等就提出精神分裂症可能与5-HT代谢障碍有关的假说。最近10年来,非典型(新型)抗精神病药在临床上的广泛应用,再次使5-HT在精神分裂症病理生理机制中的作用受到重视。非典型抗精神病药物氯氮平、利培酮、奥氮平等除了对中枢多巴胺受体有拮抗作用外，还对 $5-HT_{2A}$ 受体有很强的拮抗作用。$5-HT_{2A}$ 受体可能与情感、行为控制及调节多巴胺的释放有关。$5-HT_{2A}$ 受体激动剂可促进多巴胺的合成和释放，而 $5-HT_{2A}$ 受体拮抗剂可使多巴胺神经元放电减少，并能减少中脑皮质及中脑边缘系统多巴胺的释放，这与抗精神病治疗作用及减少锥体外系不良反应均有关系。药理学方面的研究提供了有力证据，抗 $5-HT_{2A}$ 受体药物利坦舍林通过抗 $5-HT_{2A}$ 受体激活中脑皮质多巴胺通路，改善阴性症状和认知功能；非典型抗精神病药既拮抗 D_2 受体，又拮抗 $5-HT_{2A}$ 受体，故对阳性、阴性和认知症状均有效，如抗精神病药物利培酮就是氟哌啶醇（D_2 受体拮抗剂）与利坦舍林（$5-HT_{2A}$ 受体拮抗剂）的化学合成物。

（四）神经发育不良假说

英国的一项研究对生于某一年的一组儿童追踪观察至成年，对确认发生了精神分裂症的患者的既往成长记录进行回顾，发现患者在童年期学会行走、说话的时间均晚于正常儿童；同时有更多的言语问题和较差的运动协调能力；智商较低，在游戏活动中更愿独处，回避与其他儿童的交往。特别是近年来采用神经心理学测验证明精神分裂症患者存在认知功能缺陷。据此 Weinberger 和 Murray 提出了精神分裂症的神经发育假说：由于遗传因素和母孕期或围生期损伤，在胚胎期大脑发育过程就出现了某种神经病理改变，主要是新皮质形成期神经细胞从大脑深部向皮质迁移过程中出现了细胞结构紊乱，但不一定有神经胶质增生（胎儿期 6 个月以后神经损伤时会发生神经胶质增生）。随着进入青春期或成年早期，在外界环境因素的不良刺激下，导致心理整合功能异常而出现精神分裂症的症状。神经发育障碍假说还包括以下一些证据，如起病时就存在结构性脑病变和认知功能损害；细胞结构紊乱但无神经胶质增生；儿童期的认知和社交能力损害；神经系统"软"体征等。

神经营养因子参与了从神经管闭合到最终成熟的整个过程，包括神经细胞增殖、星型胶质细胞增殖、神经元迁移、轴索增殖、神经元凋亡、轴突磷脂化、树突剪切等。这些过程均开始于母孕期，但轴索增殖、轴突磷脂化和树突剪切将持续到出生后。主要的神经营养因子有：神经生长因子、神经营养素-3（neuro trophin-3，NT-3）和脑源性神经营养因子。有研究发现精神分裂症可能与某些神经营养因子的基因编码有关。如在日本样本中发现精神分裂症患者 NT-3 基因启动区二核苷酸重复等位基因片段 $A3/147bp$ 杂合或纯合的机会增加；NT-3 基因编码区的错义突变 $Gly63-Glu63$ 与严重的精神分裂症（发病年龄 <25 岁，病期持续 10 年以上者）有关。在白种人中的研究得到了近似的结果。此外，人们还试图探索其他神

经营养因子及有关生长因子如睫状神经营养因子和胶质神经营养因子等的基因编码与精神分裂症的关系。

(五)子宫内感染与产伤

研究发现,母孕期曾患病毒感染者及产科并发症高的新生儿,成年后发生精神分裂症的比例高于对照组。一些关于精神分裂症患者出生季节的研究发现在精神分裂症患者中冬春季节(12 月～3 月)出生者所占比例比其他季节出生者高10%。产科并发症,母孕产期营养不良,缺乏母乳喂养,孕妇在妊娠期吸烟、饮酒、接触毒物等可能通过影响胎儿神经系统发育增加子女成年后患精神分裂症的可能性。

(六)社会心理因素

社会心理因素包括文化、职业和社会阶层、移民、孕期饥饿、社会隔离与心理社会应激事件等,这些社会心理因素可能与精神分裂症的发生有关。临床上还发现,大多数精神分裂症患者的病前性格多表现为内向、孤僻、敏感多疑,很多患者病前 6 个月可追溯到相应的生活事件。国内调查发现,精神分裂症发病有精神因素者占 40%～80%。这些社会心理应激因素对精神分裂症的复发也有重要的诱发作用。

二、临床表现

关于精神分裂症的主要临床表现,通常将精神症状分为感知觉障碍、思维及思维联想障碍、情感障碍及意志与行为障碍 4 个方面。但需要指出的是,由于有些精神症状的临床诊断一致性不高,故 Schneider 医师在 1959 年提出了所谓的精神分裂症"一级症状"。大量的临床诊断研究表明,医师对这些一级症状可以达成相当高的临床诊断一致性,因此,目前的精神障碍分类与诊断标准,都是以此作为诊断精神分裂症症状学标准的基本症状。Schneider 一级症状包括:①争论性幻听;②评论性幻听;③思维鸣响或思维回响;④思维被扩散;⑤思维被撤走;⑥思维阻塞;⑦思维插入;⑧躯体被动体验;⑨情感被动体验;⑩冲动被动体验及妄想知觉。需要指出的是,"一级症状"也并非精神分裂症的特异性症状,在其他一些精神障碍如双相情感障碍、脑器质性精神障碍中也可见到。

目前在临床上诊断精神分裂症主要依据精神状况检查来发现精神症状,通过临床症状来进行诊断。关于精神分裂症的主要临床表现,DSM-5 将精神分裂症的症状分为 5 个维度:妄想、幻觉、思维(言语)紊乱、运动行为的明显异常或紊乱(包括紧张症)及阴性症状,强调精神分裂症与精神病性障碍的定义是必须具有 5 个异常维度中的一个或多个。

(一)妄想

妄想的内容可能包括各种主题(例如被害的、关系的、躯体的、宗教的、夸大的)。被害妄想(例如坚信有人迫害自己或家人)是最常见的。关系妄想(例如周围人的言行都是针对他的)也非常常见。夸大妄想(例如相信自己有超乎寻常的能力、财富或名声)和钟情妄想[错误地相信另一个人钟情于他(她)]也能见到。有重要诊断意义的妄想有影响妄想、被控制感、被洞悉感、思维扩散、思维被广播等。妄想内容是奇怪的,甚至荒谬的不可理解。患者的行为往往受妄想的支配。

(二)幻觉

幻觉是没有实际外部刺激存在时出现的感觉体验。这种感觉清晰又生动,并不受自主控制。幻觉可以发生在任何感觉形式上,但在精神分裂症及相关障碍中,幻听是最常见的。幻听内容多半是争论性的或评论性的或命令性的。幻听还可以以思维鸣响的方式表现出来,即患者所进行的思考,都被自己的声音读了出来。精神分裂症患者也可出现其他少见的幻觉如幻视、幻触、幻味和幻嗅。幻觉必须出现在清醒的知觉状态下;那些在入睡前或觉醒前出现的短暂幻觉,正常人也有可能出现,诊断意义不大。

(三)思维(言语)紊乱

思维紊乱(思维形式障碍)通常可从个体的言语中推断出来。思维离题或不连贯表现为从一个话题跳转到另一个无联系的话题。更严重者的言语可能紊乱到完全无法理解,其语言组织毫无逻辑。部分精神分裂症患者表现为思维贫乏,患者自己体验到脑子里空洞洞,没有什么东西可想。交谈时言语少,内容单调,词穷句短,在回答问题时异常简短,多为"是"与"否",很少加以发挥。

(四)运动行为的明显紊乱或异常(包括紧张症)

明显紊乱或异常的运动行为可能表现为各种方式,从儿童式的"幼稚行为"到无法预测的激越。患者的任何目标导向行为都可能出现问题,导致日常生活的困难。

紧张症行为是对环境反应的显著减少。这包括对抗指令(违拗症),保持一个僵硬、古怪的姿态,完全缺乏言语和运动反应(缄默症和木僵)。它也包括无明显诱因时无目的的过多的运动行为(紧张性激越)。其他特征表现为刻板运动、凝视、扮鬼脸、木僵和学舌。

(五)阴性症状

阴性症状是精神分裂症的基本症状,多数精神分裂症患者都有阴性症状,但在其他精神病性障碍中并不显著。精神分裂症存在两个显著的阴性症状:情感表达减少和动力缺乏。情感表达减少包括面部表情、目光接触、讲话语调(韵律)的减少,以及通常在言语时用作加强语气的手部、头部和面部动作的减少。动力缺乏是指积极的、自发的、有目的的活动减少。个体可能坐很长时间,对参与工作或社交活动几乎没有兴趣。其他阴性症状包括语言贫乏、快感缺乏和社交减少。语言贫乏表现在言语表达减少。快感缺乏表现为对正性刺激缺少愉快体验和回忆过往愉快经历时愉悦性的减少。社交减少是指明显缺乏社交兴趣,可能与动力缺乏有关,但也可能是社交机会少的体现。

(六)前驱期症状

绝大多数精神分裂症患者在首次发病前的一段时间内就已存在感知、思维、言语、行为等多方面的异常(也可称为"亚临床状态"),这段时间称为精神分裂症前驱期。此时期常见的症状包括猜疑,奇特想法,抑郁,焦虑,情绪不稳,易激惹,记忆障碍,注意力不集中,对自我、他人、外界感知的变化以及睡眠障碍,躯体不适等。有前驱期表现的人发展为精神分裂症的可能较大,这类人群被称为"超高危人群"。国外对超高危人群临床识别标准的研究已进行了近20年,有多个纵向研究使用一些诊断标准在普通人群中进行精神病发病风险的精神病转化风险研究,结果发现超高危人群在1~2年随访期内转化精神分裂症的比例高达30%~35%。DSM-5修订过程中就提出了增加"轻微精神病综合征"这一新的诊断亚型,对前驱期的个体进行早期诊断与治疗,但因为目前尚缺乏强有力的研究支持证据,所以将该诊断亚型暂时放在有待进一步研究的类别之中。前驱期实施早期干预在很大程度上能预防精神病发生还未得到证实,需进行研究。

三、诊断与鉴别诊断

(一)诊断标准

国际诊断分类与标准有世界卫生组织出版的ICD-10和美国精神医学学会出版的DSM-5。国内有中华医学会精神病学分会出版的CCMD-3。本章介绍ICD-10和DSM-5诊断系统中的精神分裂症诊断标准。

1.ICD-10的精神分裂症诊断标准

(1)症状标准。在并非继发于意识障碍、智能障碍、情感高涨或低落等情况下,至少应该符合以下各项症状群第①、②、③项中的一项,或第④、⑤、⑥项中的两项,并持续1个月以上。①思维化声、思维插入或思维被夺取、思维被播散、被害妄想。②被控制妄想、影响妄想或被动妄想,或其他形式的怪异妄想。③第二人称、第三人称幻听或持续数周、数月以至于更长时间的其他形式的言语性幻听。④除以上所列举的具有特征性的妄想以外,存在任何其他形式的妄想,并伴有任何形式的幻觉。⑤情感反应不协调、情感淡漠、言语缺乏。⑥思维散漫、思维破裂。

(2)排除标准。若同时存在明显的抑郁或躁狂症状,假如不能够证实精神分裂症的症状先于情感症状出现,就不能做出精神分裂症的诊断;如果精神分裂症的症状出现在躯体疾病或中枢神经系统疾病中,诊断应参照中枢神经系统疾病或躯体疾病所致的精神障碍。

2.DSM-5的精神分裂症诊断标准

(1)有两项(或更多)下列症状,每一项症状均在1个月中有相当显著的一段时间里存在(如经成功治疗,则时间可以更短),至少其中一项必须是①、②或③:①妄想;②幻觉;③言语紊乱(例如频繁地离题或不连贯);④明显紊乱的或紧张症的行为;⑤阴性症状(即情绪表达减少或动力缺乏)。

(2)自身障碍发生以来的明显时间段内,1个或更多的重要方面的功能水平,如工作、人际关系或自我照顾,明显低于障碍发生前具有的水平(或当障碍发生于儿童或青少年时,则人际关系、学业或职业功能未能达到预期的发展水平)。

(3)这种障碍至少持续6个月。此6个月应包括至少有1个月(如经成功治疗,则时间可以更短)符合诊断标准(1)的症状(即活动期症状),可包括前驱期或残留期症状。在前驱期或残留期中,该障碍可表现为仅有阴性症状或有轻微的诊断标准(1)所列的两项或更多的症状(例如奇特的信念,不寻常的知觉体验)。

(4)分裂情感性障碍和抑郁或双相障碍伴精神病性特征已经被排除,因为:①没有与活动期症状同时出现的重度抑郁或躁狂发作;②如果心境发作出现在症状活动期,则它们只存在于此疾病的活动期和残留期整个病程的小部分时间内。

(5)这种障碍不能归因于某种物质(例如滥用的毒品、药物)的生理效应或其他躯体疾病。

(6)如果有孤独症(自闭症)谱系障碍或儿童期发生的交流障碍的病史,除了精神分裂症的其他症状外,还需有显著的妄想或幻觉,且存在至少1个月(如经成功治疗,则时间可以更短),才能做出精神分裂症的额外诊断。

在 DSM-5 中,除了诊断标准中规定的 5 类症状外,认知、抑郁和躁狂症状领域的评估对区分不同精神分裂症谱系及其他精神病性障碍来说,是非常重要的。精神分裂症患者的认知缺陷是常见的,与职业和功能损害有关。这些缺陷包括陈述性记忆、工作记忆、语言功能和其他执行功能的下降,也有信息加工速度的减慢。感觉的加工速度和抑制能力也不正常,也发现有注意力降低。一些有精神分裂症的个体表现为社会认知的缺陷,包括推论他人企图的能力(心理理论)缺陷,注意一些不相关的事件或信号,并解释为是有意义的,也可能导致产生解释性妄想。这些损害在症状缓解时经常持续存在。

一些有精神病性症状的个体可能缺少对其疾病的自知力或觉知力(例如疾病感缺失)。自知力缺乏对治疗不依从有重要影响,它预示了高复发率、非自愿治疗次数增加、不良的心理社会功能、攻击性和不良的病程。

儿童期的精神分裂症的基本特征也是一样的,但是更难做出诊断。比起成人,儿童期的妄想和幻觉可能描述不清,视幻觉更常见,应该与正常的幻想相区分。许多儿童期发病的障碍(例如孤独症)会出现言语紊乱,行为紊乱也是如此(例如注意力缺陷/多动障碍)。在仔细考虑儿童期常见的其他障碍之前,不应把这些症状归因于精神分裂症。儿童期发病患者的症状,与不良预后的成人患者类似,以逐渐发病和阴性症状为主。那些后来被诊断为精神分裂症的儿童,更可能经历非特定的情绪行为紊乱和精神病理,智力和语言的改变,以及轻微的运动功能的发育迟缓。

晚期发病的患者(如 40 岁以后发病)主要是女性,其病程特征性地表现为精神病性症状,但尚能保留比较正常的情感和社会功能。

(二)鉴别诊断

1.重度抑郁或双相障碍伴精神病性或紧张症特征

精神分裂症与重度抑郁或双相障碍伴精神病性特征或紧张症之间的区别,取决于心境紊乱和精神病性症状的时间关系和抑郁或躁狂症状的严重程度。如果妄想或幻觉只出现在重度抑郁或躁狂发作时,则诊断为抑郁障碍或双相障碍伴精神病性特征。

2.分裂情感性障碍

诊断分裂情感性障碍,需要重度抑郁或躁狂发作与精神分裂症的活动期症状同时出现,心境症状还要存在于活动期的整个病程的大多数时间内。

3.精神分裂症样障碍和短暂精神病性障碍

精神分裂症需要有 6 个月的病程,而这些障碍与精神分裂症相比病程较短。

精神分裂症样障碍的病程＜6个月；而短暂精神病性障碍的病程＜1个月。

4.妄想障碍

妄想障碍可以通过缺少精神分裂症的其他特征性症状（如妄想，显著的听幻觉或视幻觉，言语紊乱，明显紊乱的或紧张症的行为，阴性症状）来与精神分裂症相区别。

5.分裂型人格障碍

分裂型人格障碍可以通过持续的人格特征有关的阈下症状来与精神分裂症相区分。

6.强迫症和躯体形式障碍

有强迫症和躯体形式障碍的个体也可能存在不良的自知力或缺少自知力，其先占观念可能达到妄想的程度。但这些障碍可以通过显著的强迫思维、强迫行为、对外表或体味的先占观念、囤积或聚焦于身体的重复行为，与精神分裂症相区分。

7.与精神病性发作有关的其他精神障碍

只有当精神病性症状的发作是持续的，并且不能归因于物质或其他躯体疾病的生理影响时，才能诊断为精神分裂症。有谵妄或重度或轻度神经认知障碍的个体，也可能表现为精神病性症状，但这些症状与这些障碍的认知改变的发生存在时间上的关系。物质/药物所致的精神病性障碍也可以表现为精神分裂症诊断标准的特征性症状，但它经常可以通过物质使用所致的精神病性症状的发生和在没有物质使用时精神病性症状的缓解的时间关系，来与精神分裂症相区分。

（三）实验室检查

在精神分裂症的实验室检查方面，近年来有不少重要的研究发现与进展，但尚未取得一致的有高敏感性与特异性的用于诊断的生物学标记，研究发现主要集中在脑电生理、脑影像学和神经心理测验等方面的异常发现，目前只能作为诊断的参考依据。

（四）病程与预后特点

精神分裂症在初次发病缓解后可有不同的病程变化，大约15％的患者可获得临床痊愈和良好的预后。大部分患者病程为渐进性发展，在反复发作后可出现人格改变、社会功能下降，临床上呈现为不同程度的精神残疾状态，每次发作都造成人格的进一步衰退和瓦解。病情的不断加重最终导致患者长期住院或反复入院治疗。有利于预后的一些因素是：起病年龄较晚,急性起病,明显的情感症状,病前人格正常,病前社交与适应能力良好,病情发作与社会心理应激关系密切。通常女性的预后要好于男性。精神分裂症阴性症状对患者的功能预后和生活质量的影响较阳性症状更大。此外,阴性症状患者的照顾者的精神负担水平较高。阴性症状通常比阳性症状持续时间长,更难治疗及社会功能更差。针对精神分裂症阴性症状的治疗可能会有显著的功能收益。

四、治疗与预防

(一)抗精神病药物治疗

1.治疗原则

(1)全程治疗:抗精神病药物治疗是治疗精神分裂症最有效和最基本的治疗手段,一旦被诊断为精神分裂症,就需要尽早地实施有效的足剂量、足疗程的全程抗精神病药物治疗,全病程治疗包括急性期、巩固期和维持期的治疗目标与方法。

(2)首发精神分裂症治疗:尽早接受药物治疗,通常疗效较好。第一代抗精神病药,主要为氯丙嗪、氟哌啶醇或奋乃静等,但不良反应较多。第二代抗精神病药物,如利培酮、奥氮平、喹硫平、齐哌西酮、阿立哌唑等已成为治疗精神分裂症的一线常用药物。这些药物对阳性和阴性症状均有效,有利于精神分裂症伴有的情感症状和认知障碍的改善;不良反应较少,耐受性好,服药依从性也好,有利于长期的药物治疗。因此,首发精神分裂症的药物治疗有利于提高患者总体疗效,增加康复水平,减低复发率,减少社会性衰退。

(3)慢性精神分裂症治疗:该型病程多迁延、症状未能完全控制,常残留阳性症状及情感症状包括抑郁及自杀。阴性症状和认识功能受损可能是主要临床表现,且多伴有社会功能的缺陷。治疗中应注意:①进一步控制症状,提高疗效。可采用换药、加量、合并治疗方法。②加强随访,以便随时掌握病情变化,调整治疗。③进行家庭教育,强化患者及其家属对治疗的信心。④加强社会功能训练。

2.药物治疗分期与措施

精神分裂症的药物治疗可分为急性期、巩固期、维持期治疗 3 个连续的阶段。

(1)急性期治疗。

治疗目标为:①尽快缓解精神分裂症的主要症状,包括阳性症状、阴性症状、激越兴奋、抑郁焦虑和认知功能减退,争取最佳预后。②预防自杀及防止伤害自身或危害他人的冲动行为的发生。

急性期治疗的具体措施。①首发患者:首发患者的治疗非常重要,它直接关系到患者的预后和康复。应该做到:早发现、早确诊、早干预、早治疗;积极采用全病程治疗的概念;根据精神症状的特点及经济状况,尽可能选用疗效确切、症状作用谱广泛、不良反应轻、便于长期治疗、经济上能够负担的抗精神病药物;积极进行家庭健康教育宣传,争取家属重视、配合对患者的全程治疗。②复发患者:在开始治疗前详细了解过去的用药史,参考患者既往疗效最好的药物和有效剂量,在此基础上可适当提高药物的剂量和适当延长疗程,如果有效则继续治疗;如果治疗无效,应考虑换药或合并用药。复发患者的维持治疗应尽可能延长。同时进行家庭教育,宣传长期治疗的意义,以取得患者和家属的积极配合,提高服药依从性,有效预防复发。③急性期治疗的注意事项:于治疗开始前详细询问病史,进行躯体、神经系统和精神检查,同时进行各项实验室检查包括血、尿常规,肝肾功能,血糖,血脂,心电图等,了解患者的躯体状况。若患者为首次使用抗精神病药物,医师还不了解患者对所选药物的反应,应从小剂量开始,逐渐加量,避免严重不良反应的发生而影响治疗。首选单一药物治疗,除非两种单一药物治疗无效后才考虑其他方法。避免频繁换药,抗精神病药物的起效时间一般在2~4周,所以不应在短于4周时终止已开始的治疗,除非患者出现严重的、无法耐受的不良反应。根据疾病的严重程度、家庭照料情况和医疗条件选择治疗场所,包括住院、门诊、社区和家庭病床治疗;当患者具有明显的危害社会安全和严重自杀、自伤行为时,应实施非自愿住院治疗。

(2)巩固期治疗。

在急性期的精神症状有效控制之后,患者进入一个相对的稳定期,此期如果过早停药或遭遇应激,将面临症状复燃或波动的危险,因此,此期治疗对预后非常重要。特别强调此期药物治疗的剂量与急性治疗期的剂量相同,此期称为巩固期治疗。

巩固期治疗的目的:①防止已缓解的症状复燃或波动;②巩固疗效;③控制和预防精神分裂症后出现抑郁和强迫症状,预防自杀;④促进社会功能的恢复,为回归社会做准备;⑤控制和预防长期用药带来的常见药物不良反应的发生,如迟发性运动障碍,闭经,溢乳,体重增加,糖脂代谢异常,心、肝、肾功能损害等。

巩固期治疗的场所:急性期治疗大多在医院中进行,在精神症状得到有效控制之后,患者不宜继续留在医院,因为长期住院会加重患者的退缩和功能减退,不利于社会功能的康复,所以建议此期以社区和门诊治疗为主,有条件的地区可以开展日间康复治疗。门诊治疗的患者应保证每月复查1次,在医师的指导下及时解决康复过程中遇到的困难和问题,及时发现和处理药物的不良反应。

巩固期治疗的药物剂量:原则上维持急性期的药物剂量。除非患者因药物不良反应直接影响服药的依从性和医患关系或出现较为明显的、无法耐受的不良反应时,可以在不影响疗效的基础上适当调整剂量。

巩固期治疗的疗程:一般持续3~6个月。除非患者因药物不良反应无法耐受或其他原因时,可以在不影响疗效的基础上适当缩短疗程。

(3)维持期治疗。

在疾病相对缓解后进入第三期,称为维持期。此期治疗的目的是预防和延缓精神症状复发,以及帮助患者改善他们的功能状态。

维持期治疗的重要性:①维持期治疗能有效地降低复发率。有研究证实维持用药组比未维持用药组的复发率明显降低,比值是16%~23%比53%~72%。②维持期服药治疗组的复发症状较未服药维持组的症状轻。③症状复发会直接影响患者的工作和学习功能,降低复发有利于患者社会功能的维持。

维持期治疗的剂量调整:维持期在疗效稳定的基础上可以减量。减量可以减轻患者的不良反应,增加服药的依从性以及改善医患关系,有利于长期维持治疗。减量宜慢,减至原巩固剂量的1/3~1/2,也可以每6个月减少原剂量的20%,直至最小有效剂量。一旦患者的病情稳定,并且能够耐受药物的不良反应,则抗精神病药物的维持治疗最好是每天单次给药,增加对治疗的依从性。较低的剂量同样可以成功地预防复发。但随着第二代抗精神病药物在精神分裂症急性期的广泛应用,急性期治疗的药物剂量和不良反应已远远小于第一代抗精神病药物,因此维持期的减药似乎也不再十分重要,适用于第一代药物的减药原则受到冲击和挑战。但是有关专家认为维持期的药物剂量可以在急性期治疗的基础上根据患者的实际情况做适当地调整。首先,第二代药物均有程度不等的不良反应,对有些患者是明显和突出的,例如静坐不能和体重增加等,适当减量可以减轻不良反应。其次,患者长期服用较高剂量后从心理上期待着减量,在一定条件下减量可以给予患者信心,并增进医患关系。所以无论是从患者的耐受性和接受程度还是经济上考虑,适当减量都是有益的。维持期假若患者服药的依从性差,监护困难,不能口服药物或口服用药肠道吸收差时,建议使用长效制剂,长效制剂同时也可作为急性期治疗的辅助药物。

维持期治疗的疗程。①首发患者:1989年的国际共识建议首发患者维持期在1~2年。②复发患者:至少5年。《中国精神分裂症防治指南》中规定维持期的长短根据患者的情况决定,一般不少于 2~5 年。③特殊患者:对有严重自杀企图、暴力行为和攻击行为病史的患者,维持期的治疗应适当延长。

3.抗精神病药物的分类

目前抗精神病药物分为第一代抗精神病药物和第二代抗精神病药物,均主要用于治疗精神分裂症各种亚型和其他相关精神障碍。

(1)第一代抗精神病药物(经典抗精神病药物)。

第一代抗精神病药物指主要作用于中枢 D_2 受体的抗精神病药物,包括:①吩噻嗪类的氯丙嗪、甲硫哒嗪、奋乃静、氟奋乃静及其长效剂、三氟啦嗪等;②硫杂蒽类的氟噻吨及其长效剂、氟哌噻吨及其长效剂、氯普噻吨等;③丁酰苯类的氟哌啶醇及其长效剂、五氟利多;④苯甲酰胺类的舒必利等。其中临床又将吩噻嗪类分为高效价药物如奋乃静、三氟拉嗪;低效价药物如氯丙嗪、甲硫哒嗪。此类药物自 20 世纪 50 年代以来,广泛应用于临床治疗各种精神病,主要是治疗精神分裂症。大量临床研究(包括在研制第二代抗精神病药物过程中作为标准对照药的双盲研究)及临床应用经验均证明第一代药物治疗精神分裂症阳性症状有效,但也提出了其用药的局限性。

第一代抗精神病药物主要作用于脑内 D_2 受体,为 D_2 受体阻滞剂。其他药理作用包括对 α_1、α_2 肾上腺素能受体,毒蕈碱型 M_1 受体,组胺 H_1 受体具有阻断作用。临床上治疗幻觉、妄想、思维障碍、行为紊乱、兴奋、激越、紧张症候群具有明显疗效。对阴性症状及伴发抑郁症状疗效不确切。

第一代抗精神病药物的安全性:经典抗精神病药物可引发多种不良反应,主要是引起 EPS,包括类帕金森综合征、静坐不能(其发生率在 60% 左右)、迟发性运动障碍(发生率 5% 左右),影响患者的社会功能及生活质量,继而影响患者治疗的依从性,从而导致复发,带来不良的预后。氯丙嗪的不良反应主要为过度镇静、中枢和外周的抗胆碱能样作用,明显的心血管反应,如直立性低血压、心动过速、心电图改变,致痉挛作用,对心、肝、肾、血液等器官系统有毒性作用。氟哌啶醇的主要不良反应为引发锥体外系运动障碍,其发生率达 80%,迟发性运动障碍的发生率较其他抗精神病药为高。该药对躯体器官作用较弱,虽无明显降低血压、加快心率的作用,但可引发心脏传导阻滞,有猝死患者报告。舒必利的主要不良反应为失眠、烦躁、催乳素水平增高相关障碍如溢乳和闭经、性功能改变以及体重增加。EPS 在剂量大时可出现,也可出现心电图改变,一过性 ALT 升高。

第一代抗精神病药物的局限性:①不能改善认知功能,如药物不能改善执行功能、工作记忆、语言与视觉运动、精细运动功能。虽然有时能改善注意力的某些指标，但药物的抗胆碱能作用可能会使记忆恶化。②对核心的阴性症状作用微小。③约有30%的患者其阳性症状不能有效缓解。④引发锥体外系和迟发性运动障碍的比例高，常导致患者用药的依从性不佳。还可能引起其他严重的不良反应。⑤药物对患者工作能力的改善作用较小。甚至由于过度镇静，而影响工作和生活质量。

（2）第二代抗精神病药物（非经典抗精神病药物）。

第二代抗精神病药物与吩噻嗪类等第一代抗精神病药相比，具有较高的 5-HT$_{2A}$ 受体的阻断作用，即多巴胺（DA）-5-HT 受体拮抗剂，对中脑边缘系统的作用比对纹状体系统作用更具有选择性，主要包括氯氮平、利培酮、奥氮平和喹硫平等，今后这些药物比第一代抗精神病药物在精神病学领域有更广阔的应用前景。它们不但对阳性症状治疗效果较好，而且对阴性症状、认知症状和情感症状也有效；且 EPS 明显减少，也没有其他方面的严重不良反应。

第二代抗精神病药物按药理作用分为 4 类：①5-HT 和多巴胺受体拮抗剂，如利培酮、齐哌西酮、舍吲哚；②多受体作用药，如氯氮平、奥氮平、喹硫平、左替平；③选择性 D$_2$、D$_3$ 受体拮抗剂，如氨磺必利、瑞莫必利；④D$_2$、5-HT$_{1A}$ 受体部分激动剂和 5-HT$_{2A}$ 受体拮抗剂，如阿立哌唑。

第二代抗精神病药物的安全性：各种第二代抗精神病药物之间的药理机制不尽相同，对神经递质受体的作用也有差异，所以不良反应也各不相同。其主要不良有以下几方面。①EPS：第二代抗精神病药物比第一代的 EPS 要少而轻，并且与剂量的关系密切，即在治疗剂量的高端会出现 EPS，此类药物有利培酮、齐哌西酮、氨磺必利、阿立哌唑、奥氮平，如利培酮日剂量＞8 mg 时可出现较明显的 EPS，而氯氮平和喹硫平的 EPS 发生率很低。②血清催乳素升高引起月经失调或泌乳，主要见于利培酮和氨磺必利。③心电图 QTc 间期延长，主要见于齐拉西酮、舍吲哚和硫利达嗪。QTc 间期延长可能是发生尖端扭转型室性心动过速的警告，临床一般将 QTc 间期延长＞500 毫秒，或比基础值增加＞60 毫秒，看成有引起尖端扭转型室性心动过速的危险，以及发展为心源性猝死的可能。④体重增加，体重增加以氯氮平和奥氮平最为明显，利培酮与喹硫平居中，齐拉西酮与阿立哌唑较少引起体重增加。体重增加与食欲增加和活动减少有关，体重增加容易并发糖尿病、高脂血症、高血压等。对体重增加明显者应该进行生活方式干预，也可以考虑口服降糖药二甲双胍来减轻严重的体重增加。

4.抗精神病药物的不良反应及其处理

(1)锥体外系不良反应:与药物阻断黑质-纹状体通路多巴胺受体有关,主要表现为类帕金森症、急性肌张力增高、震颤、静坐不能、迟发性运动障碍。传统抗精神病药物,特别是高效价类发生比例高,通常使用抗胆碱能药物对症处理,但对迟发性运动障碍不能使用抗胆碱能药物,最好换用其他新型抗精神病药物,特别是换用氯氮平或喹硫平可获得改善。

(2)过度镇静:表现为困倦、乏力、头晕,与药物对组胺 H_1 受体阻断作用有关,传统药物中低效价类多见(舒必利除外),新型药物中氯氮平、奥氮平比较明显。多在用药初期发生,宜缓慢加量,尽量睡前用药,避免有危险的操作活动。

(3)心血管方面不良反应:常见为直立性低血压和心动过速,也有发生心动过缓和心电图改变如 ST-T 改变及 Q-T 间期延长,与药物对肾上腺素能 α 受体作用有关。低效价传统抗精神病药物和氯氮平引起心血管方面不良反应较为多见,多发生于用药初期,可减缓加量速度或适当减量,低血压的患者应卧床观察,心动过速可给予 β 受体阻滞剂对症处理。

(4)内分泌改变:传统抗精神病药物可通过抑制下丘脑漏斗结节多巴胺受体导致催乳素分泌增高,表现为闭经、溢乳和性功能改变。新型抗精神病药物中利培酮也比较常见。目前无肯定有效的治疗方法,减药后症状可能减轻,如不减轻可考虑换用无此类作用的新型抗精神病药物,如氯氮平或喹硫平。

(5)体重增加和糖脂代谢异常:长期使用抗精神病药物可发生不同程度的体重增加,同时患者容易发生糖脂代谢异常,发生高脂血症、冠心病、高血压以及2型糖尿病的比例增加。其中传统药物中低效价类,新型药物氯氮平、奥氮平发生比例较高。应对服用这些药物的患者检测血糖、血脂,建议患者注意饮食结构和增加运动。

(6)抗精神病药物与2型糖尿病:近年来,非典型抗精神病药物氯氮平、奥氮平等引起高血糖、2型糖尿病及酮症酸中毒的报道引起了广泛的关注。Sernyak 等报告了大样本、门诊治疗的精神分裂症患者使用经典与非经典抗精神病药后2型糖尿病发生率为18%,发病率随年龄而上升,在60~69 岁年龄组高达25%。这些药物引起血糖增高或糖尿病的机制并不是药物直接对胰岛 β 细胞的毒性作用,而是与体重的增加有关;推测其内在机制可能是产生了胰岛素抵抗。目前对肥胖和糖尿病的治疗与预防主要通过生活方式干预和药物干预的方法。行为干预方法有运动疗法和饮食控制,行为干预治疗能使患者摄食减少、活动增加,从而能减轻患者的体重。口服降糖药二甲双胍能增加肌肉组织对葡萄糖的摄取,从而达到减轻体重和改善胰岛素抵抗的作用。国内外也有一些研究用行为干预治疗或口服二甲双胍的方法来达到减轻抗精神病药物引起的体重增加和胰岛素抵抗。由于二甲双胍是胰岛素的增敏剂，能够直接影响糖代谢，影响胰岛素的分泌，从而达到减轻胰岛素抵抗的作用；而行为干预治疗可以减轻体重，但效果不如二甲双胍。二甲双胍能较好地改善胰岛素抵抗和减少发生代谢综合征，临床使用二甲双胍联合行为干预治疗对减轻体重增加和改善胰岛素抵抗的疗效比较好。其他可以减少体重增加的药物有西布曲明，SSRI 类抗抑郁药氟西汀与氟伏沙明，H_2 受体拮抗剂尼扎替丁、金刚烷胺等，但这些药物对干预抗精神病药引起体重增加的疗效还需要严格的研究证实。

(7)胆碱能改变有关的不良反应：药物的抗胆碱能受体可导致口干、便秘、视力模糊、尿潴留等不良反应。传统药物此类作用较强，如患者不能耐受则减药或换用此类作用轻微的药物。

(8)肝脏损害：有过氯丙嗪引起胆汁淤积性黄疸的报道，比较少见。抗精神病药物引起一过性肝酶增高较为常见，多可自行恢复，可同时服用保肝药物并检测肝功能。

(9)癫痫发作：属较严重的不良反应，氯氮平较易诱发，其他低效价抗精神病药物也可诱发。减低药物剂量，如治疗剂量无法减到发作域值以下，建议合并抗癫痫药物，或者换药。

(10)恶性综合征：属少见但严重的不良反应，主要表现为高热、肌紧张、意识障碍和自主神经系统功能紊乱如出汗、心动过速、尿潴留等。其发生率为 0.2%～0.5%，但病死率高达 20%。发生机制尚不清楚，可能与药物引起多巴胺功能下降有关，也可能与药物剂量过高、频繁换药、多种药物合并使用有关。一旦发生应立即停用所有抗精神病药物，补充液体，纠正酸碱平衡和电解质紊乱，物理降温，预防感染，可以试用多巴胺激动剂，也有报道 ECT 有效。

(11)粒细胞缺乏症：属严重不良反应。氯氮平引起较为多见，发生率在 1%～2%，为其他抗精神病药物的 10 倍，严重者可发生死亡。使用氯氮平的患者在最初 3 个月内应每周检查白细胞计数，以后也应注意检测。一旦发现白细胞计数低于 $4×10^9/L$，应立即减量或停药，同时给予升白药和碳酸锂等药物。严重的粒细胞缺乏症应给予隔离和抗感染治疗。服用氯氮平而发生过粒细胞缺乏症的患者不应再接受氯氮平治疗。卡马西平可增加氯氮平引起粒细胞缺乏症的危险性，应注意避免以上两种药物合用。

(二)ECT

1.ECT 的适应证

(1)严重抑郁,有强烈自伤、自杀行为者;有明显自责、自罪者。

(2)极度兴奋躁动、冲动伤人。

(3)拒食、违拗和紧张性木僵。

(4)精神药物治疗无效或对药物治疗不能耐受。

2.ECT 的禁忌证

脑器质性疾病;心血管疾病;骨关节疾病;出血性疾病;稳定的动脉瘤畸形;有潜在引起视网膜脱落的疾病;急性全身性感染;严重呼吸系统疾病;严重肝、肾疾病;老年人、儿童及孕妇。MECT 无绝对禁忌证,安全性高、并发症少,但有些疾病也可能增加其治疗风险,需要加以注意:颅内肿瘤或其他占位性病变;新近的颅内出血;心脏功能不稳定的心脏疾病;出血或不稳定的动脉瘤畸形;视网膜脱落;嗜铬细胞瘤;可能导致麻醉意外的疾病如严重呼吸系统疾病等。

3.MECT 的具体操作方法

(1)治疗前准备:详细查体并做必要的辅助检查。患者在治疗前 8 小时(一般从前一晚 12 点开始)禁食禁水。治疗前排空大小便,摘除隐形眼镜及义齿,常规测量体温、脉搏、呼吸和血压。

(2)MECT 必须在专门的治疗室内进行,备有齐全的治疗护理用具、MECT治疗机、麻醉药品及麻醉器械、供氧设备、急救药品及急救器械等,如有条件者最好配备麻醉机。治疗进行时,需麻醉师 1 名、医师 1 名、护士 2 名。麻醉师负责麻醉及升压人工呼吸,医师操作 ECT 机并观察药物用量以及通电后的发作情况,一名护士作器材准备和静脉穿刺,另外一名护士负责药物接换、发作时的保护并协助观察。

(3)患者平卧于治疗床上,四肢自然伸展,解开裤带及领口,检查口腔,使用面罩式人工呼吸器吸氧数分钟,以保障自主呼吸停止后的氧需要。

(4)安放刺激电极:多采用双侧治疗电极,安放在头部两侧,每个电极中点位于耳垂与眼外眦连线中点上大约 2.5 cm 处。单侧电极即一个电极与双侧治疗右侧电极安放位置相同,另一个电极中点在两耳垂经颅顶的连线和鼻根与枕骨粗隆连线的交界点右侧 2.5 cm 处。

(5)治疗医师连接好脑电图、心电图、肌电图,监测血压、心电、脉搏及血氧饱和度,测量电阻。

(6)开通静脉通道,将预先准备好的 25% 葡萄糖溶液 40 mL 推注 10 mL 以确保静脉通畅后,依次推注以下3种药物:①阿托品0.5~1.0 mg,用注射用水稀释至2 mL静脉注射以抑制迷走神经,减少呼吸道分泌物,并能防止通电时引起的迷走神经兴奋导致心搏骤停。②硫喷妥钠0.5 g用注射用水25 mL稀释后缓慢静脉注射做诱导麻醉,同时嘱患者计数。当入睡后,患者自行停止计数,呼之不应,肌肉和眼睑松弛,睫毛反射消失或迟钝,眼球固定或左右游移。③患者一旦入睡,则静脉注射生理盐水2 mL防止硫喷妥钠与氯化琥珀胆碱混合而发生沉淀,然后将氯化琥珀胆碱50 mg以注射用水稀释至3 mL快速静脉注射(10秒注完)。1~2分钟后即出现由面部口角开始向胸腹四肢蔓延的肌束颤动,然后全身肌肉松弛,腱反射消失,自主呼吸停止。此时为最佳通电时机。

(7)在给予麻醉药和肌松药的同时,予高浓度大流量面罩升压给氧,使血氧饱和度尽量保持100%。注意在开始通电治疗前,用含有生理盐水的注射器替换原来所用的含有肌松药物的注射器,保持静脉通道通畅,以便必要时抢救使用。

(8)停止供氧,放置牙垫,给予电刺激。第一次治疗时可根据患者的性别、年龄、电极位置确定初始电量,在以后治疗中应该逐渐增加电量。双侧MECT一般接受初始电量的1.5~2.5倍电量,单侧MECT所需的电量更大,一般为发作阈值的2.5~6倍。有效发作表现为面肌、口轮匝肌、眼轮匝肌的痉挛现象,或者双侧下肢趾端的痉挛或抽搐状态。如果通电20~40秒内无抽搐发作,或者出现短暂的非全身性抽搐,可重复通电一次,每次治疗通电次数不超过3次。

(9)发作结束后取出牙垫,升压给氧,保持血氧饱和度为100%,观察至自主呼吸恢复,血氧饱和度不再下降,即可送入留观室。

(10)在留观室内监测血压、脉搏,予低流量吸氧。观察至意识完全恢复,各项生命体征稳定,无明显头痛、恶心、胸闷、心悸等不适感时,方可离开留观室。治疗后2小时内勿进食及饮水。对年老体弱或伴有躯体疾病的患者,更应加强监护。

(11)MECT的治疗次数和频率:MECT治疗的最佳频率目前尚无定论,一般隔天1次,10~12次为一个疗程。超过12次则达到MECT的疗效平台,不会产生进一步的疗效,继续使用MECT没有多大的意义。如果患者需要快速起效,前3次治疗可以每天进行1次,3次之后改为隔天进行。MECT用于长期维持治疗时,根据患者病情可以合并或不合并抗精神病药物,一般每1~2周行1次MECT。有研究显示,相对于每天服用抗精神病药物,患者更乐于接受MECT维持治疗。

4.MECT 的不良反应

传统 ECT 具有诸多并发症,如头痛、关节脱位、骨折、心搏骤停、记忆力减退等。MECT 通过使用肌肉松弛药避免了骨折及其他骨骼肌损伤的发生,常见的并发症主要是头痛、肌肉疼痛、恶心,症状多比较轻微,一般在治疗停止数天后自行好转而无须特殊处理。

遗忘是较为常见的不良反应,国外研究显示至少有 1/3 的患者接受 MECT 之后出现了明显的记忆减退。多表现为逆行性遗忘,患者不记得行 ECT 之前数天至数周的事情。遗忘随着治疗次数的增加而逐渐加重,但一般会在 ECT 停止后的数周内得到恢复。ECT 导致记忆力损害的严重程度、持续时间与治疗方法密切相关,尤其是治疗电极的安放位置以及刺激剂量,双侧电极比单侧电极更易于引起记忆损害,高刺激剂量比低刺激剂量更易于引起记忆损害。

另外,传统的 ECT 一般在抽搐停止后 10～30 秒内自主呼吸恢复,但接受 MECT 的患者由于使用麻醉药物,自主呼吸恢复较慢,多在治疗后 5 分钟内恢复自主呼吸。如果不能及时恢复,要立即进行人工辅助呼吸。

MECT 除了上述不良反应以外,还有其他的一些局限。首先,MECT 实施起来较为复杂且有一定的危险性,需要全麻和吸氧,有可能会出现麻醉意外。其次,与传统 ECT 比较,MECT 的治疗费用相对较高;另外,MECT 无法获得一劳永逸的疗效,停止 MECT 后仍需要药物治疗或非经常性的 MECT 作为后续维持治疗以防止病情复发。

(三)心理治疗

对精神障碍患者及其家属的调查一致显示,心理治疗在精神健康系统中处于最受重视和常规服务之间,仅次于药物治疗。医师应将患者视为整体,应该很好地协调心理、社会治疗,药物治疗,功能恢复以及治疗环境的关系(也就是治疗整合),并为可能的长期治疗过程提供持续的关怀。

1.心理治疗的目的

(1)减少精神病性症状引起的不良后果。

(2)减少负性情绪的发生。

(2)促进患者积极主动地预防复发和提高社会功能。

2.心理治疗技术

(1)一般性集体与个别心理干预:对待患者在康复中出现的问题进行干预,前 3 个月每月 1 次,每次 30～60 分钟,以后每 3 个月进行 1 次。心理治疗的重要任务是帮助患者领悟自己存在什么问题,和正常人的差距是什么? 心理治疗的内容有让患者如何正确对待精神疾病。通过集体心理治疗从医护人员和其他患者那里了解坚持服药的重要性,学会药物自我处置方式从而提高服药的依从性,了解复发的征兆以及自我应对方法,教会患者如何调节自我情绪,如何预防疾病复发,如何应付心理冲突和如何进行心理自救等知识。此外,让患者了解到不是我自己一个人才患这种病,自己不仅仅能够从小组得到帮助,如同病相怜、互相鼓励;自己也能够帮助别人,在集体心理治疗中充分体现自我的价值。

(2)认知行为疗法:近 20 年来,认知行为疗法开始应用于治疗精神分裂症,特别是对于那些药物治疗仍残留精神症状的患者。治疗主要目标是针对药物不能消除的症状,减轻幻觉与妄想症状及这些症状产生的困扰。精神分裂症的认知行为疗法大致步骤如下:①建立并维持良好的治疗关系,形成治疗联盟,以及对患者进行评估;②针对导致症状持续存在的因素,发展应对策略;③应用“应激易感模式”帮助患者理解疾病及其症状;④帮助患者应对幻听和妄想等症状,减轻带来的应激与困扰;⑤识别患者的自动思维,处理患者的情感症状与对自我的负性评价;⑥发展应对症状恶化的策略,降低复发危险性,改善患者社会功能。认知行为疗法分为个体治疗与小组治疗两种形式,以个体认知行为疗法为主,小组认知行为疗法需要有经验的治疗师才能完成。精神分裂症的认知行为疗法有时间限定,通常患者需要接受每次 15~45 分钟,每周 1 次或每两周1 次,共 15~20 小时的治疗,对于难治性患者则需要更长的时间。

(3)家庭治疗:在我国,绝大多数精神分裂症患者与家庭成员生活在一起,家庭关系与家庭支持的好坏是影响精神分裂症复发和转归的重要因素。家庭干预把治疗的重点放在改变家庭成员的人际关系上,治疗的过程是去发现与个体心理障碍发生、发展有关的家庭内部因素。“高情感表达”(对患者经常批评、责骂、显示激动或敌意)和缺乏关爱的家庭,患者的预后差,易复发。通过家庭干预治疗,可重新改变患者原来不适应的家庭关系,有利于患者有一个良好的居住环境。另外,对患者及家庭成员进行相关知识的健康教育,积极开展家庭干预治疗,能唤起良好的家庭支持与家庭互动,提高家庭的监护质量,从而提高患者服药的依从性,对巩固疗效,预防疾病复发非常重要。良好的家庭干预治疗,还能给医师及时提供患者在院外的信息,以便及时调整治疗方案,并保证药物维持治疗的完成。家庭干预具有改善患者家庭负担、应对方式及增加对精神分裂症的知晓度,预防疾病复发与减少再住院等作用。有效的家庭干预至少需要 6 个月,长期的家庭干预(>9 个月)可显示出持久的疗效,持续 2 年或更长。目前有许多种家庭干预模式可以使用,如危机取向家庭干预,行为模式的家庭治疗,降低情感表达的治疗。

(4)社会技能训练:精神分裂症患者、特别是有大量阴性症状的患者,常常存在社会功能、工作能力等方面的障碍。社会技能训练主要应用学习的理论,纠正患者在日常生活、就业、休闲、交往等方面问题,提高或重获他们的社会技能。社会技能训练包括基本模式和社会问题解决模式。基本模式,也叫运动技能模式,是把复杂的社会问题分解为几个简单的部分,治疗师反复讲解、演练以及患者角色扮演。多项研究证实基本模式对改善特殊社会技能有效,疗效可以持续 12 个月。社会问题解决模式包括以下几个方面的问题解决,如药物管理、症状处理、娱乐、基本交流、自我照料等。Marder 等比较了问题解决模式与支持疗法(两种干预的强度、频率及时间相同)对精神分裂症结局的作用,结果发现:2 年后接受社会问题解决模式训练的患者较接受支持疗法的患者表现出更好的社会适应性。Liberman 等给予精神分裂症患者 6 个月的问题解决模式训练或同等强度的职业治疗并随访 2 年,结果表明:接受问题解决模式的患者有 3 项独立生活技能得到了明显改善,与职业治疗组差异显著。Hogarty 进行了一项较大样本的社会技能训练研究发现,社会技能训练对于预防精神分裂症复发具有一定的疗效(1 年后,社会技能训练组 54%患者未复发与接受其他心理社会干预的对照组 30%患者未复发),但第二年社会技能训练的优势并不明显。

(5)职业康复训练:由于社会歧视和功能损害等原因,精神分裂症患者的竞争性就业(拥有稳定的社会工作,而不是就业于康复机构)率少于 20%。近十余年来,精神卫生工作者与公共卫生决策者通过开设庇护工场和组织就业前培训项目帮助精神分裂症患者发展他们需要的职业技能。这些技能包括学习一些与工作相关的正式或非正式制度(如休假与病假制度、如何认识自己的上级、为什么要按时上班)以及完成特殊任务的技能,其目标是增加患者竞争性就业的机会。研究发现传统的职业康复模式(训练与安置模式)可以促进患者适应庇护工厂的工作,但是对获得社会稳定工作的效果不明显。因此有学者发展了安置与训练模式,这种方法重点是尽最大可能支持竞争性就业。有 3 项支持性就业训练项目的随机对照研究,将支持性就业作为主要结局指标,结果显示:支持性就业训练较对照干预在促进患者就业方面具有优势,技能性项目组平均就业率为65%,而采用其心理社会干预的对照组为 26%。支持性就业训练对非就业纬度的效果不明显,在增强自信、改善生活质量与预防复发方面可能有效。

(6)认知康复治疗:认知功能障碍是精神分裂症的核心症状,常见的是记忆力、注意力、问题解决与执行功能的障碍。认知功能的改善可以带来生活质量的改善,也可以增加其他心理社会干预效果,产生更好的功能结局。可用于改善精神分裂症认知功能的措施包括新型抗精神病药和认知康复技术。认知康复技术可采用个体或小组形式,每位患者接受不少于10节,通常超过20节的认知康复训练来改善患者认知功能。精神分裂症的认知康复治疗包括几种不同的治疗模式,如认知增强治疗,重点包括在记忆力、注意力及问题解决能力训练和小组形式的社会认知训练两种训练。神经认知增强治疗,与认知增强治疗相似,还包括工作能力康复。个体执行功能训练,包括认知适应性、工作记忆和计划3个方面的训练,以及其他一些认知康复技术。

许多研究证实认知康复治疗可以改善精神分裂症认知功能。Wykes等进行了一项认知康复治疗(每天1次、持续3月)与同样强度的职业治疗的比较研究。认知康复治疗的重点是改善患者的执行功能(认知适应性、工作记忆和计划)缺损,6个月的随访发现:认知康复治疗组在改善认知功能与增强自信方面优于职业治疗组,但是在改善社会功能与精神症状方面优势不明显。Tswamley综述了17项有关认知康复治疗对于精神分裂症作用的随机对照研究显示:不同方法的认知康复技术均可以改善患者的精神症状、认知功能及日常生活能力。

(7)积极性社区治疗:积极性社区治疗是由精神科医师、护士、社会工作者和职业治疗师等组成多学科的团队,提供治疗、康复和支持性活动。与一般的精神卫生服务相比,积极性社区治疗有几个特点:治疗在社区进行,强调团队服务,提供全面整体服务(包括用药、居住、生活费用以及其他任何与个人成功生活的重要因素)。积极性社区治疗中每位治疗者通常负责12名患者,而在一般的个案管理中每位治疗者负责的患者多达30名。有关积极性社区治疗研究结果较为一致。Wisconsin比较了采用积极性社区治疗14个月与标准治疗的慢性精神障碍患者的疗效,结果显示:在住院率、庇护性就业率、独立生活、家庭负担方面,积极性社区治疗要优于标准治疗。Bond等总结25项有关积极性社区治疗的随机对照研究显示:与一般社区服务相比,积极性社区治疗降低了患者的住院次数与住院天数,增加了居住稳定性,改善了精神症状与生活质量。

(8)多元化干预:多元化干预是为(首发)精神分裂症患者提供专业化、住院或门诊综合干预服务,重点在于症状的控制与功能恢复。较著名的有澳大利亚早期精神障碍预防与干预中心倡导的综合干预模式,包括:一个流动性的评估与治疗小组;一个16张床的住院部;住院与门诊患者的个案管理;个体、小组与家庭治疗;药物治疗(重点强调低剂量的一线新型抗精神病药及对难治疗性症状的治疗)。目前有几个评价多种的心理社会干预对早期精神障碍影响的大样本研究。精神障碍的早期识别与治疗项目是一项为期5年前瞻性研究,研究对象为不伴情感症状的首发精神分裂症患者,目的是确定早期诊断与治疗是否可以带来更好的长期结局;所采用的心理社会干预的方法包括个体支持性治疗、家庭作业、个案管理与药物治疗。丹麦进行了一项多中心研究,采用的综合治疗方法包括低剂量的新型抗精神病药、积极社区治疗、家庭心理健康教育和社会技能训练;初步研究结果显示:与标准治疗相比,综合干预提高了精神分裂症的临床结局及治疗依从性,在随访1年与2年均显示一致的结果。

　　在药物治疗的基础上进行有效的心理社会干预可以进一步改善精神分裂症的不良结局。改善症状、降低复发率、增强社会功能、促进精神分裂症患者回归社会是心理社会干预的主要目标,但单一的心理社会干预治疗往往不能够获得这些目标。当前,对精神分裂症患者倾向于实施多元化的综合干预,这将是今后一段时间有关精神分裂症研究的重点。

(四)物理治疗

　　经颅磁刺激技术(transcranial magnetic stimulation,TMS),是Barker等人创立的通过头皮刺激大脑皮质运动区、脊髓神经根或周围神经,并在相应的肌肉上记录复合肌肉动作电位的一种皮质刺激法。该技术因具有无痛、无创、操作简便和安全可靠等优点和功能独特,很快被应用于临床。重复经颅磁刺激(repetitive transcranial magnetic stimulation,rTMS)是在TMS基础上发展起来的新的神经电生理技术,它将磁刺激器的刺激频率由原来的0.3～1.0 Hz提高到100 Hz,可通过不同频率刺激对皮质产生兴奋或抑制作用,开辟了临床应用的新领域。在临床上,rTMS能影响认知功能、言语功能和情绪等,也被用于精神分裂症的治疗。

　　关于rTMS治疗精神分裂症的研究,用强度100%的TMS刺激左右侧前额叶,结果显示rTMS对精神病性症状无治疗作用。用1 Hz的rTMS刺激左侧前额叶,发现rTMS对患者的焦虑、紧张、坐立不安有效,对精神病性症状的评分上无改变。刺激相同部位发现对6例精神分裂症患者的阴性症状均有效。初步提示左侧前额叶是阴性症状的治疗区域。有人对20例精神分裂症患者采用高频rTMS(10 Hz)治疗,并用假刺激进行平行对照,刺激前后用临床量表和SPECT进行测量,结果显示研究组阴性症状评分明显下降,阳性症状加重;两组患者用SPECT均未检测的到相应脑区域血流量的变化。有研究采用随机对照试验,治疗有阴性症状的精神分裂症患者,分为20 Hz刺激研究组和假刺激对照组,治疗2周,随访8周,部位为左侧背外侧前额叶皮质,结果未能发现两组阴性症状量表评分有显著差异。另有人采用随机对照试验,分为 10 Hz 刺激研究组和假刺激对照组各治疗 10 天,刺激强度 110% 运动阈值,每天 20 串,刺激前后进行阴性症状量表及情绪、认知测评,并于结束后两周进行随访,结果显示两组阴性症状缓解率无显著差异,在随访中研究组认知功能比对照组有显著改善。

低频 rTMS(通常是 1 Hz)被用来治疗幻听,并且已经被一些研究证实,但是也有与之相矛盾的结果。有人在 4 次连续试验中用低频 TMS 治疗精神分裂症患者的顽固性症状。一开始低频 TMS 在治疗 3 例耐药性的精神分裂症患者幻听时出现令人充满希望的结果。在对 12 名精神分裂症患者进行以假刺激为对照的交叉试验中,8 例患者顽固性幻听明显改善,但是对于其他症状,真性刺激和假性刺激并无明显差异。一项双盲对照试验,24 名患者随机接受 1 Hz 的真假性刺激 9 天,用自制的顽固性幻听量表和阳性阴性症状量表评估,结果研究组和对照组有显著差异。另一项采用双盲的平行设计,将每天至少出现 5 次幻听的 50 例患者随机分配到研究组和对照组,研究组在左侧前额皮层接受频率 1 Hz,强度 90% 运动阈值,对照组接受假性刺激,刺激前后用临床大体印象量表(CGI)评定,结果显示研究组 CGI 分数明显改善,幻听次数显著减少。此研究还显示有 52% 的患者对治疗效果的维持能长达 15 周或更长。还有一项进行交叉试验,患者组采用 10 Hz、100% 运动阈值、20 串/天刺激,对照组是假性刺激,结果显示真假性刺激后患者的幻听均有改善,但试验组和对照组并无显著差异。有人对 1 Hz 治疗幻听的研究进行了 Meta 分析,治疗部位均为左侧颞顶皮层,结果显示 rTMS 可以有选择性地改变幻听中的神经生物学因素。

第二节 持久妄想性障碍

一、概述

持久妄想性障碍又称为偏执性精神障碍,是一组以长期持续性妄想为唯一或最突出的临床特征的精神障碍。持久妄想性障碍的妄想内容常为被害、夸大、嫉妒、疑病等。妄想的内容及出现的时间与患者的生活处境密切相关,具有逻辑性、系统性的特点。患者人格保持完整,除了与妄想或妄想系统直接相关的行为和态度外,情感、言语和行为均正常。本病起病隐袭,病程演进缓慢,甚至可持续终身。

持久妄想性障碍不能归类于器质性障碍、精神分裂症、心境(情感)性障碍等疾病中。

二、病因与发病机制

持久妄想性障碍的病因迄今为止尚未明了。家族流行病学调查显示,持久妄想性障碍患者家族成员的精神分裂症患病率(0.6%)要明显低于精神分裂症患者家族成员(3.8%)。而持久妄想性障碍患者一级亲属的偏执型人格障碍患病率(4.8%)要明显高于内科疾病以及精神分裂症患者的一级亲属,但其精神分裂症、分裂样人格障碍、情感疾病的患病率并无增加。基因连锁分析研究发现,*HLA-A* * 03基因与妄想性障碍和偏执型精神分裂症存在明显关联。生化研究提示,持久妄想性障碍与多巴胺能活动亢进有关。认知和实验心理学认为,持久妄想性障碍患者倾向于选择性地提取现实中可获得的信息,在信息不充分的前提下作出结论和难以设身处地地理解别人的意图和动机。与正常人比较,尽管作出可能性结论所需要的资料明显缺乏,但这丝毫不影响持久妄想性障碍患者对自己所作结论的确信程度。从精神动力学的观点看,偏执被认为是对可能威胁到患者自尊或自我的应激或挫折的一种保护性防御反应。

三、临床表现与分类

根据临床表现的不同,可将持久妄想性障碍分为偏执狂、偏执性精神病,偏执状态,其他持久妄想性障碍3种。

(一)偏执狂

偏执狂的病程发展缓慢,以存在持久、不可动摇和极为系统化的妄想为突出症状,思维保持逻辑性和条理性,行为和情感反应与妄想保持一致,无幻觉。妄想内容常为被害、夸大、疑病,也可能与诉讼有关。

1.临床表现与分类

偏执狂患者以被害妄想开始,继而逐渐出现夸大妄想。两种妄想交织在一起,相互影响,互为因果。妄想系统性强,出现的内容与时间常与患者所处的生活环境有关。患者常表现为好诉讼和夸大自己的才智,或狂热地追求某种"理想",内容有一定的现实性,他人常难辨是非。疑病妄想与钟情妄想少见。

虽然患者的妄想一旦形成极难完全消失,但在进入老年期后可因体力或精力逐渐衰弱而趋缓和。在冗长的病程中,患者的精神症状可因环境的影响而加重或减轻,但不会全部消失,也不会出现精神衰退。除了与妄想直接相关的态度与行为外,患者的情感反应和言行均可正常。如隐瞒妄想内容,患者的表现可与常人无异。在整个病程中,患者始终没有幻觉。患者以男性(约 70%)、脑力劳动者和中年居多。

根据临床表现,可将偏执狂分为以下 4 种类型。

(1)诉讼狂:为临床上最为常见的类型,患者存在以遭受人身迫害、权利被侵犯、名誉被玷污等内容为主的被害妄想,为得到所谓公平合理的解决而反复诉讼。在法庭调查判决中"不屈不挠",毫不退让,甚至自己将材料公布于众。患者的诉讼理由或证据虽然繁多,但仍具有逻辑性、层次分明、叙述详尽的特点。

(2)夸大狂:患者自命不凡,认为自己精力充沛、智力超常、才华出众、思维敏捷、洞察力敏锐和具有了不起的发明与创造。

(3)嫉妒狂:患者坚信配偶对己不忠,有第三者,并伴有强烈的情绪反应及相应的行为。患者常采取跟踪、监视或偷偷检查配偶的办公室、提包、信件等方法,甚至限制配偶的日常活动,对配偶的内衣裤和隐私部位进行检查,以获取所谓的证据。

(4)钟情妄想:常见于女性。患者坚信某一男性对自己充满了爱慕之情,但对方因种种原因(如年龄较大、已婚、社会地位较高等)不敢公开表达,而只能以暗递秋波或眉目传情的方式将所谓真挚的感情流露出来。在患者大胆地表露遭到拒绝后,却认为对方是在考验自己,而非真正拒绝,并坚信自己的推理与判断是绝对正确的。

2.诊断与鉴别诊断

(1)诊断要点:①妄想为唯一症状,持续至少 3 个月。②妄想内容固定、系统。③始终不出现幻觉。④不发生精神衰退,社会功能良好。⑤妄想具有现实性,不经了解,难辨真假。

在世界卫生组织的 ICD-10、我国的 CCMD-3 中诊断偏执狂的标准基本一致。在美国的 DSM-5 中,并无偏执狂这一术语,其中的妄想性障碍与 ICD-10 中的持久妄想性障碍相当,但其病程标准只需 1 个月即可,且没有进一步的亚型划分。

(2)鉴别诊断:需与精神分裂症偏执型、偏执型人格障碍等进行鉴别。①精神分裂症偏执型:精神分裂症偏执型的临床症状多以妄想为主,但其内容荒谬、离奇、泛化,且不具有现实性的特点,常伴有幻觉,晚期常有精神衰退。②偏执型人格障碍:以猜疑和偏执为主要特征,但其并未达到妄想的程度,开始于童年、少年或成年早期。其只是人格的偏离正常,而非真正的精神病。③中毒或躯体疾病所致精神障碍:患者可出现偏执,但均为继发于中毒或躯体疾病之后,详细的病史询问、体格检查、神经系统检查和实验室检查可有阳性发现。④心因性妄想症:因剧烈或长期不良的心理社会因素所致,妄想的内容与不良的心理社会因素密切相关,具有现实性和易暴露的特点。在不良的心理社会因素消除后,症状可很快消失。

3.治疗

由于偏执狂的发病率比较低,而且患者发病后通常很少主动求医,即使被迫就医,其对治疗的依从性也往往比较差。因此,迄今为止,尚未有关于偏执狂治疗的系统性研究。目前对偏执狂治疗的认识,大部分源于个案报道。Manschreck 等认为,药物治疗对将近50%的妄想性障碍患者有效,所使用的药物主要是抗精神病药,包括匹莫齐特、氟哌啶醇等传统抗精神病药以及利培酮、奥氮平、氯氮平等非典型抗精神病药。也有人认为氯丙咪嗪、SSRI 类抗抑郁药以及 ECT 等对某些类型的偏执狂有效。

心理治疗也有一定的作用,其内容包括支持性心理治疗、疾病健康教育、社会技能训练、防范风险因素、现实指导和协助、认知疗法等。

(二)偏执性精神病

偏执性精神病与偏执状态为同义词。临床表现与偏执狂有极为相似之处,也以妄想为主要症状,但妄想的结构不如偏执狂那样系统、顽固和持久,常伴有幻觉,多起病于不良的社会心理因素之后,预后相对较好。

1.临床表现

起病隐匿,发展缓慢,临床症状以妄想为主,多为对现实生活中的某一事物的曲解发展而起病,经病态的推理逐渐发展而形成妄想。妄想较为系统,但结构不严密,一般不泛化。妄想内容往往接近现实,妄想对象多涉及家庭成员、邻居或同事。妄想内容多为被害、夸大、嫉妒、诉讼和钟情等。除妄想外,并无其他思维障碍,可不伴有幻觉。如不涉及妄想内容,患者的情感反应是适切的,人格保持可相对完整,工作、学习和社会适应能力保持良好,无智力缺损。随着时间的推移,妄想的结构可趋向片段,但很少发生精神衰退。患者常在中年(30～40 岁)起病,女性多见,且多系未婚。

2.诊断与鉴别诊断

(1)诊断要点:①以妄想为主要症状,持续至少 3 个月。②妄想内容具有现实性,相对系统,固定。③可伴有幻觉。④社会功能保持良好,很少发生精神衰退。⑤多见于中年女性。

ICD-10、CCMD-3 已将偏执性精神病纳入偏执狂中。DSM-5 则将偏执性精神病纳入到妄想性障碍中,且其诊断标准略有不同:①病程只需要 1 个月;②如出现幻觉,要求幻觉在整个病程中不占优势,且其内容要与妄想的主题有关。

(2)鉴别诊断:需与偏执性精神病进行鉴别的疾病有精神分裂症偏执型、偏执狂、心因性妄想症等疾病。①精神分裂症偏执型:临床症状以妄想为主,但妄想内容荒谬、离奇、泛化,常伴有幻觉,且有精神分裂症独特的分裂症状。②偏执狂:偏执狂的妄想与偏执性精神病的妄想比较,不但更为系统,而且顽固、持久。偏执狂患者以男性多见,预后相对较差。患者的人格背景和生活处境在作鉴别时也有一定的参考价值。③心因性妄想症:部分心因性妄想症的患者可有明显的妄想,其发生与内容和不良的社会心理因素影响有直接关系,预后良好。偏执性精神病与其不同的是,在不良的社会心理因素消除后,妄想仍持续存在并可能进一步发展。④躁狂发作:偏执性精神病在出现夸大妄想时,需与躁狂发作鉴别。前者虽有夸大妄想,但缺乏类似躁狂发作那样典型的情感高涨、思维奔逸等症状,也缺乏感染力。⑤器质性精神障碍:患者可出现偏执,但其发生与器质性病变的关系极其密切,且多发生于疾病高峰期,仔细询问病史、体格检查、神经系统检查和实验室检查可有阳性发现。

3.治疗

使用抗精神病药物和心理治疗相结合的方法,可使病情得到改善。抗精神病药物可减轻或消除患者妄想、焦虑、易激惹等症状。具体使用方法可参阅精神分裂症的治疗。心理治疗是十分重要的,实施时以启发、说服教育为主,且应反复进行。调整工作、协调好人际关系(含家庭成员关系)和改变生活环境,也有利于妄想的改善。

(三)其他持久的妄想性障碍

其他持久的妄想性障碍指临床上以可伴有或不伴有持久幻觉的持久性妄想为主要表现,病程超过 3 个月,但又不符合上述两类妄想性障碍诊断标准的一类妄想性障碍,包括更年期偏执状态、妄想性畸形恐怖、好争辩的偏执狂 3 类。此处仅介绍更年期偏执状态。

更年期偏执状态是一种发生于更年期的以妄想为主要临床表现的精神病,常见于女性。

1.临床表现

该病临床上并不多见,主要的症状为妄想。妄想的内容以嫉妒、被害、罪恶、疑病等较为常见。妄想的系统性不强,结构简单,涉及的对象常为患者周围的人。被害妄想的产生常有一定诱因,但随着病情加重而完全偏离,内容也不断泛化。被害妄想的对象常是患者日常接触较多,但关系并不融洽且有一定矛盾的同事、亲友等。罪恶妄想往往是对曾经历过的某些事情进行局部加工、放大而成,但内容并不荒谬。嫉妒妄想可能与长期夫妻关系不和睦有关。疑病妄想则在躯体不适感的基础上发展而成。由于更年期偏执状态的妄想的产生与不良的社会心理因素有关,故在社会环境等发生改变后,妄想常可缓解或消失。患者除妄想外,常伴有内分泌功能失调(如月经紊乱、停经等)和自主神经系统症状(如心慌、面红、出汗等)。患者的人格保持较为完整,病程冗长,但不发生精神衰退。幻觉是常见的伴随症状,常见的幻觉为真性幻听或幻嗅。患者除妄想外无其他的思维障碍。

2.诊断与鉴别诊断

(1)诊断要点:①在更年期首次发病,女性多见。②以妄想为主要临床症状,妄想内容不荒谬,结构简单,系统性不强。③除妄想外无其他思维障碍。④人格保持完整,病程冗长,不会出现精神衰退。⑤常伴有内分泌紊乱和自主神经系统症状。⑥无脑器质性病变基础。

在世界卫生组织的 ICD-10 中,将更年期偏执状态纳入其他持久性妄想性障碍中,我国的 CCMD-3 和美国的 DSM-5 中未列入。

(2)鉴别诊断。①精神分裂症偏执型:精神分裂症的妄想内容荒谬离奇,结构松散,与现实环境联系不紧密,且有特征性的思维、情感、行为互不协调的症状,发病年龄较早;而更年期偏执状态发病年龄较晚,不具备精神分裂症的特征性症状,妄想内容不荒谬。②心因性妄想症:妄想的产生和内容与不良的社会心理因素有直接的联系,妄想内容不泛化,预后良好,且一般不存在内分泌功能紊乱或自主神经系统症状。③广泛性焦虑:可有明显的紧张、焦虑、失眠等症状,并可伴有自主神经系统功能紊乱的症状,但无思维内容障碍,情感反应适切,求治心切,自知力完整,且无内分泌功能紊乱的症状。④血管性痴呆:因脑血管病变所致。其主要的临床症状是记忆缺损、人格改变,病程中、晚期则有明显的智力缺损,虽可有妄想存在,但不成为主要临床症状,病程呈阶梯性进展。

3.治疗

更年期偏执状态的治疗应是综合性治疗。

（1）药物治疗：使用抗精神病药物对控制病情是十分必要的。在选用抗精神病药物时应充分虑及患者的躯体状况、药物的毒副作用等。根据患者的具体情况，可考虑选用适量的利培酮、喹硫平、奥氮平或奋乃静、三氟拉嗪等药物。如患者有明显的焦虑、紧张，可考虑合并使用苯二氮䓬类抗焦虑药。

（2）心理治疗：可作为重要的辅助治疗手段进行。采用支持、安慰、鼓励等方法，可减轻患者的疑虑，提高治疗依从性。

（3）一般治疗。①减少诱发因素：由于进入更年期后，身心两方面的功能已开始衰退，抵抗力下降。因此，要鼓励患者积极进行体育锻炼，增强体质，延缓功能的衰退，并积极治疗躯体疾病。②合理安排家庭生活、学习与工作，避免过劳。③注意饮食：尽量改变不良的饮食习惯，注意饮食中的蛋白质、脂肪、维生素和微量元素等的合理搭配。④中医中药治疗：可作为辅助治疗，达到调理身体的目的。

第三节 急性而短暂的精神病性障碍

一、概述

急性而短暂的精神病性障碍作为一类独立的精神疾病，于 1992 年第一次被 ICD-10 收录并编码。它是指一组急性发病，在两周内从缺乏精神病性特征的状态发展为有显著异常的精神病性状态，表现为迅速变化的、多样的和多形态的精神病性症状，病程短暂，大部分病例在 2～3 个月内完全缓解，预后好。至于急性而短暂的精神病性障碍是否为一个独立的疾病单元，目前学术界还存在许多争议。一直以来，急性而短暂的精神病性障碍被当作迷你版的"精神分裂症"予以治疗。但是，流行病学以及治疗学的研究资料显示，急性而短暂的精神病性障碍与精神分裂症之间的关系不大。前瞻性的研究发现，急性而短暂的精神病性障碍的诊断稳定性并不高。在 3～12 年的随访期内，仅 1/3 的患者维持原有的诊断，而剩余的患者中大部分被更改诊断为双相情感障碍，其次为精神分裂症。

在 DSM 系统中，并没有急性而短暂的精神病性障碍这一术语，取而代之的是短暂精神病性障碍和分裂样障碍。其中短暂精神病性障碍相当于前者中的多形性精神病性障碍，但其病程相对较窄，即至少 1 天且不超过 1 个月。而分裂样障碍相当于急性而短暂的精神病性障碍中的急性精神分裂症样精神病性障碍。

二、病因与发病机制

急性而短暂的精神病性障碍病因迄今未明。流行病学调查发现,其发病与以下因素有关:女性、社会经济地位低下、居住农村、应激、分娩后 3 个月内、不明原因的非特定的短期发热以及夏季等。其他因素包括病毒感染、自身免疫应答失调、大脑损伤、营养不良等也可能参与到急性而短暂的精神病性障碍的发病过程。但与精神分裂症发生于个体的成长发育期不同,急性而短暂的精神病性障碍则发生在成年期。家族研究发现,急性而短暂的精神病性障碍患者一级亲属中急性而短暂的精神病性障碍的发生率是精神分裂症患者一级亲属的 3 倍,而精神分裂症的发生率仅是后者的 1/4。情感障碍在急性而短暂的精神病性障碍和精神分裂症先证者一级亲属中的发生率相似。据此,有学者认为,急性而短暂的精神病性障碍、情感障碍和精神分裂症是处在由症状维度和病程维度构成的连续谱系上的不同的点。在症状维度上,不伴有精神病性症状的情感障碍、伴有精神病性症状的情感障碍、急性而短暂的精神病性障碍、分裂情感性障碍、精神分裂症依次构成一个连续谱。在病程维度上,慢性恶化、复发后在不同程度上康复、单次发作后完全康复依次构成一个连续谱。除了与个体的遗传易感素质有关外,环境因素是否导致个体患病、患哪一种精神障碍,取决于以下因素。①环境因素作用的时间:如发生在大脑的生长发育期,则倾向于患精神分裂症;如发生在成年期,则倾向于患急性而短暂的精神病性障碍。②环境因素对大脑损伤的程度:急性而短暂的精神病性障碍患者大脑损伤程度往往较轻。

三、临床表现与分类

在 ICD-10 中,急性而短暂的精神病性障碍可分为以下几种。

(1)不伴有精神分裂症症状的急性多形性精神病性障碍。

(2)伴有精神分裂症症状的急性多形性精神病性障碍。

(3)急性精神分裂症样精神病性障碍。

(4)其他以妄想为主的急性精神病性障碍。

(5)其他急性而短暂的精神病性障碍。

(6)急性而短暂的精神病性障碍(未特定)。

因上述分类烦琐,各型的临床表现等重叠,故本文仅介绍能较好概括此类疾病的"妄想阵发"。

妄想阵发又称急性妄想发作、发作性朦胧状态、急性幻觉性精神病、急性偏执狂等,在 ICD-10 中归属于"伴有精神分裂症症状的急性多形性精神病性障碍"一类中,是一种常突然起病,症状在一周内达到高峰,以一过性妄想为主要临床表现,同时也伴有情感和行为异常的精神障碍。患者多为青壮年,50 岁以上者罕见,不发生于儿童。

妄想阵发的临床表现有以下几种。

(一)妄想体验

该病常骤然发生,并迅速充分发展而成为特殊的临床症状。妄想的内容多样而且多变,被害、夸大、关系、被控制、宗教、变性等妄想均可出现,甚至集多种妄想于一身。在一段时期内,多种妄想可围绕一个主题混杂出现,有时则依次更替出现。不论何种内容或性质的妄想,形成均非常迅速,甚至出乎患者本人意料。

妄想阵发的另一重要特征是:妄想结构松散,内容荒谬离奇或相互矛盾,有的则显得十分幼稚,而有的充满了幻想色彩,还有的富有诗情画意。

在妄想的基础上,患者可出现内容各异、变化多端的幻觉。各种幻觉的内容特别丰富、生动,尤其是幻听。患者往往被生动的幻觉所吸引,常沉溺于一种身临其境的感受之中。各种想象性构思或错觉等也可伴随出现。

(二)意识障碍

患者的意识障碍表现为极为独特的妄想性催眠状态,此时患者明显不专心、失神、冷漠、沉思或呈倾听状态。在独处时,患者好像沉溺在生动的妄想、幻觉的情境中。仅从当时的外表观察,患者的神态似乎是清晰的,接触良好,定向完整,对日常生活的适应能力完整无缺,语言表达同样也是清晰流畅的。但实际上,患者此时处于一种富有想象力的幻想性催眠状态中。一旦症状缓解,患者便会感到好像从一场噩梦中或是从不可想象的迷惑中突然清醒。

(三)情感障碍

骤然出现的妄想实际上也反映了患者剧烈的情感体验,因此所有患者均有明显的情感障碍。有的患者出现异常兴奋激动或类似躁狂发作的表现;有的情绪低落、拒食甚至有自杀观念;有的烦躁不安,有濒死感。上述情感障碍的变化可混和交杂,也可交替出现。情感的起伏波动是妄想阵发的另一个临床特点。

(四)行为障碍

患者可出现与妄想或情感障碍有关的行为异常,表现为活动增加,大声吵闹,也可表现为寡言少语甚至缄默。

妄想阵发的临床症状具有反复发作的倾向,常常突然发生,突然彻底缓解。入睡前病情加重为其特点。

四、诊断与鉴别诊断

(一)诊断要点

(1)急性起病,多在一周内症状达到高峰,发病无预兆,以突发性妄想为主要症状。

(2)妄想内容多样化、不固定且有浓厚的妄想体验。

(3)妄想一旦出现,患者即全部接受。

(4)在妄想的背景下产生丰富的情感体验,但持续短暂,非主要症状。

(5)入睡前精神症状加重。

(6)意识障碍程度极其轻微,不易被觉察。

(7)病程短于 3 个月,其中精神分裂症样症状持续不能超过 1 个月。

(二)鉴别诊断

需与妄想阵发相鉴别的疾病包括以下几种。

1.急性应激障碍

急性应激障碍发病急,可有一过性妄想体验,预后良好。患者在病前有剧烈的或持久的不良社会心理因素存在。妄想内容与心理创伤体验密切相关且甚少变化,可有不同程度的意识障碍。在不良的社会心理因素消除后,病情即可获得改善。

2.分裂情感性障碍

分裂情感性障碍的临床表现以分裂样症状和情感症状为主,两类症状同时存在,同样明显,常急性发病,缓解期精神状态良好,一般无残留症状。虽多次反复发病,但人格缺损仍不明显。

3.躁狂发作

躁狂发作有明显的情感高涨、兴奋多语、思维澎湃飘忽症状,患者与环境主动接触,知、情、意三者与环境相协调,妄想幻觉极为少见等均与妄想阵发有显著不同。

4.抑郁症

起病多缓慢,患者存在明显的情感低落、思维迟缓、言行减少症状,精神活动全面受到抑制,最突出的症状源自患者发自肺腑的巨大痛苦,妄想少见且内容单调。

五、治疗

（一）药物治疗

对于妄想阵发的患者，应首先考虑使用不良反应少的抗精神病药物，剂量也不宜过大，维持期用量递减，时间也不宜过长。如存在明显的抑郁或焦虑症状，可考虑使用抗抑郁药或抗焦虑药，剂量也不宜过大，使用时间也不宜太长，控制症状后即可停药。如有明显的兴奋、冲动，可予以抗精神病药物（如氯丙嗪）肌内注射或静脉内给药，症状一旦缓解，即改用口服药。

（二）心理治疗

心理治疗可提高药物治疗的效果，预防复发。针对妄想体验，利用药物，在半催眠状态下进行心理治疗，可很好地纠正患者的妄想体验。

（三）ECT

在抗精神病药物不能较好地控制急性症状时可考虑合并使用 ECT。一般在治疗 3 次左右时即可收到良好效果。

第四节　感应性精神病

一、概述

感应性精神病又称为二联性精神病、感应性妄想性障碍、感应性被害妄想症等，是一种罕见的由情感关系密切（如夫妻、姐妹、母女、师生等）的两人或多人（偶见）所共有的妄想性障碍，其中一人是原发的精神病性障碍患病者，另一人的妄想因感应而产生，彼此分开后妄想往往消失。

二、病因与发病机制

遗传因素不太明显，仅约 1/3 的患者家族中有精神异常史，原发者与被感应者间存在深厚的情感基础。原发者有较高的威信和才智以及较大的影响力，而被感应者处于服从、依赖的位置，因此被感应或引起共鸣而出现类似的精神症状，并对精神症状深信不疑。

原发者和被感应者长期一起生活在边远的交通阻塞地区或信息封闭地区。

被感应者在病前往往有性格内向、易被暗示的倾向。被感应者以女性居多,且大多与原发者有血缘关系(母女、父子、兄弟姐妹)。夫妻虽无血缘关系,但感情上与有血缘关系者无异甚至更甚。

三、临床表现

典型的临床表现以系统性妄想占主导,被感应者的妄想仅是原发者的翻版,原发者与被感应者均表现为同一内容的妄想,或至少有部分相同。妄想内容系统而不荒谬,并可能因存在一定的现实基础而较易被理解。被感应者在发病前无精神缺陷,除了"被感染"到同样的妄想和情绪外,其他方面的精神活动可以完全正常。如被感应者在发病前已存在精神异常,则可在被感应到的妄想的基础上衍生出其他的精神症状。原发者的精神症状占主导地位,逐渐影响到被感应者。妄想内容以被害、关系、物理影响多见,也可出现鬼神附体妄想。妄想的内容常较固定、系统。在妄想基础上可出现片段的幻听,也可出现持续时间不长的怪异行为、癔症样痉挛发作或兴奋躁动等。如原发者的病程为慢性,被感应者的病程约为半年。原发者被隔离或症状消失,被感应者的症状也会随之消失,且不残留人格改变等症状。

四、诊断与鉴别诊断

(一)诊断要点

(1)两人或多人拥有共同的妄想系统,并且在信念上互相支持。

(2)发病前有一关系极密切的人已患某种具有妄想性质的精神病,患者在与其长期共处中受到感应而接受妄想并出现精神障碍。

(3)被感应者多生活在语言、文化或地理上与他人隔绝的环境中。

(4)被感应者通常依赖或附属于真正的精神病患者,并和真正的精神病患者在思想和情感上产生共鸣。

(5)病程以慢性为多,与原发者分开,被感应者的症状有缓解倾向。

ICD-10和CCMD-3有关感应性精神病的诊断标准基本一致。DSM-5将感应性精神病归于"其他特指的精神分裂症谱系和其他精神病性障碍"一大类中,并以"以妄想性障碍患者为伴的妄想症状"加以描述,但没有给出具体的操作性诊断标准,只是强调患者的妄想材料源于对其有影响力、未必完全达到诊断标准的妄想性障碍患者。

(二)鉴别诊断

1.流行性癔症

流行性癔症为癔症的特殊形式,因接受互相暗示或自我暗示而发病,可有原发者和继发者,但原发者并不占有优势地位。"感应"的内容并非局限于极为逼真的妄想情节,而是以意识障碍、痉挛发作等为主。这种集体发作的癔症,症状以宗教、迷信的内容为多,而非在彼此间真正存在浓厚的感情基础,对暗示治疗有效。

2.应激相关障碍

患者在接受不良的社会心理因素影响下发病,症状内容与心理创伤有密切联系,并在一般关系密切的人中间并不存在相同妄想的病例。在不良的社会心理因素消除后,症状可很快缓解,病程一般较短。

3.偏执性精神病

在无任何诱因的情况下发病,妄想系统固定,但无原发者,预后欠佳。

4.物质滥用

在物质滥用的群体中可见到类似"感应"的症状,但鲜有系统妄想的存在,症状的出现与滥用物质有关。

5.精神分裂症

患者具有特征性的思维、情感、行为互不协调的症状。妄想内容荒谬离奇,结构松散,且与现实环境的联系不紧密。而感应性精神病患者所形成的妄想,其情节逼真,推理大多合乎逻辑,内容并不荒谬离奇。被感应者的预后一般较好。

五、治疗

(一)隔离

治疗的关键及首要原则是迅速将原发者和被感应者隔离开来。

(二)心理治疗

被感应者在被隔离后可施以针对性的心理治疗。

(三)药物治疗

对原发者的治疗,可参照精神分裂症进行。针对被感应者的妄想症状,或已施以心理治疗但妄想仍不能迅速缓解,可选用适宜的抗精神病药物进行治疗,但剂量不宜过大,使用时间也不宜过长。

（四）其他

转换被感应者的生活环境,鼓励其参加社会活动,对迅速康复也有较大帮助。

第五节　分裂情感性障碍

一、概述

分裂情感性障碍,又称分裂情感性精神病,为一种发作性精神障碍。分裂性症状与情感性症状在同一次发病中均很明显,两类症状同时出现又同样突出,且常有反复发作倾向,缓解良好。

分裂情感性障碍多在青少年期或成年期发病,平均发病年龄为 29 岁,较抑郁症和躁狂发作的发病年龄为轻。男女之比的差别不大,与精神分裂症相似。终身患病率为 0.5%～0.8%。

二、病因与发病机制

分裂情感性障碍的真正病因迄今仍未明确,甚至其本身是否是一类独立的精神疾病目前尚存争议。目前来自神经精神病学、神经影像学、分子神经病学以及遗传流行病学研究的资料并没有发现精神分裂症、分裂情感性障碍、情感障碍之间存在明确的分界。相反,趋同的证据支持精神病性障碍与情感障碍在遗传、病理生理上存在重叠。据此,有学者认为,分裂情感性障碍是精神分裂症与情感障碍的共病体;而有的学者则把分裂情感性障碍看作是精神分裂症与情感障碍连续谱系上的一个中点。另有学者指出,分裂情感性障碍在神经解剖学特征、分子遗传学、人口学资料、临床特征以及治疗反应上与伴有精神病性症状的双相情感性障碍相似,因此认为分裂情感性障碍实际上是伴有精神病性症状的情感障碍,而并非一类独立的疾病。但也有学者研究发现,分裂情感性障碍在地塞米松抑制试验、认知功能损害以及家族遗传上与精神分裂症相似,因此认为分裂性情感障碍与精神分裂症更为接近。

三、临床表现与分型

患者多为急性或亚急性起病,每次发病的病程多在 3 个月内。两次发作的间隔时间多数在半年至 5 年之间。

本病临床特征是既有明显的抑郁症状或躁狂症状,又有精神分裂症症状。两类症状在同一次发病中同时出现。

思维障碍主要表现为联想障碍(包括思维奔逸、思维迟缓、思维散漫等)、逻辑推理障碍(包括病理性象征性思维、矛盾观念等)和妄想(包括夸大、被害、关系、嫉妒、疑病等内容的妄想)。

情感障碍以抑郁-躁狂双相症状为临床表现的较多见,仅以情感低落、思维迟缓、兴趣索然、少言寡语、有明显的消极观念等抑郁症状为主而不出现躁狂症状的也不少见。

行为障碍主要表现为兴奋、冲动、易激惹或攻击行为,也可表现为紧张综合征等。

感知障碍主要有幻觉、错觉和知觉综合障碍。其中幻觉的出现率较高,其次是错觉。

根据每次发作的主要临床症状,可将分裂情感性障碍分为以下几种。

(一)躁狂型

急性起病,在疾病的同一次发病中,躁狂症状与分裂症状同样突出。患者在情感高涨、自我评价增高或夸大、言语和行为增加的同时又存在内容荒谬的关系妄想、被害妄想或思维被洞悉感、逻辑推理障碍、幻听等精神分裂症症状。患者的症状鲜明,虽然常伴有明显的行为紊乱,但在数周内可完全缓解,预后较好。

(二)抑郁型

在同一次发病中,抑郁症状与分裂症状同样突出。患者情感低落、内疚、迟滞、无精力、兴趣索然、食欲缺乏、体重下降并存在消极观念。与此同时,患者还存在物理影响妄想、逻辑推理障碍、评论性幻听等典型的精神分裂症症状。分裂情感性障碍抑郁型的临床表现不如躁狂型那样鲜明和令人惊讶,病程较长,而且预后较差,少数患者不能完全缓解,可残留精神分裂症症状。

(三)混合型

情感症状与精神分裂症症状同时存在,情感高涨、夸大、言语行为增多等躁狂症状与情感低落、迟滞、悲观、消极以及言行减少等抑郁症状混合交织出现。精神分裂症症状主要表现为荒谬离奇的关系、被害、夸大、疑病、物理影响等妄想。

(四)其他型

根据每次发作的主要临床症状,分裂情感性障碍还可分其他型,其表现不似上述 3 型典型,不能归于上述 3 型中的任何一型中。

四、诊断与鉴别诊断

(一)诊断要点

(1)在疾病的同一次发作中,典型的分裂性症状和情感性症状同时出现或只差几天出现。

(2)反复发作,通常可完全缓解,仅少数残留缺损症状。

(3)发作既不符合精神分裂症的诊断标准,也不符合情感障碍的诊断标准。

值得一提的是,根据 ICD-10 的诊断标准,只有在疾病的同一次发作中,明显而确实的分裂性症状和情感性症状同时出现或只差几天,方可作出分裂情感性障碍的诊断。如果在疾病的不同发作中分别显露出精神分裂症症状及情感性症状的患者,例如精神分裂症患者在精神病性发作的余波中往往出现抑郁症状,则不适合诊断为分裂情感性障碍。有些患者可在典型的躁狂或抑郁发作之间插入 1～2 次的分裂情感性发作,只要在其他方面临床症状典型,则偶然出现的分裂情感性发作并不能推翻双相情感性障碍或反复发作性抑郁障碍的诊断。而DSM-5 的相关诊断标准强调的是疾病的整个病程而非某一次发作的症状类型,对分裂性症状与情感性症状是否同时存在并不作规定,反而要求分裂性症状在缺乏情感症状的情况下至少要持续 2 周。此外,DSM-5 的相关诊断标准对情感症状的类型并没有作进一步的划分。

(二)鉴别诊断

与精神分裂症和情感障碍进行鉴别诊断中涉及的疾病均适用于分裂情感性障碍的鉴别诊断。

1.精神分裂症青春型

分裂情感性障碍躁狂型需与精神分裂症青春型相鉴别。精神分裂症青春型患者以不协调的精神运动性兴奋为主要临床表现。但其情感色彩不鲜明,不具有感染力;言语内容零乱,令人费解;行为多具有冲动性。知、情、意三者互不协调,无明显的间歇期或间歇期且存有残留症状,病程迁延可很快进入精神衰退。

2.精神分裂症后抑郁

分裂情感性障碍抑郁型需与精神分裂症后抑郁相鉴别。部分精神分裂症患者在经过抗精神病药物治疗后,精神症状得到适当控制时,可出现持续时间较长的抑郁症状。患者抑郁症状的产生,可能与抗精神病药物的使用有关(药源性抑郁),或者与患者的病情明显好转后出现对所患疾病的担心及考虑今后的前途(包括生活、学习、工作与社会交往等)有关,也可能是精神分裂症症状的一部分。患者自精神分裂症症状出现后无缓解期,具有典型的知、情、意三者互不协调的症状。

3.躁狂发作

分裂情感性障碍躁狂型需与躁狂发作相鉴别。躁狂发作患者的情感活跃、生动、有感染力,无思维逻辑障碍,无情感不协调或怪异的行为。虽然躁狂发作患者可出现类似精神分裂症症状,但其严重程度及特征并不成为主要的临床症状,不足以诊断为精神分裂症。

4.抑郁症

抑郁症具有典型的情感低落、思维迟缓和言语行为减少等症状,整个病程中无情感不协调或怪异的行为。虽然患者也可出现类似精神分裂症的症状,但无知、情、意三者的不协调表现,其严重程度及特征并不成为主要的临床症状,不足以诊断为精神分裂症。

5.应激相关障碍

患者在不良的社会心理因素的影响下起病,可出现情绪低落、言行减少或兴奋冲动等症状,情感反应强烈且鲜明。精神症状与心理创伤密切相关,随着不良社会心理因素的消除而逐渐缓解,无间歇期,且在痊愈后极少复发。

五、治疗

由于诊断归属上的争议,目前关于分裂情感性障碍的治疗研究并不多。基于已有的研究资料,分裂情感性障碍对抗精神病药均显示有效,这其中包括传统的抗精神病药如氯丙嗪、氟哌啶醇等,也包括非典型抗精神病药如氯氮平、帕立哌酮缓释片、奥氮平、阿立哌唑、喹硫平等。锂盐对于控制患者的情感症状,无论是躁狂症状还是抑郁症状均有帮助。此外,据报道抗惊厥药包括丙戊酸钠、卡马西平等对控制患者的情感症状尤其是躁狂症状具有疗效。对于抑郁症状比较严重的患者,也可适当加用抗抑郁药进行治疗。ECT 对于药物治疗效果欠佳或无法耐受,或者具有自杀、冲动伤人风险的患者可作为首选的治疗手段。

第十一章

神 经 症

第一节 焦 虑 症

焦虑症是一种以焦虑情绪为主要临床表现的神经症。其焦虑的发生往往并非因为实际威胁的存在,而是一种不可名状的、难以理喻的主观过虑。其临床表现主要为头晕、胸闷、心悸、呼吸困难、口干、尿频、尿急、出汗、震颤和运动性不安等。本症有两种临床亚型:急性焦虑和慢性焦虑。20世纪中叶,焦虑一词曾在神经症中泛滥。直到1981年,我国的分类方案才将焦虑症单独列出。据1982年全国12个地区流行病学调查统计,我国焦虑症的患病率为1.48%。在神经症专科门诊中,焦虑症占神经症总数的16.8%。

一、慢性焦虑

慢性焦虑,又称广泛性焦虑(generalized anxiety disorder,GAD)或自由浮游性焦虑,是焦虑症最常见的表现形式。

(一)流行病学

美国总人口在任意一年里大约有4%符合GAD的诊断标准,这也是一个不小的数目,它使得泛化性焦虑障碍成为最普遍的焦虑障碍。

流行医学调查临床抽样的两个样本中,大约有2/3的GAD患者是女性。但这种性别比例也许只限于发达国家,在南非的调查中,男性更易发生GAD。

然而,大多数的研究表明,GAD的发病较之其他焦虑障碍更早、更具有渐进性。

许多患者终身感到焦虑和紧张。GAD只要发生了,就是长期的。一项研究发现,在两年的随访中,只有8%的GAD患者可能完全摆脱各种症状。另外一项研究发现,与恐慌性障碍相比,GAD 患者更易在 5 年之内再次出现症状。

GAD 在老年人中十分多见。Flint 报告,GAD 在老年人中的发病率高达7%。根据 JudithRodin 和她的同事的研究,老年人更易于担忧健康状况的恶化或在其他生活事件中感到力不从心。

(二)病因

1.遗传因素

这个结论来自于显示 GAD 在家族内流行的研究。双生子研究支持这个设想。Kendler、Neale、Kessler、Heath 和 Eaves 发现,就双卵女性双胞胎而言,如果其中一个发生了 GAD,那么单卵双胞胎的另一个女孩更容易发生 GAD。但在近期的研究中,Kendler 等确认,真正和遗传相关的不仅是 GAD,而是总的焦虑的倾向。有理由设想,如果完成了所有的相关研究,GAD 会被证实至少和焦虑这种特性具有等量的遗传成分。

2.神经生物学因素

有研究发现,GAD 患者的反应并不像以恐慌为主的焦虑障碍患者那么强烈。实际上,数个研究发现,GAD 患者比其他类型的焦虑障碍患者在诸如心跳、血压、皮肤导电性和呼吸频率等生理指标上更弱。因此,GAD 患者也被称为"自主神经限制者"。利用认知科学的新技术,我们发现尽管周围自主神经系统的激活在 GAD 患者中被限制了,但他们在脑电图中有明显的 β 波活动。这反映了额叶,尤其是左侧大脑半球中紧张的认知过程。这个发现使 Borkovec 和 Inz 认识到,GAD 患者疯狂而紧张的思维过程或担忧中不伴图像的过程方面更强(图像属于右侧大脑半球的活动)。由此逃避由图像带来的与威胁有关的负面影响(Craske)。所以他们变成了持续性担忧者,并伴有不灵活的自主神经系统反应和非常严重的肌肉紧张。

3.分子生物学因素

有研究证明去甲肾上腺素、5-HT、γ-氨基丁酸、乳酸盐、苯二氮䓬受体都对焦虑的发生起各种作用。尚有研究发现,广泛性焦虑症患者的血浆肾上腺素、促肾上腺皮质激素及白细胞介素-2 均高于正常对照组,而皮质醇却低于对照组。待焦虑症状缓解后,上述各生理指标均恢复至正常。

4.应激事件

临床观察发现,广泛性焦虑障碍的出现常与应激事件有关。当应激问题持续存在时,威胁性的应激事件尤与焦虑障碍有关(丧失性事件更多的与抑郁相关)。国外研究发现,一年内有 4 件或更多的应激生活事件的男性符合 DSM-2-R

广泛性焦虑障碍诊断标准者,是仅有 3 件或更少应激生活事件的男性的 8 倍。

5.人格因素

广泛性焦虑障碍可见于焦虑回避性人格障碍患者,但也可见于其他人格障碍患者。广泛性焦虑障碍也与焦虑人格特质有关,但未发现这些特质可加重这种障碍。

综上所述,有些人从遗传上就有一种易于紧张的倾向性,然后又在早期重要的生活体验中产生了一种认为事情无法控制而且可能有危险的感觉。强的压力使他们不安而警醒,这就诱发了严重的担忧和继之而来的生理改变,进而发展为泛化性焦虑障碍。这是一个最新的模型,因为它综合了认知科学的发现和由中枢神经系统与周围神经系统得到的生物学数据。

(三)临床表现

我们中的大多数人都会有某种程度的担忧,但我们可以把问题放在一旁,进行下一项任务。即使面对一个很大的挑战,担忧的情绪也会随事情的完成而终结。但慢性焦虑症患者却与之不同,主要表现以下特征。

(1)对日常中的一些问题总会无端过分担忧,不时担心未来可能发生的,甚或是未可预料的某些危险。这种担心和忧虑很难控制,并且持续时间更长。担心所涉及的范围很广。

(2)表现为易激惹。做事时心烦意乱、没有耐心;与人交往时紧张急切、极不沉稳;遇到突发事件时惊慌失措、六神无主,极易朝坏处着想。

(3)躯体性焦虑症状经常存在,其特征性表现是肌肉紧张、精神不安、易疲劳(也许是由于慢性的肌肉过度紧张),头(通常为双侧和前额或枕部)和肩部、背部的疼痛。

(4)某些患者诉说记忆力差,但这是由注意力下降所致。如果发现患者的确存在记忆力损害,那么应仔细寻找除焦虑以外的其他原因。

(5)睡眠紊乱包括入睡困难和持续的担忧。睡眠常常是间断的,不能解乏,伴有不愉快的梦境。有些患者出现夜惊症状,表现为突然醒来并感到极度的焦虑。早醒不是广泛性焦虑障碍的特征,它更多地提示患者存在抑郁障碍的可能。

(6)自主神经功能亢进者常表现为出汗、心悸、口干、上腹不适和眩晕,有些患者因为这些症状而寻求帮助,并不会主动提及焦虑的心理症状。

(7)过度换气可导致眩晕、肢端刺痛以及自相矛盾的气促感。

(8)其他特征包括疲倦、抑郁症状、强迫症状和人格解体。这些症状都不是广泛性焦虑障碍最突出的特征。如果这些症状很突出,那么应考虑其他的诊断。

(四)病程与预后

焦虑障碍持续 6 个月以上者预后差。一项研究显示,80%的患者在 3 年以后症状仍然存在。一项对伴焦虑障碍的内科患者的研究显示,67%的患者在 6 年内得到明显的改善或恢复。Marks 等对 300 例焦虑症患者随访1～20 年,发现近 50%的患者痊愈或好转。另一个研究报道,约 1/3 患者病程持续 6 年以上。

事实证明,焦虑症常常可能引发或并发其他的疾病或问题,如躯体疾病、抑郁症、精神活性物质滥用。这时候,治疗更为复杂,预后也会差一些。

(五)诊断与鉴别诊断

1.诊断

(1)符合神经症的共同特征。

(2)以持续的广泛性焦虑为主要临床征象,表现符合下述 2 项:①经常或持续的无明确对象或无固定内容的恐惧,或提心吊胆,或精神紧张。②伴有自主神经系统症状和运动性不安。

(3)不符合强迫症、恐惧症、抑郁症的诊断标准。

(4)排除甲状腺功能亢进、冠心病、高血压等躯体疾病的继发性焦虑;排除兴奋药物过量,镇静催眠药物或抗焦虑药物的戒断反应。

2.鉴别诊断

(1)抑郁障碍:焦虑障碍和抑郁障碍常常同时存在,有时叫人难分主次。纵向的病史调查和横向的症状评估有助于对两者的鉴别。通常诊断是根据两种症状的严重程度和出现的先后顺序而决定的。两者鉴别困难时,西方国家当前倾向诊断为抑郁障碍。理由之一是抑郁更可能导致绝望、自杀,后果严重。一个较严重的诊断错误是将重度抑郁障碍的激越型误诊为广泛性焦虑障碍。

(2)精神分裂症:精神分裂症患者有时在其他症状没有被识别前主诉焦虑。常规询问焦虑患者他们认为引起其症状的原因可减少误诊。精神分裂症患者对此可能会给出不寻常的回答,由此可发现先前未表现出的妄想观念。除了焦虑之外如果还伴有其他的精神病性症状,则不诊断为焦虑症。

(3)神经衰弱:焦虑症常被误诊为神经衰弱,这种现象在我国综合医院中比较普遍。早在 1895 年,弗洛伊德就发表了他那篇著名的文章《从神经衰弱中分出一种特殊症状群即焦虑性神经症的说明》。神经衰弱可以有焦虑症状,但不突出、不持久。神经衰弱最基本的症状是脑力活动减弱、注意力很难集中、记忆力差、易兴奋又易疲劳。而焦虑症却是突出的焦虑体验、明显的自主神经功能失调及运动性不安。

（4）痴呆：焦虑可能是早老性或老年痴呆者最早的异常主诉，此时临床医师可能没有发现相关的记忆损害或将其认为是注意力差的结果。因此，对有焦虑表现的中年或老年患者应进行记忆评估。

（5）物质滥用：一些人通过服用药物或酒精来减轻焦虑。药物或酒精依赖患者有时认为药物戒断症状是焦虑症状，并服用抗焦虑药来控制。临床医师应警惕这种可能性，特别是患者的焦虑在早晨醒来时（酒精和药物戒断症状可能发生的时间）最为严重的情况。晨起最重的焦虑还提示抑郁障碍。

（6）躯体疾病：一些躯体疾病可能具有会被误认为是焦虑障碍的症状。临床医师对所有的患者都应该考虑到这种可能性，尤其当焦虑没有明显的心理原因或患者既往没有焦虑症病史时。

二、急性焦虑

急性焦虑又称惊恐发作，是一种发作性的、突如其来的严重惊恐状态。

（一）流行病学

惊恐发作相当常见。占人口总数大约 3.5% 的人，在他们的一生中可能有某个时候符合惊恐发作的诊断标准，其中 2/3 是女性。采用 DSM-2-R 的标准，一般人群中惊恐发作的年患病率男性大约为 1.3%，女性大约为 3.2%。但是这些病例包括伴广场恐惧症的惊恐障碍，且在一般人群中符合惊恐障碍标准者大约有一半也符合广场恐惧症的标准。

惊恐发作往往出现于成年早期——从十五六岁直到大约 40 岁的区间。首次发生的平均年龄在 25～29 岁之间。大多数首发的不可预料性恐慌发作是在青春期或之后。事实上，青春期比年龄更能预示不可预料型恐慌发作的发生，因为我们发现青春期后的女孩比青春期前有更高的恐慌发作的发生率。

Pat Wysocki 等对老年人焦虑进行了研究。他们发现，在老年人口中，焦虑的主要对象往往是健康者和有活力者。

如前所述，更多的广场恐惧症患者是女性。现在看来，最可能的一种解释是文化上的。大家更能接受女人说害怕或不敢去某些地方，而男人被认为要更坚强、更勇敢，要尽力克服它。有研究表明，惊恐发作伴广场恐惧症性回避的程度越重，女性患者的比例越高。惊恐发作伴轻度广场恐惧症的患者中 72% 是女性；但如果是伴中度广场恐惧症，比例就上升为 81%；如果是伴重度广场恐惧症,比例为 89%。

发生严重恐慌发作的男性可能会以一种文化上能够被接受的方式来应对:大量饮酒。以至于很多人会一步步走向严重成瘾的深渊。

惊恐发作在世界不同的地方表现形式千差万别。在非洲的莱索托,人们发现惊恐发作(还有泛化性焦虑障碍)的发病率与北美相同或略高。在一项更全面的调查中发现,惊恐发作的发病率在美国、加拿大、波多黎各、新西兰、意大利、韩国和中国台湾地区都非常相似,只是在中国台湾地区略低一些。

大约 60% 的惊恐发作的人有过夜间发作的经历。实际上,恐慌发作最容易出现在凌晨 1:30~3:30。对患者进行 EEG 监测,发现患有惊恐发作的患者多在慢波睡眠相。对此的解释就是,当在这段睡眠时相时,躯体会产生一种"放手"的感觉,这种感觉会使患有惊恐发作的人非常害怕。

根据流行病学数据,Weissman 和她的同事发现,20% 的惊恐发作患者曾试图自杀。惊恐发作患者试图自杀的危险性和有严重抑郁症的患者相似。这个发现是惊人的,因为惊恐发作非常常见,医师一般都没有注意到这些患者自杀的可能性。研究者还发现,惊恐发作患者即使没有伴发抑郁症还是有自杀的危险。

(二)病因

1.遗传因素

惊恐障碍具有家族性。单卵双生子的同病率大于双卵双生子,这提示家族聚集性是由遗传因素所致。但 Kendler 等的研究发现其遗传易感性仅为 30%~40%,遗传方式还不明确。

2.生物学原因

已有研究表明,引起惊恐障碍患者惊恐发作的化学物质多种多样。化学物质如乳酸钠对惊恐障碍患者比对健康人更容易诱发惊恐发作。苯二氮䓬类受体拮抗剂氟马西尼、胆囊收缩素和 5-HT 受体激动剂,亦能引起惊恐发作。

关于发病机制的学说还有突触前膜 α-肾上腺素能受体的异常,这种受体正常时可限制脑内控制焦虑的脑区域突触前神经元的活动;另外还有苯二氮䓬类或 5-HT 受体功能的异常。

3.心理原因

认知假说是基于发现有惊恐发作的患者比没有惊恐发作的焦虑患者更为担心严重的躯体或精神疾病出现。David Clark 的影响认知理论更详细地说明了惊恐发作可能的认知过程。Clark 强调,这些患者以一种对待灾难的方式体验正常的生理感觉。例如惊恐发作的患者在锻炼后,会将快速的心跳归因为是危险的,并感到突然发生的焦虑。继而,由于交感神经系统的兴奋,这种焦虑又产生了更多的生理感觉,这些继发的感觉使患者感到更加危险。这样,一个恶性循环就形成了,并最终导致恐慌发作。因此,Clark强调,认知过程是恐慌性障碍中最重要的过程。

另一种假说认为,恐慌障碍与心理动力学原因有关,早期丢失东西或分离性焦虑可能使某些人成年后更易发生这些障碍。丢失东西或分离性焦虑是一个孩子在对分离的恐惧和真正与亲密的长辈(如父母)分离时可能感受到的。依赖性的人格倾向经常是患有广场恐惧症的人的特征。这些特征被设想为对早期分离的一种可能的反应。

4.过度换气

另有次要的假说认为过度换气是造成惊恐障碍的原因。虽然主动的过度呼吸可导致惊恐发作是毫无疑问的,但目前还不能证明惊恐障碍是由不自主的过度换气所引起的。惊恐障碍患者吸入二氧化碳后比对照组更易出现惊恐,因此可认为惊恐障碍患者对窒息感有非同寻常的敏感,并表现为惊恐焦虑。

(三)临床表现

急性焦虑发作时具有濒死体验、失控感以及强烈的恐惧,但患者始终意识清楚,或奔走或惊叫、惶恐万状、四处呼救。通常起病急速,终止也迅速。病程一般在5～20分钟内,很少超过2小时。

(1)惊恐发作时伴有严重的自主神经功能失调,主要有3个方面。①心脏症状:胸闷、心动过速、心跳不规则;②呼吸系统症状:呼吸迫促、呼吸困难或出现过度换气;③神经系统症状:头痛、头昏、眩晕、晕厥和感觉异常。也可以有出汗、腹痛、全身发抖或全身瘫软等症状。

(2)多次惊恐发作后,患者会产生担心发作的预期性焦虑,可能表现在以下几个方面。①有些患者改变了自己的行为,显示了他们对恐慌发作感到的痛苦。他们会不愿意去某些特定的地方或不做家务活,因为他们害怕如果太积极地活动会有再一次的发作。②有些患者使用药物和(或)酒精来应对可能再次发生的恐慌。③还有一些患者会表现出另外一种类型的回避行为,我们称为内感性回避或者对内在生理感受的回避。这种行为包括从可能引起某些生理激活的场景或活动中离开,而这种生理激活与恐慌性发作的表现类似。一些患者不愿锻炼,因为锻炼可以使心血管系统活性增强或使呼吸加快,而这使他们想起了恐慌发作;另外一些患者可能不愿洗桑拿或到任何可能引起出汗的屋子里去。

对惊恐障碍患者的研究发现其有焦虑和抑郁的长期波动病程。研究发现,患者的非自然原因病死率和男性中因心血管疾病所致的病死率高于一般水平。大多数研究自杀的文献通常都将自杀看成是抑郁障碍所致,其实很多时候也可能是焦虑的结果,特别是惊恐发作。Lepine 等发现,在连续 100 例惊恐障碍门诊患者中,42%曾有自杀企图。

(四)诊断与鉴别诊断

1.诊断

(1)符合神经症的共同特征。

(2)以惊恐发作症状(间歇期可无焦虑症状)为主要临床症状,症状特点符合下述 3 项。①无明显原因突然发生的强烈惊恐、伴濒死感或失控感等痛苦体验。②发作时有严重的自主神经症状。③发作不可预测,发作时意识清晰,事后能回忆。

(3)每次发作短暂(一般不超过 2 小时),发作时明显影响正常活动。

(4)1 个月内至少发作 3 次,或首次发作后继发害怕再发作的焦虑持续1 个月。

(5)特别要注意排除因心血管病、低血糖、内分泌疾病、药物戒断反应和癫痫所致的类似发作。

(6)不符合癔症和恐惧症的诊断标准。

2.鉴别诊断

(1)躯体疾病:惊恐发作可见于二尖瓣脱垂、甲状腺功能亢进、自发性低血糖、颞叶癫痫等。必须熟悉这些疾病的特有症状和体征,以资鉴别。必要时进行有关疾病的特殊检查。

(2)药物或精神活性物质:药物引起的焦虑症状不再罕见,只要询问时不忽略服药史,鉴别不难。可卡因、大麻、海洛因的服用或戒断都可引起自主神经功能紊乱,甚至出现典型的类惊恐发作。

(3)恐惧症:乳酸钠诱发惊恐发作的试验,发现 103 名恐惧症患者中有 63 名出现惊恐发作,远远高于正常人对照组。另一些研究发现,惊恐发作患者也易出现对某些环境、场合的恐惧与回避。DSM-6 已将这两种病组合成 3 种情况:①惊恐障碍伴有广场恐惧;②惊恐障碍不伴广场恐惧;③广场恐惧不伴惊恐障碍史。我国仍主张明确区别这两类疾病,发作时有特定恐惧对象并伴回避行为的是恐惧症,符合恐惧症的诊断不再诊断为惊恐发作。

三、治疗

多数医师认为,多数的焦虑症患者需要综合的治疗方式。一般是药物治疗和心理治疗联合运用。

(一)心理治疗

(1)放松疗法:不论是对广泛性焦虑症还是对惊恐发作均是有益的。当个体全身松弛时,生理警醒水平全面降低,心率、呼吸、脉搏、血压、肌电、皮电等生理指标出现与焦虑状态逆向的变化。许多研究证实,松弛不仅有如此生理效果,亦有相应的心理效果。生物反馈疗法、音乐疗法、瑜伽、静气功的原理都与之接近,疗效也相仿。

(2)认知疗法:很多焦虑症患者病前曾经历过较多的生活事件,病后又常出现所谓"期待性焦虑",即总是担心结局不妙。在这种过分警觉的状态下,可产生对周围环境、人物的错误感知或错误评价,因而有草木皆兵或大祸临头之感。可以试用认知疗法帮助患者解决这些问题。例如在针对慢性焦虑症患者的心理治疗中,运用建立在老庄哲学理论基础之上的中国道家认知疗法,倡导清静无为、顺其自然的养生之道,非常有助于缓解焦虑情绪。急性焦虑患者的治疗中,认知疗法可减轻对焦虑的躯体反应的害怕,向患者解释心悸(预示着将出现心脏病发作)或眩晕(预示着将丧失意识)与惊恐发作有着相同的良性起源,由此可动摇患者的信念。

(3)弗洛伊德认为,焦虑是神经症的核心,许多神经症的症状不是焦虑的"转换",便是焦虑"投射"。这些症状的出现换来焦虑的消除。通过精神分析,解除压抑,使潜意识的冲突进入意识,症状便可消失。

(4)近来报告中提到,创新的短期心理治疗方法的治疗效果明显。当对泛化性焦虑了解得越来越多时,我们发现,帮助这类患者使他们更关注于真正有威胁的事可能会有用。因为现在我们知道,GAD患者似乎在逃避焦虑的"感觉"和与图景相关事物的负面影响。临床心理医师就设计了这样的治疗方案,帮助患者在情绪层面上处理信息,并应用图景,使患者体验焦虑。当然,治疗中还要教会患者如何深度放松以对抗紧张。Borkovec和他的同事发现,这种治疗方法与安慰剂疗法相比,不但在治疗后,而且在一年的随访中都有显著的优势。

(二)药物治疗

1.苯二氮䓬类

目前苯二氮䓬类药物是临床上广泛使用的抗焦虑药物。其中地西泮片剂的使用最为普遍;奥沙西泮抗焦虑作用最强;氟西泮有良好的镇静催眠作用;氯硝西泮不仅能抗焦虑、催眠,还有抗抽搐作用;阿普唑仑、艾司唑仑与氯硝西泮药性相似。惊恐发作的持续时间都很短暂,常无须处理即已缓解平息。需即刻处理者,或伴发于场所恐惧者,可以采用劳拉西泮治疗,可快速控制发作症状。

但是,苯二氮䓬类药物会带来某些危险。首先,它们可能会损害认知和运动两方面的功能,在老年人中间,它们可能与摔倒引起的髋骨骨折有关。其次,苯二氮䓬类药物会产生心理和生理两方面的依赖性。所以现在有理由达成广泛的共识,对苯二氮䓬类药物最明智的使用方法就是短期应用,以缓解与暂时性的危机或带来很大压力的生活事件相关的焦虑。

2.抗抑郁药

某些三环抗抑郁药和单胺氧化酶抑制药也有抗焦虑作用。治疗时从小剂量开始,渐加到有效剂量。但这类药物的不良反应较多,而且起效也较慢。三羧酸对帕金森病的疗效较肯定,其中丙米嗪的研究和临床使用较多,氯米帕明、阿米替林和多塞平也同样有效。由于三羧酸的不良反应较多,且对心脏有毒性作用,故现在常作为对一线药物反应欠佳者的替代药物。

SSRIs 和 SNRIs 治疗惊恐发作也有较好的效果,不良反应相对较少,但满意的疗效大多要在 12 周以后才出现。FDA 批准治疗 GAD 的药物为帕罗西汀和文拉法辛,批准治疗帕金森病的药物为帕罗西汀和艾司西肽普兰。其他 SSRIs 和 SNRIs 类药物也同样有效。帕金森病患者对药物治疗较敏感,药物应从半量开始,如使用帕罗西汀起始宜每天 10 mg,这样可防范患者发生紧张不安的惊颤反应。部分患者使用低剂量即有较好的反应,但多数患者需逐渐增加至常用剂量才会显效。

治疗除着眼于缓解焦虑外,应尽快、及早改善患者的躯体焦虑症状和睡眠障碍。因苯二氮䓬类药物对后者的效果优于新型抗抑郁药,通常宜采用 SSRI 或 SNRI 加苯二氮䓬类药物的联合治疗,即在治疗早期,前一两个月应两药合用,待躯体症状和睡眠障碍改善后,再逐渐撤去苯二氮䓬类药物。具体药物的选择可依据临床情况而定。

3.其他药物治疗

(1)β-肾上腺素受体阻断药:如普萘洛尔,对慢性焦虑症和惊恐发作均有疗效。治疗惊恐发作时通常配伍用药,如地西泮与普萘洛尔、丙米嗪与普萘洛尔均能取得满意效果,每天剂量从 10 mg～100 mg 不等。因个体之间的有效剂量和耐受量均差异很大,所以治疗时须严密观察,根据个体的不同情况及时调整药量。

(2)丁螺环酮、坦度螺酮不属于苯二氮䓬类的抗焦虑药物,没有抗痉挛、松弛肌肉和镇静的作用,不良反应较轻微,常用于焦虑症状较轻、较单纯、并不伴有明显躯体焦虑症状、睡眠影响也不突出的患者。该药物用于混合性焦虑抑郁患者的疗效可能较苯二氮䓬类药物单用好,与其他抗焦虑、抗抑郁药合用则具有增效作用。需要注意的是,丁螺环酮和坦度螺酮起效很慢,且苯二氮䓬类药物治疗无效的焦虑患者,改用上述药物反会加重苯二氮䓬类药物的撤药反应。

(3)其他药物:如曲唑酮,具有抗焦虑和镇静作用,与其他抗焦虑药合用作为增效剂常用于 GAD;应用某些新型抗抑郁药发生性功能障碍时,某些男性患者加用曲唑酮也许性功能会改善。

第二节　强　迫　症

强迫症(obsessive-compulsive disorder,OCD)是以反复出现强迫观念、强迫冲动或强迫行为等为基本特征的一类神经症。其核心症状为强迫观念,而强迫行为常是继发的。患者大多对这种强迫症状有一定的认识能力(自省力),明知其不合理,但却无法控制,无力摆脱。由于强迫与反强迫的冲突,可导致明显的焦虑和抑郁。

一、流行病学

国外报告本病的患病率为 0.1‰～2.3‰,我国为 0.3‰。一项大型的流行病学调查表明,强迫症的终身患病率约为 2.6%。近期的重新分析证实了这个比例。该病在神经症专科门诊中占 12%。强迫症与强迫人格有一定关系,Kringlen 报告 72% 的患者病前即有强迫人格,我国报告为 26%。

大多数流行病学研究提示,强迫症男女性患病率相等。但又有研究发现,对于儿童强迫症患者,男孩比女孩要多。这似乎是因为男孩的强迫症表现得早。在青少年中期男女比例几乎就相等了,到了成年人,女性则占明显优势。平均发病年龄为青少年早期到 25 岁左右,但是一般男性的最集中发病年龄(13～15 岁)早于女性的最集中发病年龄(20～24 岁)。女性更多地表现为强迫性洗涤及回避行为,而男性更多表现为仪式性检查。一旦出现了强迫症,则可能会发展为长期慢性病。

从 Aaudsley 医院连续收治的住院强迫症患者中发现,强迫多发生在高智力和高社会阶层的群体。然而,由于求医行为的不同,这种发现可能有偏倚,需要谨慎解释。

二、病因

(一)遗传因素

强迫症患者与双亲的同病率为 5%～7%,远远高于普通人群。当然,这个数字并非完全意味着遗传的作用,因为它无法排除环境因素(同一家庭)的影响。一小样本的双生子研究发现,单卵双生子的同病率高于双卵双生子,这提示至少部分家族性是与遗传有关的。

(二)脑功能障碍

有人发现部分强迫症患者有脑损伤史,而且许多器质性疾病也易产生强迫症状,如脑炎、癫痫及颞叶损伤的患者。

CT 和 MRI 目前还没有发现强迫症患者存在一致的特异性脑结构异常。数项采用 PET 进行的研究发现,患者的眶额叶皮质的代谢活动增加,可能还包括尾状核和前扣带回。尽管研究结果不完全一致,但总体结果提示眶额叶皮质、前扣带回、基底节和丘脑的部分结构存在异常。这些结果支持涉及这些结构的神经环路末梢可能存在异常活动的假说。

(三)神经生物学因素

影响 5-HT 功能的药物对强迫症状有效提示强迫症患者可能存在 5-HT 功能的异常。最新的对照研究发现,首诊的强迫症患者脑脊液中的 5-HT 含量和血浆中的 5-羟吲哚乙酸含量显著低于对照组,强烈提示强迫症患者中枢 5-HT 功能不足。但作用于强迫症患者 5-HT 系统的各种药物的效果不一,提示强迫症是在病理生理方面具有异源性的一种障碍。McDougle 和 Goodman 认为大多数患者的强迫症是经 5-HT 受体介导的,但是有些患者有多巴胺能系统的问题。

(四)经典精神分析理论

弗洛伊德最初提出强迫症状是由攻击或性本能的无意识冲动所致。这些冲动可能引起极度的焦虑,但通过压抑和反应形成的防御机制可减轻焦虑。这个观点切合于许多有攻击和性幻想的强迫症患者,他们压制自己的攻击和性冲动。

(五)认知理论

强迫症患者存在两种主要的认知模式,即强迫症的初级认知歪曲和二级认知歪曲。强迫症患者的初级认知评价来自对侵入性思维的评价,二级评价来自对自己应对能力的估计不足从而导致错误的应对方式(强迫行为及回避)。初级认知歪曲的特点是对不良后果发生的概率有异乎寻常高的评估,因而,对危险及负面后果产生过高的预测,精神中预想到现实中更容易发生威胁性事件。强迫行为是为了减轻在此错误判断基础上的威胁。强迫症患者低估应对能力的二级认知歪曲导致不确定感,害怕失去控制并产生焦虑,导致仪式行为或思维反刍以应对这种焦虑不安。认识强迫症的认知特征是强迫症认知疗法的心理学基础。

(六)社会心理因素

强迫症患者的家庭常常过度地要求其成员僵化地遵循社会道德和习俗,使患者形成过高的道德期望和行为的完美主义者。可以说,过度的内化了社会文化的理想化的人格并不能与人格的其他方面和谐地整合起来。他们对微小的过失和失败感到极度地焦虑和不安,发展了以强迫行为作为应对社会性焦虑的方式。

尽管强迫症可能隐匿或突然起病,但 Mckeen 等发现,强迫症患者较对照组在发病前有更多生活事件。在这项研究中,生活事件包括亲人死亡、过多的心理刺激和头部外伤等,也有一些正性生活事件。这些发现与强迫症的生物学理论和行为学理论一致。

三、临床表现

描述强迫症状的英文单词通常有两个:obsession 指强迫性观念、表象、情绪和冲动;compulsive 则主要指强迫性动作和行为。有人认为,obsession 是原发症状,compulsive 是继发症状。

(一)强迫观念

1.强迫怀疑

强迫怀疑是对自己行为的正确性或已完成的事情产生怀疑。尽管经过多次核实,甚至自己也清楚这种怀疑没有必要,但却不能控制及摆脱。如患者怀疑不清洁或被污染,写信后怀疑地址是否写错和信封是否封好,外出时怀疑房门是否锁好,是否把存折带出,做饭后怀疑煤气开关是否关好等。在此基础上,常伴有强迫行为,如门锁好后反复检查几遍,把全身里外衣服检查几遍,写信后反复检查多次等,严重时影响工作和日常生活。

2.强迫回忆

患者不由自主地反复回忆以往经历,虽系琐事,也明知没有任何实际意义,但无法控制,常使其感到苦恼。

3.强迫性穷思竭虑

强迫性穷思竭虑在临床上比较少见。患者对一些自然现象或日常生活中的一般事情,反复思考,寻根问底,明知道毫无意义,但却难以控制。如一个会计师苦苦思索了十年:眉毛为什么长在眼睛的上面而不是眼睛的下面?自知毫无意义却欲罢不能。

4.强迫联想

患者脑子里出现一个想法或看到一句话,便不由自主地联想起另一个想法或语句。如果出现的想法或语句与原来相反,称对立性思维,如想起"战争"立即联想到"和平",如想到"富有"立即想到"贫穷"等。由于违背了患者的主观意念,常使其感到苦恼。

5.强迫表象

患者脑子里反复呈现形象性内容,如脑子里经常出现生殖器、性行为或自己脱光衣服被人围观的情境。其形象的内容可以和强迫观念有某些联系,也可并存。

(二)强迫情绪

强迫情绪是对某些事物的担心或厌恶。明知不必要或不合理,自己却无法摆脱。如某患者的寝室里丢了一块香皂,患者担心失主会怀疑自己,一直耿耿于怀,十多年后还写信询问那位失主香皂是否找到,反复声明此事与己无关,并列举若干证人证言,自知如此十分荒唐,却非如此不能释怀。有的患者总是担心自己行为会失去控制,作出伤天害理之事,担心自己会伤害别人,或看到某个人立即产生强烈的厌恶感等。

(三)强迫意向

患者感到有一种冲动要去做某种违背自己心愿的事。明知这样做是荒谬的、不对的,但是却控制不住这种意向的出现。例如母亲抱着心爱的婴儿站在阳台上就想往下跳。这些冲动常常是伤害性的,或者是不合时宜的。尽管这种冲动十分强烈,但患者有自知力,因此不会出现相应的行为。

(四)强迫行为

1.强迫检查

强迫检查是为了减轻由于强迫性怀疑引起的焦虑所采取的措施。例如反复检查门是否锁紧、煤气是否关好、账目或稿件是否有错,重复检查验证,严重时检查数十遍也不放心。

2.强迫洗涤

担心受到细菌感染以及毒物、脏物的污染而反复洗手、洗澡、洗涤衣物,甚至把皮肤、衣服洗破也不能停止。有的患者要求家人一同彻底清洗手、衣物等。明知过分,但无法自控。

3.强迫计数

患者不自主地计数一些事物,反复数高楼大厦的门窗、数楼梯、数电杆、数地面砖。为此常常误了正事。明知这样做毫无意义,但却无法摆脱,因而痛苦不堪。

4.强迫性仪式动作

患者经常重复某些动作,久而久之程序化,可以表现在患者生活、工作的各个方面。例如患者将日常生活像设计计算机程序一样安排了一系列的仪式动作,如早晨起床要先穿上衣,再穿裤子,然后穿袜子和鞋,并且必须先从左边开始,就是左臂、右臂、左腿、右腿、左脚、右脚;下地后先刷牙,再洗脸,然后梳头,刷牙要先左后右,梳头要先用左手梳左边再用右手梳右边等等。许多患者的仪式往往非常复杂费时,但他必须严格按照程序做事,如稍有偏差或意外被打断,患者便会认真地将一切从头来一遍,否则就会焦虑不安,一整天都过不好。患者知道这样做毫无意义,但却非做不可,自感痛苦却又不能自我控制,无力自拔。

5.强迫性迟缓

患者往往因仪式动作而动作迟缓,以致影响了正常生活、工作,上班经常迟到,使患者感到很苦恼。极端严重的患者,可有社会功能的损害。

四、病程与预后

大约 67.7% 患者的病情在 1 年后可有一定程度地改善。持续 1 年以上的病例,有些病程反复波动,有些则转为慢性。如果患者出现症状之前有诱发事件,社会和职业适应良好,且症状是发作性的,那么预后较好;如果患者有人格障碍且发病于童年,则预后较差。有些患者的病情可能非常顽固,Kringlen 报告在住院的强迫症患者中,有 3/4 的人症状持续 13~20 年。部分患者的症状呈间歇性发作,每次持续半年至 2 年,其后完全缓解若干年,经历较大的生活事件后症状又复燃。另一项研究发现,大约 50% 的强迫障碍会持续 50 年以上。

五、诊断与鉴别诊断

(一)CCMD-3 的诊断标准

1.症状标准

符合神经症的诊断标准,并以强迫症状为主,至少有下列一项。

(1)以强迫思想为主,包括强迫观念、回忆或表象,强迫性对立观念、穷思竭虑、害怕丧失自控能力等。

(2)以强迫行为(动作)为主,包括反复洗涤、核对、检查或询问等。

(3)上述强迫观念、强迫行为的混合形式。

(4)患者称强迫症状起源于自己内心,不是被别人或外界影响强加的。

(5)强迫症状反复出现,患者认为没有意义,并感到不快,甚至痛苦,因此试图抵抗,但不能奏效。

2.严重标准

患者社会功能受损。

3.病程标准

符合症状标准至少已 3 个月。

4.排除标准

(1)排除其他精神障碍的继发性强迫症状,如精神分裂症、抑郁症或恐惧症等。

(2)排除脑器质性疾病,特别是基底节病变的继发性强迫症状。

(二)鉴别诊断

强迫障碍必须与其他有强迫症状的障碍相区别。

1.抑郁障碍

强迫障碍常间断伴有抑郁地发作,此时强迫症状会加重,这种情况下抑郁障碍可能会被忽略。抑郁症患者在病程中常有一过性的强迫症状,这时若抑郁症的临床症状在整个病程中占主要地位,应诊断为抑郁症;若抑郁症状和强迫症状均达到临床诊断标准,应作出两病的诊断。

2.精神分裂症

抵抗的程度可疑、强迫思维的内容异常或仪式行为特别怪异时,强迫障碍可能貌似精神分裂症。诊断时不宜仅从症状的荒谬与否来判别,应主要根据患者有无自知力,是引以为苦,还是淡漠处之;患者与环境、现实是否保持一致;以及患者有无精神分裂症的特征性症状。

3.广泛性焦虑症

广泛性焦虑症患者表现为对日常生活中的事件过分担心。焦虑易与强迫症混淆,鉴别的要点是这种担心、焦虑的体验是否具有强迫观念的性质。广泛性焦虑的内容多不固定,患者较少有强迫症患者的自我抵抗、自我失谐性等特点。结合广泛性焦虑的其他特征,如自主神经系统症状和运动方面的特征可鉴别两种疾病。

4.疑病症

患者在对自己躯体症状的错误解释的基础上,反复认为自己患有某种严重的疾病。患者可以四处求医以寻找自己患病的依据,一般不伴有强迫性的仪式行为。疑病可以认为是反复涌入的认为自己患有严重疾病的一种强迫观念,但多数患者并无自我抵抗,并不认为这种疑病观念是没有必要的,并不构成强迫观念的核心症状,因此目前疑病症被认为是强迫谱系障碍。若患者同时伴有仪式性的检查、洗涤以减轻疑病带来的焦虑,这时可给予强迫症合并疑病症的诊断。

5.脑器质性疾病

器质性疾病也可出现强迫症状。20 世纪 20 年代曾流行的昏睡性脑炎的慢性病例中曾出现过这些症状。

六、治疗

(一)药物治疗

(1)三环类抗抑郁药第一种用于儿童强迫症治疗的药物为氯米帕明。它是抑制5-HT再摄取的三羧酸,具有明确的抗强迫作用。丙米嗪及多塞平也均有一定的疗效,但氯米帕明疗效仍为最好。

(2)SSRIs 已上市的 5 种 SSRI 药物均获 FDA 批准用于儿童强迫症的治疗,不良反应较三环类抗抑郁药少。SSRI 中的有些药物如氟伏沙明和舍曲林,由于能激活神经元内的 σ 受体,可能有利于对儿童强迫症的治疗。

在使用抗抑郁药进行儿童强迫症的治疗中需注意以下几点:①药物需采用高剂量,相对用于抑郁症治疗的剂量要高;②临床疗效出现较晚,不是 2 周左右,而是在 4 周以后;③通常疗效不完善,大多只是不同程度地症状减轻,仅少部分病例或许可达缓解;④长程治疗,药物必须长期应用,也许维持治疗时可适当减低剂量,但停药后很易复发。

(3)对某些难治性儿童强迫症,可合并应用拟 5-HT 药物提高疗效,如加用碳酸锂、曲唑酮等。有学者提出儿童强迫症中可见多巴胺功能增加,以及 D_1、D_2

参与强迫行为的发生机制,从理论上阐明抗精神病药物对儿童强迫症有利。故常在单用 SSRI 无效或疗效不佳时,以低剂量非典型抗精神病药与之配伍,可提高部分病例的疗效。

(二)心理治疗

1.行为治疗

行为治疗适用于各种强迫动作和强迫性仪式行为的治疗,也可用于强迫观念。用系统脱敏疗法可逐渐减少患者重复行为的次数和时间。如在治疗一名强迫性洗手患者时,规定第 1 周每次洗手不超过 20 分钟,每天不超过 5 次;第 2 周每次不超过 15 分钟,每天不超过 3 次。以后依次递减。第 6 周时,患者已能正常洗涤了。起初患者均有焦虑不安表现,除了教会患者全身放松技术外,还可配用地西泮和普萘洛尔以减轻焦虑。

2.认知疗法

强迫症的认知疗法是建立在对强迫症认知模式基础上的,了解强迫症的认知模式是认知疗法的基础。所有的治疗性接触中,治疗师首先设置本次治疗的主题,证实和确定患者的认知歪曲,向患者解释认知、情绪与行为的关系,自我监测的意义,布置作业,向患者表明通过作业练习的重要性。其目的是增强患者自信以减轻其不确定感,强调务实态度以减轻其不完美感。

现在有研究正在检验药物和心理联合治疗的效果。迄今为止最大的一项研究,将暴露和预防仪式行为(exposure and ritual prevention,ERP)、氯米帕明药物治疗以及这两者的联合应用做了比较。结果表明,无论是否合并药物疗法,ERP 方法都比单纯的药物治疗有效。单纯 ERP 治疗约 85% 有效,而单纯药物治疗有效率只有 50% 左右。联合疗法并不能证明有更好的效果。

3.ECT

ECT 适合于强迫症患者合并严重抑郁和自杀念头。不能耐受药物治疗者可考虑 ECT。

4.精神外科治疗

经上述治疗方法仍无改善,带来严重社会功能损害及严重而持久的精神病者可考虑精神外科治疗。

强迫症的治疗问题仍然是一大难题,研究方向主要集中在提高疗效、促进社会功能康复、减少残疾。除药物治疗以外,应加强对认知行为疗法、家庭治疗、小组治疗的研究。近年来,对强迫症的精神外科治疗又被提出来。除传统的毁损性精神外科治疗以外,发展了非毁损性的深部脑电刺激治疗。

第三节 癔 症

癔症是由精神因素,如生活事件、内心冲突、暗示或自我暗示,作用于易病个体引起的精神障碍。该精神障碍的概念在不断变化。古希腊 Hippocrates 解释癔症的子宫游走学说曾沿用了一千多年。中世纪的欧洲认为,癔症是鬼魔附体,主张消灭其肉体以拯救其灵魂。19 世纪后期法国的 Charcot 发现癔症患者极易被催眠,而易被催眠的人又多患癔症。他通过催眠暗示的方法,能在癔症患者身上制造或消除癔症,他认为癔症症状发生的基础是神经系统的器质性缺陷。根据弗洛伊德的性压抑学说,他认为癔症主要是因其幼年时代的性本能被压抑,这种被压抑的本能冲动通过其他途径表达出来,如被转换为躯体症状。巴甫洛夫认为癔症是高级神经活动一般类型的弱型和第一信号系统的病理优势相结合的产物。心理社会因素被认为是导致癔症最主要的原因,但不断发展的研究已经开始捕捉其发病的生物学基础。癔症的发病通常与低社会经济发展水平、低文化水平、迷信观念盛行相联系。儿童和女性更易患此病。儿童常常有集体发作。癔症患者是疾病的模仿大师,其临床表现可能涉及各种症状,症状中可能隐含着复杂的社会心理因素,症状可以保护患者的心理不发生崩溃,又会导致新的症状。短期发病者预后良好,病程长者预后不佳。

一、流行病学

癔症在普通人群中的患病率约 3.55‰,在神经症专科中占 13.8%。首次发病年龄在 20 岁以前者占 14%,20~30 岁者占 49%,30~40 岁者占 37%,40 岁以上初发者少见。女性与男性之比约为 8:1。多数学者认为文化落后、经济状况差的地区患病率较高。我国部分地区有儿童、青少年的集体发作。

国外报告分离性障碍和转换性障碍的终身患病率,女性为 3‰~6‰。男性低于女性。大多数患者首次发病在 35 岁之前。40 岁以后初发者少见,且常常是伴发于其他疾病。

二、病因和发病机制

(一)病因

1.遗传因素

临床遗传流行病学对癔症的研究结果颇不一致。1957 年，Ljungberg 研究发现 281 名癔症先证者的父亲、兄弟、儿子的同病率分别为 1.7％、2.7％和4.6％；而其母亲、姐妹、女儿的同病率分别为 7.3％、6.0％及 6.9％；全部男性亲属的患病率为 2.4％，女性为 6.4％。这些结果表明癔症与遗传有关。但是，1961 年 Slaer 对 12 对单卵双生子和 12 对双卵双生子进行了前瞻性研究。追踪 10 年，先证者的同胞中没有发现同患癔症者，不支持癔症与遗传有关的理论。

2.应激性事件

对应激性事件的经历和反应是引发本病的重要因素，如经历战争，遭遇对个体有重大意义的生活事件等。童年期的创伤性经历，如遭受精神虐待，躯体或性的摧残，则是成年后发生转换性和分离性障碍的重要原因之一。

3.人格类型

通常癔症患者具有情感丰富、有表演色彩、自我中心、富于幻想、暗示性高的性格特点。国外还有不成熟、要挟、性挑逗等特征描述。张亚林等用艾森克的人格理论分析癔症的人格，发现这种人格有以下 3 点特征：①大部分癔症情绪不稳属典型神经质；②不仅有相当多的癔症人格外向，且有同等数量的癔症表现为个性的另一极端即内向；③喜掩饰。

4.社会文化因素

社会文化因素对癔症的影响作用较明显，主要表现在癔症的发病形式、临床症状等方面。例如，癔症的痉挛大发作、情感暴发式的发作，已远非 20 世纪初多见，而较多地表现为躯体化的形式。跨文化研究发现，一些特殊的癔症表现形式被认为只出现于某些特定的种族和社会文化背景。例如 Latah 综合征只见于马来西亚的马来族妇女，起病较急，多由精神刺激引起，如被毒蛇猛兽、电闪雷鸣所惊吓，表现为模仿语言、模仿动作、猥亵言行及自动服从等，持续数小时，然后自行缓解。发作时患者意识清楚，只是无法自控。Arctic 癔症又称北极圈癔症，只见于北极地区的因纽特人，多是妇女，急性发作，发作时尖叫、撕扯衣服、赤身裸体，模仿海豹、海象或其他动物在雪地上滚来爬去，持续数小时后缓解。我国南方发生的 Koro 综合征，主要表现是害怕生殖器、乳房会缩到体内而导致死亡。这可能与中国特有的社会文化有关，传统文化认为生殖器与性命休戚相关，倘若有病,不治即死。上述研究表明,社会文化背景对癔症症状不但有修饰作用,还能决定其独特的发病形式。

(二)发病机制

1.神经生理学解释

Janet 的意识分离理论认为意识状态改变是癔症发病的神经生理基础。患者意识的分离,导致了注意力、警觉性、近记忆和信息整合能力等认知功能的损害。由于大脑皮质对传入刺激的抑制增强,患者的自我意识减弱,并有暗示性增高。此时,当个体受到生物、心理或社会因素的威胁,便出现类似动物遇到危险时的各种本能反应,如剧烈的运动反应、假死反射和返回到幼稚时期的通行现象等。

巴甫洛夫的高级神经活动学说认为癔症发病的机制是有害因素作用于神经类型属于弱型的人,引起高级神经活动第一和第二信号系统之间、大脑皮质和皮质下部之间功能的分离或不协调。患者的第一信号系统和皮质下部的功能相对占优势。

现代神经心理学研究认为海马具有片段记忆功能,分离可能属于一种干扰,它可能干扰创伤性记忆的编码、储存、检索和整合;而杏仁核作为隐蔽的警报系统,当面临超负荷时,分离就作为最后的防御机制而避免个体进一步遭受精神创伤。

2.病理心理学解释

该观点认为癔症是一种有目的的反应。临床实践发现癔症常常发作于困境之中或危难之时,而且癔症的发作往往能导致脱离这种环境或免除某些义务。Bonhoeffer 说:"在癔症症状中,有一种确定的意志努力,它给人以深刻的印象,而这就是癔症的特征。"《精神病学纲要》中写道"癔症就是指向目标的反应"。弗洛伊德的精神分析学说,也始终在讨论癔症的目的性,只是认为这种目的和动机是"无意识的"。

三、临床表现

癔症的临床表现极其多样化,有学者认为几乎可以类似任何一种疾病。其一般可归纳为以下几种形式。

(一)癔症性精神障碍

癔症性精神障碍又称分离性癔症,主要表现有以下几方面。

1.癔症性遗忘

分离性遗忘主要表现为突然出现的不能回忆自己重要的事情（例如：姓名、职业、家庭等）。其主要特点是记忆丧失，通常是重要的近期事件，不是由器质性原因所致。遗忘范围之广也不能用一般的健忘或疲劳加以解释。遗忘可以是部分性的和选择性的，一般都是围绕创伤性事件，如意外事故或意外亲人亡故。遗忘的程度和完全性每天有所不同，但总有一个固定的核心内容在醒觉状态下始终不能回忆。

2.癔症性漫游

癔症性漫游又称神游症，表现为遗忘和身体的逃走。此症发生在白天觉醒时，患者突然从家中或工作场所出走，往往是离开一个不能耐受的环境，到外地旅行。旅行地点可能是以往熟悉和有情感意义的地方。此时患者意识范围缩小，但在漫游过程中能保持基本的自我料理和简单的社会交往，如购票、乘车等。短暂肤浅的接触看不出患者言行和外表有明显的异常。此种漫游事先无任何目的和构想，历时几十分钟到几天，可以是很短的一段生活，或仅是一段不长的旅行；但也可以持续较久，甚至在另一个地方开始全新的生活（例如，一男子可能离开家到了另一个城市，有了一个新的工作，有了一群新的朋友）。清醒之后对病中经过不能回忆。一些患者具有强烈的分离性焦虑和自杀或杀人的冲动意念。

3.癔症性身份障碍

癔症性身份障碍主要表现为患者存在两种或更多种完全不同的身份状态。患者突然失去对自己往事的全部记忆，对自己原来的身份不能识别，以另一种身份进行日常社会活动；表现为两种或两种以上明显不同的人格，各有其记忆、爱好和行为方式，完全独立，交替出现，互无联系。在某一时刻只是显示其中一种人格，此时意识不到另一种人格的存在。初次发病时，人格的转变是突然的，与精神创伤往往密切相关；以后人格转换可因联想或由特殊生活事件促发。这些身份侧面的表现常常截然不同，却是代表了患者身份中不能整合的各个方面。从一种身份向另一种身份的转换常常是突然的，可以由特殊的环境、应激性处境或精神内部的冲突所引发。以两种人格交替出现者较常见，称双重人格或交替人格，其中一种人格常居主导地位。

4.癔症性精神病

在 CCMD-3 中，将其它分离性障碍称为癔症性精神病。其常在受到严重的精神创伤之后突然起病，主要表现为症状多变，可有明显的行为紊乱，哭笑无常、片段的幻觉、妄想和思维障碍，意识朦胧以及人格解体等。临床常见类型如下。

(1)癔症性朦胧状态:表现为患者的意识范围缩小,时空感知局限,其言行多只反映其精神创伤内容,而对外界其他事物却反应迟钝。此种状态常突然发生,历时数十分钟,然后自行中止。恢复后患者对发病经过通常不能完全回忆。

(2)情绪暴发:意识障碍较轻,常在遭遇精神刺激时突然发作,哭喊吵闹、捶胸顿足,甚至撕衣毁物、碰壁撞墙,其言语行为有尽情发泄内心情绪的特点。有人劝阻或围观时发作尤为剧烈。一般历时数十分钟即可安静下来,事后可有部分遗忘。

(3)癔症性假性痴呆:一种在精神刺激后突然出现的、非器质因素引起的智力障碍。患者有轻度意识模糊,对于简单的问题,给予近似却是错误的回答,如1+1=3,一双手有9个指头,给人以做作的印象。这类表现为Ganser首次描述,所以又称Ganser(刚塞)综合征。

另一类患者则突然变得天真幼稚,虽系成人却牙牙学语、活蹦乱跳、撒娇淘气、逢人便称叔叔阿姨,有人称之为童样痴呆。

(二)癔症性躯体障碍

癔症性躯体障碍又称转换性癔症,其临床表现复杂多样,主要表现为运动和感觉功能障碍,也包括躯体、内脏障碍等躯体化症状。癔症性躯体障碍提示患者可能存在某种神经系统或躯体疾病,但各种检查均不能发现神经系统和内脏器官有相应的器质性损害。其症状和体征不符合神经系统解剖生理特征。症状在被观察时常常加重,患者对症状的焦虑增加时症状也趋于加重。其可有以下常见类型。

1.运动障碍

(1)肢体瘫痪:可表现为单瘫、偏瘫或截瘫,伴有肌张力增强或弛缓,增强者常固定于某种姿势,如手部紧握,膝关节屈曲,足呈拖曳状。被动运动时出现明显抵抗。检查不能发现神经系统损害证据或者"瘫痪"的部位与患者对神经系统功能的理解相一致,此时常常是反解剖的。病程持久者可能出现失用性肌萎缩。

(2)局部肌肉的抽动或阵挛:可表现为肢体的粗大颤动或某一肌肉群的抽动,或是声响很大的呃逆,症状可持续数分钟至数十分钟,或中间停顿片刻,不久又可持续。

(3)起立不能、步行不能:坐时、躺时双下肢可活动,但不能站立,扶起则需人支撑,否则向一侧倾倒,但通常不会跌伤;也不能起步行走,或行走时双足并拢,或呈摇摆步态;其共济失调常常给人非常严重的感觉,有时其步态所需肌力和协调性要超过正常步态,也可能在暗示下随着音乐翩翩起舞。

2.缄默症、失声症

（1）失声症：患者想说话，但发不出声音，或只能用耳语或发出嘶哑的、含糊的、细微的声音，称为失声症。此时患者可与人笔谈，并能大声咳嗽。

（2）缄默症：不用语言而用书写或手势与人交流称缄默症。

对上述两类患者检查神经系统和发音器官无器质性病变，也无其他精神病症状存在。

3.假性癫痫发作

假性癫痫发作又称癔症性癫痫，是一种类似于癫痫发作的状态，但没有癫痫发作的临床特征和相应的电生理改变，常于受到精神刺激或暗示时突然发生。发作时患者缓慢倒地或卧于床上，呼之不应，全身僵直，肢体一阵阵抖动，或在床上翻滚，或呈角弓反张姿势。呼吸时急时停，可有揪衣服、抓头发、捧胸、咬人等动作。有的患者表情痛苦，眼角含泪，但无咬破舌头或大小便失禁。大多历时数十分钟后，症状缓解，发作后没有神情呆滞、睡眠和意识混浊。患者发作时没有EEG的相应改变。此外，需要鉴别的疾病有：直立性低血压、急性焦虑发作、心源性晕厥和低血糖。

4.感觉障碍

（1）感觉过敏：对一般的声、光刺激均难以忍受，对皮肤局部轻微的触摸可引起剧烈疼痛。

（2）感觉缺失：表现为局部或全身的感觉缺失，或为半身痛觉消失，或呈手套、袜套型感觉缺失。其范围与神经分布不相一致。缺失的感觉可为痛觉、触觉、温度觉。

（3）感觉异常：如果感觉咽部有梗阻感或异物感，咽喉部检查不能发现异常，称癔症球；但应注意与茎突过长引起的茎突综合征相鉴别。后者可通过咽部触摸或X线片加以证实。头部紧箍感、沉重感，称癔症盔；精神因素引起的头痛或其他躯体部位的疼痛，称心因性疼痛。

（4）视觉障碍：可表现为弱视、失明、管视、视野缩小、单眼复视。常突然发生，也可经过治疗，突然恢复正常。视觉诱发电位正常。

（5）听觉障碍：表现为突然失聪，或选择性耳聋，即对某一类声音辨听能力缺失。电测听和听诱发电位检查正常。

5.混合障碍

以上几类症状可在同一患者身上出现，常表现为症状的多样性、多发性。

(三)癔症的特殊表现形式

1.流行性癔症

流行性癔症即癔症的集体发作,多发生于有共同生活且经历、观念基本相似的集体中,如学校,教堂、寺院或在公众场所。通常在经济水平不高、人群的文化水平不高、封建迷信活动较多的环境中流行。由于对这类疾病性质不了解,其发作常在这一群体中引起广泛的紧张、恐惧情绪。在相互暗示和自我暗示影响下,此病在短期内暴发流行。这类癔症发作大多历时短暂,表现形式相似。将患者,特别是初发病例隔离起来,给予对症处理,流行即可迅速得到控制。

2.赔偿性神经症

有人认为这属于癔症的一种特殊形式。在交通事故、医疗纠纷和其他损害性事件中,受伤害者往往显示、保留或夸大症状,有利于其索取赔偿。症状的出现或持续存在一般并非受本人意志支配,而是由无意识机制起作用。对于这类要求赔偿的病例,应尽早处理,力求一次彻底解决,切忌拖延。旷日持久的诉讼过程对受害人症状的消除极为不利。赔偿问题解决之后,应尽快采取医疗康复措施,配合心理治疗,以促进症状的消除。

3.职业性神经症

职业性神经症是一类与职业活动密切相关的运动协调障碍,如从事抄写工作者的书写痉挛,舞蹈演员临演时的下肢运动不能,教师走上讲台时的失声、声音嘶哑或口吃。当进行非职业活动时,上述功能皆恢复正常。

四、病程与预后

本病病程有发作性和持续性两种。大多数癔症性精神障碍都呈发作性病程;大多数癔症性躯体障碍呈持续性病程。Ljungberg 对 312 例患者进行为期 1 年、5 年、10 年及 15 年的随访,发现各次随访时仍保持癔症症状者分别为 38%、23%、21% 和 20%,这也表明大部分患者预后良好。令人惊异的追踪结果是由 Slater 在 1965 年报告的,他对某一神经科诊断的 85 例癔症追踪 9 年,发现其中 28 人是肯定的器质性疾病。另 24 人最初便有两个诊断,癔症与器质性疾病。只有 33 人(39%)没有明显器质性疾病,但其中仍有 2 例精神分裂症、7 例抑郁症。Reed 在 1975 年追踪了由精神病学家诊断的 113 例癔症,其结果与 Slater 的报告相似。

癔症预后有如此不同的结局,部分病例可能系误诊的结果。同时也提示,癔症的本质可能尚未完全把握。因此,临床医师要十分慎重地对待转换性障碍这一诊断。神经系统疾病、严重的精神疾病和其他的躯体疾病均为鉴别诊断的重要方面。在病程发展的过程中,对其原有症状的性质和变化、新出现症状的临床意义、症状间的相互联系等给予持续性的评价具有十分重要的意义。

五、诊断与鉴别诊断

(一)CCMD-3 的诊断标准

在 CCMD-3 中,癔症指一种以解离症状(部分或完全丧失对自我身份识别和对过去的记忆,并称为癔症性精神症状)和转换症状(在遭遇无法解决的问题和冲突时产生的不快心情,以转化成躯体症状的方式出现,并称为癔症性躯体症状)为主的精神障碍。这些症状没有可证实的器质性病变基础。其诊断标准如下。

(1)有心理社会因素作为诱因,并至少有下列一项综合征:①癔症性遗忘。②癔症性漫游。③癔症性双重或多重人格。④癔症性精神病。⑤癔症性运动和感觉障碍。⑥其他癔症形式。

(2)没有可解释上述症状的躯体疾病。①严重标准:社会功能受损。②病程标准:起病与应激事件之间有明确联系,病程多反复迁延。③排除标准:排除器质性精神障碍(如癫痫所致精神障碍)、诈病。

(二)鉴别诊断

癔症鉴别诊断较困难,因为癔症的发作几乎可以模拟任何疾病;另外为数不少的神经精神疾病和内科疾病都可出现癔症样发作。这种一病多症与多病一症的相互重叠、扑朔迷离,使癔症真假难辨,易有误诊,有时甚至造成严重后果。

1.与精神疾病的鉴别

(1)急性应激障碍:急性应激障碍后反应性朦胧状态与癔症的类发作鉴别颇难。反应性朦胧状态有不同程度的意识障碍,表情惊恐,动作杂乱无章,狂奔乱跑,具有自动症或原始的防卫反射的性质。癔症的意识朦胧虽有意识障碍,但受损的水平不一致,富有戏剧性,如对大的时空感知模糊或感知缺乏,而对眼前的事物却感知清晰。

(2)精神分裂症青春型:癔症的情感暴发和幼稚动作等表现易与急性发作的精神分裂症青春型相混淆。青春型精神分裂症患者的情感变化莫测、哭笑无常,与周围环境无相应联系,行为荒诞离奇、愚蠢可笑、不可理解。同时依据病程的纵向观察资料也有助鉴别。

(3)其他精神疾病:抑郁症,紧张型精神分裂症,躯体化障碍,适应障碍,创伤后应激障碍等。

2.与神经系统疾病的鉴别

癫痫大发作，重症肌无力，周期性瘫痪，脑肿瘤，多发性硬化，视神经炎，部分音带麻痹，Guillain-Barre 综合征，Parkinson 病的开关综合征，基底节和外周神经的变性，硬膜下血肿，获得性或遗传性肌张力障碍，Creutzfeldt-Jacob 病和 AIDS 的早期表现。

3.与内科疾病的鉴别

癔症的躯体化症状有主诉多、症状变化多、累及的器官多等特点，常常难用某种内科疾病进行一元化的解释。但更重要的证据是内科病的体征和检查结果。需与癔症鉴别的常见内科疾病有：心血管系统疾病、消化系统疾病、泌尿系统疾病、内分泌系统疾病等。总之，癔症与内科疾病的鉴别主要取决于内科疾病的特殊体征、症状及实验室检查的阳性发现。当然，癔症患者对内科疾病并无天然免疫力，完全可能集癔症与内科疾病于一身。这种情况下，往往易将内科疾病漏诊，尤其是在内科疾病的症状尚未充分表现时。

4.诈病

诈病是指毫无病情，为了某种目的而装扮成疾病或虽有一定病情，为了达到某一目的而故意扩大病情的情况。诈病的特点是有非常明确的目的，有一定医学知识或有接触同类患者的经验。"症状"的发作完全由其主观愿望决定，随意控制。目的一旦达到，"症状"也就不治自愈了。诚然，很多学者强调癔症的发作似乎也有"目的"，但这种目的是从客观上分析出来的，患者并无明显的意识。更重要的鉴别是，癔症的症状一旦发作，是主观意志无法控制的。

六、治疗

(一)心理治疗

癔症的症状是功能性的，因此心理治疗占有重要的地位。通常应注意以下几点：①医师应与患者建立良好的医患关系，给予适当的保证，忌讳过多讨论发病原因。②检查及实验室检查尽快完成，只需进行必要的检查，以使医师确信无器质性损者为度。③以消除实际症状为主。下面介绍几种常见的治疗方法。

1.短程心理治疗

(1)有效地倾听，详细了解患者的个人发展史、个性特点、社会环境状况、家庭关系、重大生活事件等。

(2)提供给患者一个安全的环境，以共情、尊重、负责、理解的态度赢得患者的信任。

(3)引导患者表达内心的感受,不将自己的观点强加于患者,邀请患者一起来分析问题,找到解决问题的方法。

(4)识别和注意那些对现在有影响的造成精神创伤或心理应激的事件。如果可能,逐渐澄清症状所带来的"继发性获益"的根源。

2.暗示疗法

暗示疗法是治疗癔症的经典方法,一个世纪前由 Charcot 首创,至今仍适用于该病。诱导疗法是经国人改良后的一种暗示治疗。以乙醚 0.5 mL 静脉注射,并配合言语暗示,告之嗅到某种特殊气味后病便会发作。让患者无须顾虑,任其发作,称发作得越彻底越好。待其发作高峰期过后,以适量蒸馏水胸前皮内注射,并配合言语暗示,称病已发作完毕,此针注射后便可病愈了。这种先诱发出其症状再终止其症状的暗示疗法,比通常只打一支蒸馏水的暗示疗法效果要好。诱导疗法充分利用了患者易在暗示下发病的临床特点,采取欲擒先纵的方法,使患者相信医师既能"呼之即来",必能"挥之即去"。曾有过手术全麻史的人不宜使用此疗法,因为患者已有了使用乙醚的体验,不利暗示。另外,孕妇忌用,经期慎用,因乙醚可引起子宫收缩。

暗示疗法适用于那些急性发作而暗示性又较高的患者,机智的暗示治疗常可收到戏剧性的效果。

3.系统脱敏疗法

系统脱敏疗法是行为疗法之一。通过系统脱敏的方法,使那些原能诱使癔症发作的精神因素逐渐失去诱发癔症的作用,从而达到减少甚至预防癔症复发的目的。先让患者倾诉与发病最有关的精神因素、内心冲突,并录音、录像以备用。然后训练患者学会全身松弛,有条件的可借助肌电反馈训练,患者学会全身松弛后开始脱敏。最初一级脱敏是短时间播放精神刺激的录音或录像,或让患者闭目想象那种精神刺激的场面,当患者稍感紧张不安时,停止播放,或让患者抹去想象,全身放松。如此多次重复,由于交互抑制的原理,这种刺激便不再引起患者紧张不安。然后逐渐增加刺激量,如法炮制。直到患者完全沉浸在精神刺激的录音、录像或想象之中,均无明显的情绪反应为止。最后再迁移到现实生活之中,使患者能逐步适应充满精神刺激的现实生活,正常地工作学习。系统脱敏疗法的近期效果与暗示疗法相似,但远期疗效优于暗示疗法。

4.其他心理治疗

心理动力学治疗、催眠疗法以及认知心理治疗在临床中也被广泛应用。但应遵循心理治疗的个体化、整合性和灵活性原则。

(二)药物治疗

有人认为药物治疗的作用有限,似乎都不比暗示治疗更有效。但临床实践中发现,癔症患者有衰弱、疼痛、失眠等症状。这些症状和身体不适感往往成为诱使患者癔症发作的自我暗示的基础。使用相应的药物有效控制这些症状,对治疗和预防癔症的发作无疑是有益的。

对于伴有精神病性症状或兴奋躁动的患者可给予抗精神病药物和镇静治疗。若患者伴有抑郁、焦虑时可给予相应的抗抑郁药和抗焦虑药治疗,起到辅助心理治疗作用。

第四节 神 经 衰 弱

神经衰弱是一种以精神易兴奋又易疲劳为特征的神经症。临床上患者表现为情绪易激惹、易烦恼、易紧张,还伴有肌肉紧张性疼痛和睡眠障碍等生理功能紊乱症状。

神经衰弱一词是 1869 年由美国的精神科医师 George Miller Beard 首次创用,但美国等西方国家现已取消了这一诊断名称。然而大量研究表明,在临床上确实存在着这样一组患者,他们以慢性疲劳为主诉,体格检查与相应的实验室检查未发现异常,无明显特征性情绪症状,不符合 DSM-6 中任何一种精神障碍的诊断。我国精神病学家基于对历史与事实的尊重,在《中国精神障碍分类与诊断标准》(CCMD)中保留了神经衰弱这一诊断,并制定了规范化的诊断标准。据此,ICD-10 基于这些学者的观点,也保留了神经衰弱这一诊断类别。

一、流行病学

据 1982 年我国 12 个地区精神疾病流行病学调查,在 15～19 岁居民中,神经衰弱患病率为 13.03‰,占全部神经症的 58.7%,居各类神经症之首。在制定了诊断标准之后,较小规模的流行病学资料表明,在农村,神经衰弱的患病率为 9.48‰,占全部神经症病例的 20.93%,排位第二,仅次于焦虑性神经症。在工业人群中神经衰弱的患病率为 14.76‰,占全部神经症病例的 32.02%,居首位,其中女性患病率明显高于男性。国外近 10 年来对神经衰弱的研究已大为减少。

Sartorius 等 1995 年做的世界卫生组织多中心流行病学调查报告,发现神经衰弱的患病率为 5.4%(1.1%～10.5%),但其中 2/3 的患者同时有较明显的焦虑和抑郁症状。据澳大利亚全国普通人群的精神疾病流行病学调查资料显示,符合 ICD-10 诊断标准的神经衰弱患病率为 1.5%。

二、病因和发病机制

神经衰弱的病因与发病机制至今尚无定论。归纳以往研究,其主要有以下几个方面。

(一)个性因素

神经衰弱患者病前常有某些个性特征或易感素质。一般认为,个体在易感素质的基础上,承受较大的心理压力又不能有效应对时,其精神活动的能量调节机制便受到影响,因而产生神经衰弱症状。神经衰弱患者的易感素质主要表现为中枢神经系统的两种特性。①易兴奋性:患者的反应阈值低、对微弱的刺激都易产生反应,因而敏感、警觉性高;②易消耗性:患者的能量容易消耗,表现为易疲劳,很难持久地集中注意力和长时间地思考问题。这两种特性是相关的,因为敏感,连很微弱刺激也能引起反应;反应太多,自然大量消耗能量引起疲劳。研究表明神经衰弱具有情绪不稳定和内向的个性特征。素质因素与心理社会因素的病因作用可能呈负相关,即具有较强的易感素质的人,在较弱的心理社会因素作用下可能发病;而没有这种易感素质的人,如果心理社会因素过于强烈或持久,也可能患病。

(二)心理社会因素

心理社会因素在神经衰弱的发生中有重要作用。所谓心理因素,主要指患者的个性特征、认知系统、情感态度与应付方式等;而社会因素则主要包括社会环境、经济状况、生活条件。社会因素必须通过心理感受才起作用,所以两者常常联称为心理社会因素。一般认为,心理社会因素能否成为致病因素,取决于其性质、强度和持续的时间,更取决于患者的态度和体验,而患者的态度和体验又与他的个性特征、应付方式等密切相关。个人的不幸、家庭的纠纷、人际关系的紧张、生活工作中的激烈竞争以及生活受挫等引起患者的负性情绪,长时间的内心冲突而导致神经衰弱,而且生活事件的刺激量与患者症状的严重程度呈正相关。或许是精神压力促发了神经衰弱,或许是患了神经衰弱而徒增了许多烦恼,孰因孰果,尚待研究。多数学者认为,具有易感遗传素质的人,在相对弱的外界因素作用下发病,而没有明显的易感遗传素质的人,在很强的外界作用下也可能发病。

(三)生物学因素

神经衰弱的主要症状是持久的疲劳,引起慢性疲劳的因素除了上述的各种因素之外,还可能有某些生物学因素的参与。有研究发现,神经衰弱患者可能有下丘脑-垂体轴功能的改变,以及细胞免疫、体液免疫的异常。国内有研究发现,神经衰弱的症状波动与 Epstein-Barr 病毒感染有关。

三、临床表现

神经衰弱患者通常表现有多种精神与躯体症状,大致可归纳为 3 个方面。

(一)精神易兴奋、脑力和体力易疲劳

1.精神易兴奋

一方面表现为患者的精神活动的阈值较低,易于发动。周围一些轻微的,甚至是无关的刺激也能引起患者较强烈地或较持久地反应,因而患者的注意力涣散,不由自主地联想和回忆增多,注意力很难集中。引起兴奋反应的刺激并不都很强烈,也不一定都是不愉快的事情,但无法平息的无谓联想却令人痛苦。另一方面,有些患者可表现感觉过敏,即对机体内外的刺激信号均为敏感,导致患者的躯体主诉多,表现为内感性不适症状,继而容易出现疑病心理,担心自己患了相应的躯体疾病。

2.脑力和体力易疲劳

由于患者的非指向性思维长期处于活跃兴奋状态,大脑无法得到必要的、充分的松弛和休息,于是脑力容易疲劳。感到脑子反应迟钝、记忆力减退、思维不清晰、思考效率下降。同时患者也感到疲乏、困倦、全身无力等躯体疲劳症状,即使适当休息或消遣娱乐之后仍难以恢复。疲劳常伴有不良心境,以精神疲劳为核心症状,可不伴有躯体疲劳。如果只有躯体疲劳而没有精神疲劳,那肯定不是神经衰弱。

(二)情绪症状

患者可能会出现一些焦虑或抑郁症状,但不突出,也不持久。神经衰弱突出的情绪症状是易烦恼、易激惹和易紧张。

1.易烦恼

患者的烦恼常具有弥散性敌意,并非只对某一些无能应对的事情感到烦恼,而是"事事不顺心,人人不顺眼",大部分时间都处于烦躁与苦恼之中,并为难以

去除这种烦恼感到痛苦。

2.易激惹

患者表现为负性情绪较易发动,可表现为易愤慨,好打抱不平,且心绪久久不能恢复平静,易伤感,易后悔,易委屈。

3.易紧张

患者表现为不必要的担心和不安,总觉得处境不妙,形势紧迫、咄咄逼人。

(三)心理生理症状

神经衰弱患者常有大量的躯体不适感,通常是患者来就诊的主要原因之一。但经体格检查和实验室等辅助检查却很难有病理性的阳性发现。其实这是心理因素引起的某些生理"功能"障碍。最常见的心理生理症状是睡眠障碍和紧张性疼痛。

1.睡眠障碍

睡眠障碍是神经衰弱最常见的主诉,以入睡困难和易醒为多。有些患者本来睡眠没有大的问题,却由于担心会失眠而导致难睡。不少患者将白天的精神萎靡和坏情绪都归因于失眠,这样容易增加对失眠的担心而加重失眠,形成恶性循环。

2.紧张性疼痛

疼痛部位多表现在头颈部,其次为肩背部。患者常感觉头部胀痛、沉重,"像带了一个紧箍咒一样""两侧太阳穴钝痛"。觉得头脑不清晰,反应不敏捷。颈后部、肩背部不适感,常为绷紧酸胀、酸痛感。

3.其他

除上述外,患者还可出现耳鸣、心慌、胸闷、消化不良、汗多、尿频、性功能障碍、月经不调等症状。

四、诊断与鉴别诊断

(一)CCMD-3诊断标准

1.症状标准

(1)符合神经症的诊断标准。

(2)以脑和躯体功能衰弱症状为主,特征是持续和令人苦恼的脑力易疲劳(如感到没有精神,自感脑子迟钝,注意力不集中或不持久,记忆差,思考效率下降)和体力易疲劳,经过休息或娱乐不能恢复,并至少有下列2项。①情感症状:如烦恼、心情紧张、易激惹等,常与现实生活中的各种矛盾有关,感到困难重重,难以应付。可有焦虑或抑郁,但不占主导地位。②兴奋症状:如感到精神易兴奋(如回忆和联想增多,主要是对指向性思维感到费力,而非指向性思维却很活跃,因难以控制而感到痛苦和不快),但无言语运动增多。有时对声光很敏感。③肌肉紧张性疼痛(如紧张性头痛、肢体肌肉酸痛)或头晕。④睡眠障碍,如入睡困难、多梦,醒后感到不解乏,睡眠感丧失,睡眠觉醒节律紊乱。⑤其他心理生理障碍,如头晕眼花、耳鸣、心慌、胸闷、腹胀、消化不良、尿频、多汗、阳痿、早泄或月经紊乱等。

2.严重标准

患者明显感到脑和躯体功能衰弱,影响其社会功能,为此感到痛苦或主动求治。

3.病程标准

符合症状标准至少已3个月。

4.排除标准

(1)排除任何一种神经症亚型。

(2)排除分裂症、抑郁症。

(二)鉴别诊断

神经衰弱的症状缺乏特异性,可见于许多躯体疾病和精神疾病,可能是这些疾病的早期症状,可能是其伴随症状之一,也可能见于这些疾病的恢复期。这时,不能诊断为神经衰弱,只能诊断为神经衰弱综合征。神经衰弱应与下列疾病相鉴别。

1.躯体疾病和脑部疾病

神经衰弱综合征常见于各种慢性传染病的发病初期或恢复期,如慢性铅、汞中毒;高血压、消化性溃疡、慢性肝肾疾病;贫血、营养不良;内分泌疾病;五官科疾病;脑动脉硬化、脑外伤、颅内肿瘤等脑部疾病。与神经衰弱的鉴别主要依据病史、体征、实验室检查以及某些特殊的检查结果。

2.抑郁症

抑郁症患者以心境低落为主要特征,表现为兴趣下降、自我评价过低、早醒、食欲缺乏、性欲减退、精神运动性迟滞,有想死的念头或行为。情绪可从闷闷不乐到悲痛欲绝,甚至发生木僵状态。严重者可出现幻觉、妄想等精神病性症状。神经衰弱虽然也可出现抑郁症状,但通常是轻微的、继发的、不占主导地位,可资鉴别。

3.焦虑性神经症

焦虑性神经症也常见有紧张性头痛与失眠,易被误诊为神经衰弱。但神经衰弱的核心症状是脑力活动易兴奋易疲劳,情绪症状多为易烦恼和紧张,虽然可有焦虑症状,但程度很轻或持续时间不长。而焦虑症的突出症状是焦虑体验,有明显的自主神经功能失调和运动性不安。

4.精神分裂症

精神分裂症早期可以出现神经衰弱症状,但患者痛苦感不强烈,自知力不充分。随着患者感知、思维、情感、行为等多方面障碍的日渐暴露,鉴别不难。

五、病程和预后

神经衰弱通常是慢性起病,也有急性或亚急性起病的。通常在某重大的生活事件或持续一段时间的精神压力后,比如天灾人祸、高考失利或持续的人际关系紧张后,出现神经衰弱症状,也有少部分患者似乎"病因不明"。在明显的精神刺激后急性起病者,经过及时地治疗与心理疏导,症状会逐渐消失。其他患者的病程可能呈慢性波动性,症状的出现或加重与生活事件,特别是负性生活事件的多少呈正相关。一项追踪 8 年的研究发现:40 例神经衰弱患者中有 25 例在 3 年内痊愈,5 例症状迁延。另有 5 例出现精神分裂症状,2 例呈焦虑状态,3 例呈抑郁状态,其中 1 例死亡。

六、治疗

(一)药物治疗

药物治疗应根据患者的不同症状特点而加以选择,可酌情使用抗焦虑剂、抗抑郁药、振奋剂、镇静剂、止痛剂和促脑代谢剂。以衰弱症状即疲劳、白天头脑昏昏沉沉、精力不好为主者,则予以兴奋药和促脑代谢药为主,如适当剂量的咖啡因、哌甲酯,或喝浓茶、咖啡等;以兴奋症状为主的患者,如联想回忆增多,则予以安定药或抗焦虑药物;如果表现为节律颠倒或症状混合时,如白天以衰弱症状为主,而晚上出现兴奋症状,则白天给予兴奋药,晚上给予地西泮(安定),以改善这种生物节律的颠倒状态;如果有情绪症状或躯体不适症状,可短期使用抗焦虑药或抗抑郁药,以减轻情绪激惹症状、放松肌肉和心绪,消除躯体不适感。习惯上用谷维素、维生素 B_1 等改善自主神经功能症状,究竟有多大功效,需严格的对照研究予以验证。

（二）心理治疗

1.认知疗法

神经衰弱患者病前多有一些心理因素，精神刺激虽不算严重，但可能由于患者的过度引申、极端思考或任意推断等形成错误认知，从而导致较明显的内心冲突。矫正患者的认知，往往有釜底抽薪的效果。

2.森田疗法

神经衰弱的患者，部分具有疑病素质，其求生欲望强烈。森田疗法建设性地利用这一精神活力，把注意点从自身引向外界，以消除症状、适应环境。

3.放松疗法

神经衰弱患者大多有紧张、烦躁的情绪，伴有紧张性头痛、失眠等。除了药物帮助恢复睡眠节律外，放松训练有助于肌肉与情绪的松弛，缓解紧张疼痛与焦虑，帮助睡眠。生物反馈训练可帮助患者学会如何放松，还有气功、瑜伽术等，均对放松有异曲同工之效。

（三）其他

如开展体育锻炼、文娱疗法、休闲旅游及各种方法的综合实施，也有一定疗效。通过这些方式，可让患者的注意力不固着于自身的不适感，放眼于外界，从而缓解自身的紧张与压力。

参考文献

[1] 王玉红.精神科疾病诊断与治疗[M].汕头:汕头大学出版社,2019.

[2] 屈建新.精神科疾病诊断与治疗策略[M].长春:吉林科学技术出版社,2019.

[3] 孙烨.实用精神科疾病诊疗学[M].长春:吉林科学技术出版社,2019.

[4] 李家磊.精神科疾病诊治思维与实践[M].天津:天津科学技术出版社,2019.

[5] 王晓慧,张尚荣.精神疾病病例解析[M].北京:科学出版社,2019.

[6] 陈招娣.精神疾病临床诊治与进展[M].北京:中国纺织出版社,2019.

[7] 刘晓军.现代精神疾病诊疗新进展[M].长春:吉林科学技术出版社,2019.

[8] 郑英君,宁玉萍.精神分裂症的疾病管理与康复技术[M].北京:人民卫生出
版社,2019.

[9] 田博.现代精神疾病诊疗与心理卫生[M].北京:科学技术文献出版社,2019.

[10] 秦芳霞.现代精神疾病治疗新进展[M].长春:吉林科学技术出版社,2019.

[11] 蒋特成.实用精神疾病诊治新进展[M].天津:天津科学技术出版社,2019.

[12] 武绍远.临床精神病与医学心理[M].北京:科学技术文献出版社,2019.

[13] 马辛,毛富强.精神病学[M].北京:北京大学医学出版社,2019.

[14] 李幼辉.精神病学[M].郑州:郑州大学出版社,2019.

[15] 许毅.精神病学 案例版[M].北京:科学出版社,2019.

[16] 施慎逊.精神病学高级教程[M].北京:中华医学电子音像出版社,2019.

[17] 马存根,朱金富.医学心理学与精神病学[M].北京:人民卫生出版社,2019.

[18] 孙宝民.精神疾病与心理卫生[M].北京:科学技术文献出版社,2019.

[19] 徐天朝.精神心理疾病临床诊疗思维[M].北京:科学技术文献出版社,2019.

[20] 郝伟,陆林.精神病学 第8版[M].北京:人民卫生出版社,2018.

[21] 马敬.实用精神疾病学[M].天津:天津科学技术出版社,2018.

[22] 余琳.精神与心理治疗学[M].天津:天津科学技术出版社,2018.

[23] 李德强,王永柏,汪晓晖.临床精神科疾病诊疗学[M].天津:天津科学技术出版社,2018.

[24] 贾建平,苏川.神经病学 第8版[M].北京:人民卫生出版社,2018.

[25] 安荣利.精神疾病诊护重点与实践[M].北京:科学技术文献出版社,2018.

[26] 赵长印.常见精神科疾病诊疗学[M].上海:上海交通大学出版社,2018.

[27] 惠李.现代精神疾病诊疗与分子生物学进展[M].北京:科学技术文献出版社,2018.

[28] 李红政,雷美英.综合医院精神障碍诊疗 疑难危重案例解析[M].北京:人民卫生出版社,2018.

[29] 马庆.精神疾病诊疗与护理[M].长春:吉林大学出版社,2019.

[30] 赵晓川.精神疾病诊疗与康复[M].天津:天津科学技术出版社,2019.

[31] 谈成文.现代社区精神疾病[M].天津:天津科学技术出版社,2018.

[32] 瞿发林,谭兴起.常见精神疾病合理用药手册[M].北京:学苑出版社,2018.

[33] 徐桂娟.常见精神障碍预防与治疗[M].沈阳:沈阳出版社,2018.

[34] 平军辉,潘飞.精神障碍的诊治与康复[M].武汉:湖北科学技术出版社,2018.

[35] 焦传安.精神障碍的诊治与护理[M].北京:科学技术文献出版社,2018.

[36] 李萍,贾守梅,苗宇.单双相抑郁障碍病人躯体化症状的状况[J].蚌埠医学院学报,2019,44(1):84-89.

[37] 陈一鸣.新中国精神医学70年[J].临床精神医学杂志,2019,29(5):358-360.

[38] 王利平.奥氮平片联合艾司西酞普兰片治疗老年抑郁症的临床研究[J]中国医药指南,2019,17(17):53-54.

[39] 许勤伟,刘向来,姚乾坤.难治性精神分裂症药物基因检测CYP相关性研究[J].海南医学院学报,2019,25(5):388-391.

[40] 卢国强,李辉,李英英.认知心理治疗对首发精神分裂症患者的疗效分析[J].广西医科大学学报,2019,36(5):771-775.